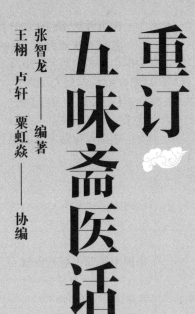

重订
五味斋医话

第一辑

张智龙——编著

王栩 卢轩 粟虹焱——协编

U0289116

全国百佳图书出版单位

中国中医药出版社

·北 京·

图书在版编目（CIP）数据

　　重订五味斋医话 . 第一辑 / 张智龙编著 . -- 北京：
中国中医药出版社，2024.7
ISBN 978-7-5132-8793-7

　　Ⅰ . ①重… Ⅱ . ①张… Ⅲ . ①医话—汇编—中国—现
代 Ⅳ . ① R249.7

　　中国国家版本馆 CIP 数据核字 (2024) 第 103288 号

中国中医药出版社出版

北京经济技术开发区科创十三街 31 号院二区 8 号楼
邮政编码　100176
传真　010-64405721
河北省武强县画业有限责任公司印刷
各地新华书店经销

开本 880×1230　1/32　印张 14.75　字数 313 千字
2024 年 7 月第 1 版　2024 年 7 月第 1 次印刷
书号　ISBN 978 - 7 - 5132 - 8793 - 7

定价　60.00 元
网址　www.cptcm.com

服 务 热 线　010-64405510
购 书 热 线　010-89535836
维 权 打 假　010-64405753

微信服务号　zgzyycbs
微商城网址　https://kdt.im/LIdUGr
官 方 微 博　http://e.weibo.com/cptcm
天猫旗舰店网址　https://zgzyycbs.tmall.com

如有印装质量问题请与本社出版部联系（010-64405510）

张 序

中医药具有悠久历史，积累了丰富的临床经验，至今仍在维护民众健康、防病治病中发挥着重要作用。中西医并重是我国医疗卫生事业的基本方针，也是我国医药卫生的重要特点和显著优势，受到世界同行的瞩目和关注。

党的十八大以来，我国中医药事业得到了长足的发展，特别是中医药在抗击新型冠状病毒感染中发挥了重要作用，得到了党中央和广大人民群众，以及世界卫生组织的充分认可，进一步推动了中医药在海内外的推广和普及。

中医药几千年来一直坚持传承精华，守正创新，不断汲取各个时代的先进知识和技术为我所用，故至今仍历久弥新。其中重要的经验就是历代医者勤于实践，善于理论联系实际，不断总结经验，探索规律，著书立说，丰富理论，推动中医药学术与时俱进。

在浩如烟海的医藏典籍中，医话体裁独具特色，也是中医药学术传承、发扬的重要载体和媒介，千百年来已成为中医药宝库的重要组成部分。

医话是医生的笔记或随笔，一般以短文的形式呈现，多是医生个人在临床实践中的心得体验、读经典的体会感悟、临床经验总结分析，以及对某个问题的研讨诠释等。医话没有固定的格式，形式灵活，不拘文风，有感而发，言之有物，可读性强。

医话多是理论联系实践的生动记载，理法方药环环相扣，给读者以启迪和借鉴，因此具有很高的学术水平和应用价值。医话多是医生在医疗实践或读书学习中，有感而发，独具见解，常给人启迪。

医话是中医文献的重要内容，由于它体裁活泼，文风朴实，内容精湛，可读性强，具有活态传承的特点，又是理论创新的源泉，因此也具有很高的学术价值和理论意义。如朱丹溪《格致余论》即是数十篇医话汇编成的一代名著。

我喜欢读医话，也要求学生们多读此类著作。医话类著作内容丰富，观点鲜明，阐述透彻，富有哲理，耐人回味，如清代徐大椿编著的《医学源流论》。

现今中医药迎来了天时、地利、人和的大好发展时机，中医药学术发展也不断取得进步。中医医话更是丰富多彩，百花齐放，呈现一派大好形势。

天津中医药研究院张智龙教授中医学术造诣深厚，又勤于临床，疗效显著，深受患者欢迎。他热爱学习，善于思索，其十几年前所著《五味斋医话医案》，出版后我曾阅读过，阅后令人耳目一新、印象深刻。而近期该书又即将重订再版，故邀我写序。我此次阅读《重订五味斋医话（第一辑）》有更多感悟，其较之初版更新内容很多，尤其是医话更是深含意蕴，是一部上乘之作。

全书分为上、下篇。上篇通过案例介绍临床常见病的治疗规律，是作者多年临床经验体会，经中医理论和经典医籍的分析梳理，验之临床，最后总结归纳为治病规律，指导临床应用，反映了作者对这些病证的学术见解和治病经验。下篇为医论和杂谈，这些论述立足经典医著理论，继承发挥并举，阐述宏翔精辟，论点独具匠心，代表了作者的学术思想和诊疗经验。

本书内容丰富，通俗易懂，简明扼要，可作为临床医生、医药院校学生、留学生学习和提高医学理论、诊疗水平的参考用书。

书将付梓，乐为之序！

中国工程院院士　国医大师
中国中医科学院　名誉院长　张伯礼
天津中医药大学　名誉校长
2024 年 2 月于天津静海团泊湖畔

原 序

　　五味斋乃笔者书室之名，言五味者，取意《黄帝内经》："五味入口，藏于肠胃，味有所藏，以养五气，气和而生，津液相成，神乃自生。"五味为人体生命之动力，以五味命名书室，示笔者临证重视脾胃的学术思想；又寓含工作之艰辛甘喜，学习之酸甜苦辣。

　　医案是医家诊治疾病的真实客观记述，由此可窥医家辨证施治之思路、临证经验之心得、处方施术之特色。从中可获得一些疾病的诊疗规律，掌握一些疑难杂症的施治方法，以及一般方书、论著所不易见到的临床见解和实际诊疗经验。医案之价值由此而现。正如清·俞震所云："多读医案，能予医者治法之巧。"近贤章太炎亦云："中医之成绩，医案最著。"

　　考医之有案，实源于《左氏传》太史公，魏晋以降，多散见于史集，至丹溪始有专书，皆其门人所日记，宋·张季明作《医说》十卷，首述轩岐以发其宗，次列证治以穷其变，此编之鼻祖也。明清近代医案之书蜂起，医理赖之而彰，经验赖之而传。余每喜阅名家之医案，其施治之经验，用药之精巧，固为所喜，而取效之机理，治法之奥妙，尤为所爱。故是书亦宗其义，每案必有按语，以畅其理，述其要，突出理法，以裨益读者。

医话是医家医理之独见，治病之经验，临证之所得，反映了医家的学术思想。余临床主张治病当有规律，在规律的基础上，再进行辨证，此治病之捷径。今将笔者多年随师临诊之所悟和自己临证之所得，以及读书之体会，苟续成篇，聊以为话，以期能反映自己的学术观点。

是书乃笔者数十年临床经验之总结，若能对读者临证有所借鉴，对治病规律有所裨益，则是吾之所愿。

笔者愚钝，阅浅手拙，初撰成书，疏漏瑕疵，实所难免，望阅者斧正赐教，以使之日臻完善。

张智龙于津沽五味斋

丁亥年腊月

前 言

　　《五味斋医话医案》自 2009 年出版以来，已十年有五，许多治病理念和观点也有所更进。是书出版后，因深受医者推崇，友人亦鼓励再版。而余窃以为医话医案之类，受时间推移因素影响较多，原书所言亦未尽善处，与时更替俱进理之所然，故沉积数年未敢动笔。然对一些疾病的治疗规律的思考，未尝懈怠，常于诊余、闲暇、寐前揣摩修订，日积月累，更替之素材丰盈，终能惬意，而萌动重新编纂之心。今幸得中国中医药出版社之信赖，乃重新修订《五味斋医话医案》，将原书医话与医案分开单列成册。医话医论部分为第一辑，其中将原书与后时余所出专著重复者删之，临床不常见者去之，诊病规律新悟者修之，临证历验不爽者补之，将笔者临证之所思所悟，归纳之诊病心得和验方针法，苟续成篇，名之曰《重订五味斋医话（第一辑）》，以飨读者，与之产生共鸣，使阅之者，有所借鉴裨益，亦可为后学者登堂入门之台阶，果如是，则何幸如之！

张智龙于津沽五味斋

癸卯年春月

目 录

上 篇
疾病治疗规律

下篇
杂论

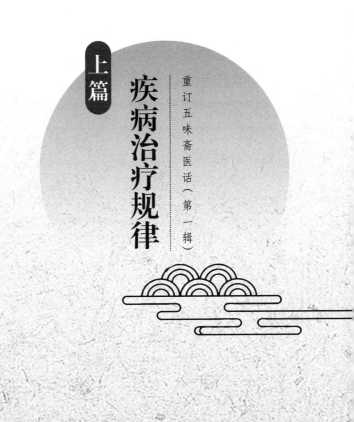

上篇

疾病治疗规律

重订五味斋医话（第一辑）

一　周围性面瘫

　　周围性面瘫（以下简称面瘫）是临床极为常见的病证之一，其治疗方法很多，尤其是近几年来涌现出许多新的治疗方法，使之治疗方法更趋完善。但是，目前临床上还是以毫针刺法应用较为普遍，故今仅从中西医对面瘫病理、治则的认识，阐述笔者临床治疗面瘫之规律。

（一）中西医对面瘫病理、治则的认识

1.中医学对面瘫病理、治则的认识

　　面瘫属于中医学之"真中风"范畴，其多由于络脉空虚，外邪乘虚侵入面部筋脉，痹阻经气，使筋脉失于濡养，肌肉纵缓不收而为病。本病初期外邪始中络脉，正盛之时，以邪盛为矛盾的主要方面，故应以祛邪为首务，邪去则经气自畅，气血周流，筋脉得养，纵缓之肌肉自收。后期邪气稽留络脉日久，络脉瘀阻日甚，经气已虚，以正虚为矛盾的主要方面，方此之时，只靠疏散外邪，已无济于事，唯以鼓动面部络脉之经气为首务，使经气调畅，以行气血，通经络，濡养筋脉。

2.西医学对面瘫病理、治则的认识

西医学认为面瘫多因面神经的营养血管受风寒或局部炎症因素刺激，造成面神经本身微循环障碍或微血栓形成，使该神经缺血、缺氧、水肿。本病急性期主要病变以局部炎症、水肿为主，面神经兴奋性异常升高，治疗应以控制炎症、消除水肿、促进局部血液循环、改善组织营养为首务，以免神经进一步受损，当此之时，应避免各种强烈的刺激，否则不但不能消除炎症、水肿，反而加重对面神经血管的刺激，促使神经细胞变性，轻病转为重病，甚则遗留面神经痉挛。针刺无论作为何种疗法，对人体来说，应属于外界的刺激，而刺激量＝刺激强度 × 刺激时间。所以，本病初期刺激宜小、宜微、宜短。恢复期炎症水肿大多消除，而以神经细胞变性为主，面神经兴奋性降低或失去支配作用，治疗应以提高神经兴奋性、恢复其支配作用为首务。当此之时，一般的刺激已不能引起神经的兴奋，需适当地加大刺激量，以提高神经的兴奋性，改善神经的营养，促使其功能恢复，防止肌肉萎缩。

综上所述，中医学和西医学虽然是两个不同的理论体系，对面瘫病理、治则的认识角度不同，但在面瘫治疗原则的实质上是一致的，所达到的效果也是相同的。因此，一个正确的面瘫治疗方案，应遵循二者治疗面瘫的原则。

（二）面瘫针刺治疗规律

基于中医学和西医学对面瘫病理、治则的认识，笔者认为本

病初期刺激量宜小、宜微，面部取穴宜少，手法宜轻，不留针或少留针；后期刺激量宜大、宜重，局部取穴宜多，手法宜重，久留针，经临床验证疗效确著。

1. 取穴规律为"先远端、后局部"

"先远端、后局部"有两个含义，其一是指针刺取穴时，先针远端穴，后针局部穴，即先本后标之意；其二是指面瘫初期着重取远端穴，后期着重取局部穴。由于面瘫是外邪侵袭经脉，经气痹阻所致，早期以外邪始中络脉为主要矛盾，正邪相争，正胜邪却则经气无所阻滞，络脉调和，气血周流而不病，故当此之时，应以疏散外邪为大法，着重取具有疏散外邪、调整经气作用的远端穴，而少取病变局部腧穴，以防损伤局部经气，助邪伤正，引邪入里。临床选取远端穴时，以风池、合谷、支沟为主穴，若发病前有耳垂后疼痛者加取翳风，素体阳亢者加取太冲，少佐局部腧穴，如丝竹空、听宫、地仓、颊车等，如此则使机体经气调畅，祛邪外出。本病后期外邪已却，以面部肌肉纵缓不收为主要矛盾，此时重点应当在通调局部之络脉，使经气调畅，筋脉得养，则纵缓之肌肉得收，故着重取面部腧穴，如听宫、下关、颧髎、丝竹空、阳白、鱼腰、四白、地仓、颊车等，以疏调局部经气，少取远端穴，或不取远端穴。笔者临床若取远端穴时，则取双侧足三里、阳陵泉。正如《灵枢·卫气失常》所云："间者少之，甚者众之，随变而调气。"所以说面瘫的取穴规律是初期局部取穴宜少，后期局部取穴宜多。

2. 针法规律为"先浅刺、后透针"

"先浅刺、后透针"指面瘫初期针刺面部穴时用浅刺法或点刺法，后期用透穴针法（浅刺横透法），加电针疗法。中医学认为面瘫乃外邪中络所致，病变初期外邪始中，邪在卫表，故宜浅刺以通调表浅络脉之气，引邪外出，慎勿深刺，以防引邪入里。后期邪气久稽经络，络脉痹阻日甚，故宜采用浅刺横透法，以沟通经络之气，加以电针疗法，加强对病变部位的刺激量，增强祛邪通络之功。正如《灵枢·卫气失常》所云："夫病变化，浮沉深浅，不可胜穷，各在其处，病间者浅之，甚者深之……随变而调气。"其义就是说针刺施术需根据病变部位的深浅、病情的轻重而变化，病轻而邪浅者宜浅刺，病重而邪深者宜深刺。故本病初期面部采用浅刺或点刺，施以徐疾泻法；后期采用浅刺横透法，施以迎随补法。远端穴则根据病情而辨证施刺，或用补法，或用泻法，或平补平泻法，针刺深度以得气为度。

3. 留针规律为"先不留、后宜留"

"先不留、后宜留"指面瘫初期局部不宜留针，后期宜留针。留针能够加强针感或感应的持续作用，留针与否和时间的长短主要依据病情而定。一般来说，病轻而浅急者，少留针和不留针。反之，一些慢性病、顽固性疾病宜留针，而且宜久留针。《灵枢·终始》云："久病者，邪气入深，刺此病者，深内而久留之。"《灵枢·根结》亦云："气滑即出疾，气涩则出迟，气悍则针小而入浅，气涩则针大而入深，深则欲留，浅则欲疾。"本病初期邪在卫表，病轻邪浅，又卫表为卫气之所司，卫气慓悍滑利而易脱，故针刺宜"针小而入浅","浅则欲疾",不留针；后期经络瘀阻日久，病情缠绵难愈，需加强刺激量（刺激量＝刺激强度 × 刺激时间），故宜留针，以加强感应和感应的持续时间。远端穴则病变初期留针时间宜短，一般为 15 分钟左右；后期留针时间宜长，与面部腧穴留针时间一致，为 40～60 分钟，甚或更长。

（三）面瘫用药规律

面瘫发病一周内，笔者主张应用中药配合针刺治疗。面瘫起病多由于阳明络脉空虚，气血不足，外邪乘虚侵入面部筋脉，痹阻经气，使筋脉失于濡养，肌肉纵缓不收而为病。正如《诸病源候论·妇人杂病诸候·偏风口㖞候》所云："偏风口㖞，是体虚受风，风入于夹口之筋……故令口僻也。"所以本病初期虽以邪盛为主，但正气亦虚，用药施针，当根据患者体质，察舌按脉，辨明邪盛为主或是正虚为主，断不可以其为病毒所致而投以一派清热解毒寒凉之品，徒增病害。余通过多年临床观察发现，面瘫初期，其证型不外有四：一为风寒证，以口眼㖞斜、舌暗苔白为辨证要点，主以牵正散，辅以桃仁、红花、川芎等活血化瘀之品和虫类药；二为风热证，阳明经热，风邪外束，以口眼㖞斜、耳后疼痛、舌红苔薄黄为辨证要点，主以银翘散，辅以桃仁、红花、川芎等活血化瘀之品和虫类药；三为热毒炽盛证，阳明热盛，毒邪上攻，以口眼㖞斜，耳后、面部红肿热痛，耳内或面部疱疹，舌红苔黄燥为辨证要点，主以普济消毒饮，辅以桃仁、红花、川芎等活血化瘀之品和虫类药；四为脾虚火盛证，脾气亏虚，阴火上攻，以口眼㖞斜、面部肿痛但不红不热、舌淡暗为辨证要点，主以补中益气汤，辅以桃仁、红花、川芎等活血化瘀之品和虫类药。

二 / 中 风

脑血管病（包括脑出血和脑梗死）属中医学"中风"范畴，是临床的常见病和多发病，其死亡率高、致残率高，给家庭和社会带来了沉重的负担。西医学对其病因、病理研究深入，尤其在治疗脑血管病急性期方面显示出巨大的优势，例如溶栓、取栓、开颅血肿清除术、立体定向锥颅穿刺血肿吸除或碎吸术、脑室外引流术及卒中单元的建立，均在提高患者生存率方面占据绝对的优势，在此不做赘述。

西医学将中风分为缺血性中风和出血性中风。对这两种类型中风，西医学治疗方法截然不同。若论中医治疗，当首宗辨证，以神志清楚与否辨属中脏腑，还是中经络，分而治之。以往认为出血性中风急性期不宜针刺，但随着医学的发展，这种观点已经改变，20世纪80年代即有脑出血急性期，针刺哑门、风府疗效确切而安全的科研报道。针灸、中药治疗中风也要争取时间窗，即尽早进行针灸治疗，以利于肢体、语言的康复。笔者通过对诸家医籍的研究分析，结合数十年临床心得，探讨和整理了中风病的分期辨证规律和针药治疗规律。

（一）脏腑功能失调为致病之本，风、火、痰、瘀为发病之标

《内经》以降，历代医家对中风均从不同角度进行了探讨和论述，虽众说纷纭，但离不开内、外风之说。唐宋以前，以"外风"学说为主，多从"内虚邪中"立论，认为中风是真气不足，脉络空虚，风邪乘虚侵袭所致。唐宋以后，以"内风"立论，逐步形成"风""火""痰""气""瘀""虚"的中风病因病机观，其中，"风"包括外风等气候变化因素和内生肝风两个方面；"火"包括肝火、心火、气郁化火等；"气"包括气郁、气怒等七情情志因素；"痰"包括痰湿内生及肥人多痰等；"瘀"包括血瘀和离经之血瘀阻于脑内等；"虚"包括气虚和肝肾阴虚。这些理论完善了中风发病学说，是中风病因学的一个质的飞跃。

笔者认为中风多由于或年老体衰，或劳倦内伤，或久病气血亏虚，或嗜好膏粱厚味及烟酒，使脏腑功能失调。若为肝肾阴虚之体，则阴不制阳，阳亢于上，阴亏于下，遇诱因触动，如气候变化、五志过极等，使肝阳暴亢，内风动越；或风火夹痰内窜经络；或气血逆乱，上犯脑脉，清窍闭塞，发为中风。若为气血亏虚之体，或气虚运血无力，血脉瘀滞，痹阻脑脉；或气血亏虚，脑脉失养，血流不畅发为中风。若为痰湿内蕴之体，或痰浊内生，瘀血内停，因痰致瘀，痰瘀互结，上壅脑脉，内滞经脉，痹阻气血；或痰湿内生，当肝风内动之时，痰湿借风阳上逆之势，闭塞

清窍；或痰湿蕴久化热，痰热互结，夹风阳上扰清窍，痹阻脑脉而发为中风。

总之，本病属本虚标实，脏腑功能失调，肝肾阴虚，气血亏虚为致病之本，风、火、痰、瘀为发病之标，两者可互为因果，相互转化。其病机转化，决定于风、火、痰、瘀等病邪与人体正气的盛衰。急性期，邪气鸱张，脑脉痹阻，若正气不衰，借治疗之机使热清、风息、痰化、瘀祛，则病情好转而趋愈；若正气先衰，邪气过盛，窍闭不开，脏腑功能紊乱，气血耗伤，元气败脱，则病情危重。恢复期，虽病邪大减，但正气已伤，尤其是年老体弱、髓海空虚之人，气血亏损未复，风、火、痰、瘀仍滞留经络，而每见半身不遂、口舌㖞斜、言语謇涩、痴呆等症。

此外，中风初期时，热象多不明显，但内风煽动，痰浊、瘀血内蕴，阳气郁积，多有化热之势，若内热炽盛，不但灼伤正气，还能烁液成痰，甚则化风迫血，而加重气血上冲之势。这是中风病机转化中值得注意的一个问题。

综上所述，中风病因病机虽然复杂，但归纳起来不外虚（阴血亏虚、气虚）、火（肝火、心火）、风（肝风）、痰（痰浊）、气（气逆、气滞）、瘀（血瘀）六端。临证时，当牢记此六者，虽常相兼为患，证情复杂，但详加辨证，可谓万举万当。

（二）谨守病机辨证论治，临证分期施针遣方

中风的治疗原则应在整体观念和辨证论治指导下，结合病程阶段、发病季节等因素，因时制宜，因人制宜，即强调整体化和

个体化治疗。所谓整体化治疗，要求笔者在认识中风病时，应着眼于整体，调节全身，注意合并症的相互影响，而不是单一地针对脑部病变。同时，人与自然界也是统一的整体，所以，也要因时制宜。此外，由于每个人的体质不同，发病情况也各有所重，所以要辨证论治，因人而异，即个体化治疗。如临床见有肝风内动，又兼有经络瘀滞，当急则治其标，先以平肝息风为主，待内风平息，继以疏通经络，终以补益肝肾之法收功。又如既有气阴两虚，又兼气滞血瘀、腑实痰热，治当急用通腑化痰之法，使腑气通顺，浊邪得降，再用补益、化瘀相兼治之。

本病的病程可分为急性期、恢复期、后遗症期3个阶段。急性期指中风发病后2周以内，中脏腑类可至1个月；恢复期指发病2周或1个月至半年以内；后遗症期指发病半年以上。区别不同病期，抓住各期不同的病理特点，给予有针对性的辨证施治，有利于疗效的提高。

总之，中风一病，病情千变万化，牵及多个脏腑，虚实夹杂，寒热交错，阴阳易变。因此，遣方施针应权宜轻重缓急，随机应变，谨守病机，审因论治，据证立法，依法组方遣穴，做到理、法、方、药、穴，完整统一，体现辨证论治之精髓。

1. 针刺治疗规律

中风病位在脑髓血脉，临证时，急性期根据神志清楚与否，而辨病属中经络或中脏腑。若神志清楚，而有半身不遂、口舌㖞斜、语言謇涩，属中经络，其病情轻，病位浅；若神志昏蒙，或昏愦不语，而伴肢体不用，属中脏腑，其病情重，病位深。

（1）风中脏腑，治宜分清闭脱：风中脏腑有闭证和脱证之分，二者皆属危候，病机迥异。脱证为五脏真阳绝脱，阴阳即将离决，实乃大虚之候，治宜益气固脱，回阳救逆。先重灸神阙、关元以回阳固脱，然后针泻内关、水沟以醒脑开窍，继则针泻风池以平肝息风。取人体真气所系之神阙、人体元气之根关元，以二穴同为人体生命之原始动力，故重灸二穴能振奋人体阳气之根，回阳救逆；雀啄善于开窍之水沟，针泻代君受邪之心包经之络穴内关，意在开窍醒神。闭证为实邪内闭清窍，乃邪盛之候，治宜平肝息风，开窍醒神。先雀啄水沟，针泻内关、风池、太冲，点刺放血十二井穴或十宣以启闭开窍。水沟功善开窍醒神，为急救要穴、十三鬼穴之一；内关为心包经之络穴，与阴维相通，内关五脏，诸外邪和其他脏腑之邪犯心主者，通过内关之联络，而为之臣使，故刺之可祛邪而宁心安神；十宣位于手指指尖最敏感之处，性善宣闭开窍，有开窍醒神、泄热镇惊之功，是治疗窍闭神昏之急救醒神要穴；太冲为肝经输、原穴，泻之能平肝、调肝、柔肝而息风；风池为风证之要穴，泻之可平肝息风。若属风火上扰清窍之中风闭证者，加泻风府、合谷、劳宫以清热息风；痰热内闭清窍之中风闭证者，加泻曲池、合谷、丰隆以清热化痰；痰热上蒙清窍之中风闭证者，加刺中脘、阴陵泉、丰隆以豁痰息风。

（2）风中经络，亦当调理脏腑为先：风中经络，虽病象在肢体经络，但病本在脏腑，故急性期亦当以调理脏腑为先。因为中经络之证，乃由于脏腑功能失调，复感诱因，内外相合，使气血运行受阻，痹阻经络。故治宜先调理脏腑功能，使脏腑阴阳平衡，气机调畅，升降有序，则气血运行如故。取健侧井穴点刺放血，以燮理阴阳，针泻风池以平肝息风，并按脏腑辨证分型，随证加减配穴。其中肝阳暴亢者，配补三阴交，泻太冲以养血平肝而潜阳；精血不足者，配补太溪、足三里以补肾填精，益气养血；风痰瘀阻者，配泻丰隆、血海以化痰祛瘀而通络；痰热腑实者，配刺丰隆以化痰，泻支沟、天枢以调气通腑。

（3）中风虽久，治亦勿忘祛邪：中风急性期经抢救治疗，病情平稳，渐入恢复期。此时肝风痰火已平定，虚证本质显露，痰瘀留滞经络，而以气血瘀阻为其病理关键，主要表现为半身不遂、语言謇涩或失语、口舌㖞斜，是中风致残的主要原因。因此尽早、尽好、尽力治疗至关重要。此期应以针刺配合推拿疗法、电针疗法、功能锻炼，重在通调经络，促进康复，但亦不要忘记祛除经络之风邪。笔者认为中风一证，常瘀与邪互结，病虽日久，邪亦恐未尽，若不散其邪则瘀难化，若只化其瘀则邪难去。故中风日久，虽以气血瘀阻为甚，亦当散其邪，取八邪、八风点刺放血，意在活血散邪，使邪随衄解，如此则邪去瘀散，经脉自通。

临床以半身不遂为主，症见患肢偏废不用、肢软无力，或兼有偏身麻木者，乃气虚血瘀，脉络痹阻，治宜益气养血，活血通络。穴取肩髃下2寸、臂臑、曲池、外关、合谷、环跳、伏兔、血海、阳陵泉、足三里、委中、飞扬、悬钟以通经活络。症见患肢僵硬屈伸不利，甚则拘挛变形、肢体肌肉萎缩、舌暗红少苔者，乃血虚血瘀不能濡养筋脉，筋脉失养，治宜滋阴养血，活血通络，加补三阴交、太溪、肾俞以养血柔筋；肢体僵硬屈伸不利，而无肌肉萎缩，舌暗淡苔腻者，乃阳气虚衰，湿阻血瘀，筋脉失养，治宜温阳祛湿，活血通络，加刺风府、风池、天柱、百劳、大椎、中脘、关元、滑肉门、天枢、外陵以通阳柔筋；肩痛抬举困难者，加刺大椎、肩三针；肩关节脱臼者，加刺大椎、巨骨；腕下垂者，加刺阳池、腕骨；手指拘挛者，加刺四渎、后溪；足内翻者，加刺飞扬、绝骨、丘墟、京骨；足下垂者，加刺解溪。以语言謇涩为主，穴取哑门、廉泉、旁廉泉以通利舌窍；舌强伸吐不利者，加刺水沟、风府；舌强不语者，加刺廉泉、隐白。以口舌㖞斜为主，穴取风府、地仓、颊车、下关以息风通络。饮食水反呛者，穴取崇骨、廉泉、旁廉泉以通利咽喉等。

（4）中风并病，治分主次先后：中风病常合并其他病症，证情复杂，临证应抓住疾病的主要矛盾，先治疗关键的病证，后再治疗他病。如中风与消渴常并病，若单纯治疗中风，或兼治消渴，疗效都不甚理想，理应先治消渴，然后再治中风。这是因为中风乃筋脉失于濡养、肢体废痿不用之证，而消渴一病，常使人气血精微耗损。因此，若消渴不除，则水谷精微生化乏源，气血无以运化濡养四肢百骸，肢体得不到濡养，运动功能何以恢复，故中风与消渴并病时，当首先治疗消渴证。中风与消渴并病，其证多属脾胃升降失常，气血生化不足，筋脉失养，则肢体废痿不用，形体日渐消瘦；脾虚不能布精于肺，肺无以输布，则见上消诸症；脾虚不能为胃行其津液，胃燥热盛，则发中消之症；脾不能转输水谷精微，脾气不升而下陷，水谷精微下流膀胱，可出现下消诸症。另外脾失健运，水聚成湿，湿邪黏滞，使疾病缠绵难愈，具体治疗方法参见"十、糖尿病及其慢性并发症"。

2.中药治疗规律

（1）急性期

1）中经络

风痰瘀阻型：以痰瘀痹阻经脉为其病机关键，以半身不遂、口蜗言謇、眩晕痰多、舌暗淡苔薄白或白腻、脉弦滑为辨证要点。临证时，当据舌脉、症状以辨别痰浊、瘀血之轻重，或以化痰为主，或以祛瘀为主，或二者并重。此皆以祛除痰瘀为首务，以化痰通络汤加减治疗，然而用药不宜过于辛温燥烈，以免生火动风。

风痰火亢型：以肝火偏旺、阳亢风动、横窜经络为病机关键，以突然发病、心烦易怒、痰多而黏、舌红苔黄腻、脉弦滑为辨证要点。常在发病后一星期内变化较多，治疗以平肝息风为先，以天麻钩藤饮加减治疗，早期可配用牛黄清心丸等以清心安神，化痰息风。此期应注意合理应用金石介类等重镇降逆之品，若阳亢风动之重证，非金石介贝之重镇，不能潜其阳、息其风。此型患者情绪易于波动，要注意避免情志过激加重病情。据王永炎院士经验，此类患者复中前先以舌象变化最为突出，舌质红绛，舌苔逐渐剥脱，甚至光净无苔，说明阴虚加重，胃气虚衰，此时发生复中的危险性很大，应以大剂滋阴潜阳之品，杜绝内风煽动之源；若舌质逐渐变为淡红，生出薄白苔，说明阴虚好转，病有转机，则能达到预防复中的目的。

痰热腑实型：病情较重，以痰热阻滞、腑气不通为病机关键，以头晕头痛、腹胀便秘、痰多口臭、舌红苔黄燥、脉滑数为辨证要点。治疗虽以清热化痰为所必须，但往往难取速效，唯通下法可迅速荡涤腑中积滞，腑气通畅，则邪热下泄，痰火随之而去，气血输布，诸症好转。所以，正确掌握和运用通下法是治疗本证的关键。一要掌握通下的时机，下不厌早；二要掌握通下不宜过度，以大便通畅、痰热消除为度；三要知晓此证，此法易伤津耗气，故当少佐甘平、滋阴、益气之品，可予星蒌承气汤加减治疗。

阴虚风动型：风动之因在于肝肾阴虚，以半身不遂、头晕目眩、耳鸣健忘、五心烦热、舌红苔少苔、脉细数等为辨证要点。故在加用金石介类潜镇之药的同时，应重用滋补肝肾精血之品，使肾精得充，肝得涵养，则肝阳不致亢而为害，内风之源得以澄清，故可用镇肝息风汤加减治疗。同时还要时时牢记"肝为刚脏，非柔不克；肝喜条达，非顺不调"的特点，灵活用药。

2）中脏腑

①闭证

风火上扰清窍型：为阳闭之轻证，风阳火邪上扰神明是其基本病机，常有逆传心包、内闭清窍之趋势。因此，祛邪以防窍闭是治疗的关键，先服安宫牛黄丸，后以羚角钩藤汤，配以清开灵注射液。待病情稳定，神志转清，再重点调理气血，以促进半身不遂等症的好转。

痰热内闭清窍型：为阳闭之重证，既可初发，也可由痰热腑实与风火上扰传变而来。其神昏、半身不遂起病骤急，多在顷刻之间，常因暴怒而发，病以邪热、痰浊、瘀血等实邪为主，故以祛邪为主，以羚羊角汤配合灌服或鼻饲安宫牛黄丸，再以清开灵注射液等静滴。如积极救治，神志逐渐清醒者，可脱离危险，但致残率高，常留后遗症。若失治误治，常可转为脱证或变生他证，预后不佳。

痰湿上壅清窍型：属阴闭，邪为痰湿，非辛不散，非温不化，故治疗多选用辛开温化之品，如善于豁痰化浊、辛温芳香之菖蒲，专主祛风豁痰、通经络、开闭塞之胆南星等，以涤痰汤配合灌服或鼻饲苏合香丸。但辛温燥烈，易伤阴动风，故不可过用，中病即止。

②脱证

脱证为脑梗死之急危重症，常由闭证转化而来，若治疗及时，尚有化险为夷、脱绝之证转危为安之希望。临床闭脱二证常可互见互转，若闭证中出现汗出、遗尿等脱证表现，是病情恶化之征；若脱证经急救出现肢体强痉、脉弦滑，是正气渐复、正邪相争之象。对脱证的治疗，历代医家多用参、附、桂之类，回阳固脱救逆。但中风之病，多因阴虚阳亢为害，或以气阴两虚为本，若用辛温大热之桂、附，更易耗阴伤津，致动风、动血、助火，甚则火助风威，演生变证。当以西洋参、玄参、枸杞子、黄精等药和参麦注射液等静滴，以补益固摄元气，养护真阴，阴中救阳，使阴复阳回。

（2）恢复期

以语言不利、口舌㖞斜为主者，可以解语丹为主方加减治疗。若痰浊甚者，加半夏、陈皮、茯苓以化痰宣窍；痰热偏盛者，可加川贝母、竹茹、天竺黄以清热化痰；肝阳上亢者，可加夏枯草、钩藤、石决明以平肝潜阳；口舌㖞斜甚者，可加地龙、僵蚕、蜈蚣以搜风通络；吞咽困难，饮食水反呛者，加牵牛子、射干以通利咽喉。

以半身不遂为主者，依病机之不同，施以不同的主方。若为气虚血瘀，脉络痹阻，则以补阳还五汤加减以益气养血，活血通络；若为阴血亏虚，脉络瘀阻，则以四物汤为主方。但因恢复期的病机关键为脉络瘀阻，故在主方的基础上，应佐海风藤、络石藤、鸡血藤、乌梢蛇、威灵仙等通络，病久瘀甚者可加水蛭、全蝎、白僵蚕等虫类药以增强逐瘀通络之力。

半身不遂、语言謇涩是中风恢复期的主要表现，也是其致残的主要原因。因此尽早、尽好、尽力治疗至关重要。此期，除了针药并用，更宜配合推拿疗法、电针疗法、功能锻炼，以提高疗效，促进康复。更须注意，此时脑梗死虽病日久，以气血瘀阻为病理关键，治宜通调经络，但亦不要忘记祛除经络之风。常以虫类、活血药或点刺八邪、八风等法，意在活血散邪，使邪随衄解，邪去瘀散，经脉自通。

三 脑卒中后偏瘫痉挛状态

脑卒中后偏瘫痉挛状态又称上运动神经元瘫痪，因其瘫痪肢体肌张力增高而得名。它的出现妨碍了患肢自主运动功能的恢复，严重影响患者的日常生活和工作，是中风致残的重要原因，已成为脑卒中康复研究的重点。

西医学认为痉挛系肌肉或肌群断续的或持续的不随意收缩，是中枢性瘫痪时，上运动神经损伤综合征的一部分，在痉挛期最重。目前，康复医学根据临床病程长短，将卒中后偏瘫的治疗分为急性期、痉挛期、相对恢复期和后遗症期四期。偏瘫痉挛期是指病后四周左右，标志着中枢性偏瘫后，脊髓的"休克期"已过去，脊髓低级中枢恢复了对运动能力的控制，但大脑病变使皮质层高级中枢对脊髓低级中枢的抑制作用及对运动的控制能力尚未恢复，从而出现一系列脊髓水平的较低级的原始反射活动。其主要表现为联合反应、共同运动、肌张力异常增高，甚至出现痉挛状态。有些患者即使在静息时不表现为痉挛状态和肌张力增高，但在从事主动活动时，也会出现联合反应和共同运动，在这些粗大的运动中，有关的肌肉也表现为痉挛或高张状态。偏瘫痉挛期使患者的运动更加困难，只要想运动，即以异常的运动模式出现，严重妨碍了肢体功能活动的完成，直接影响患者日常生活自理能力，以至影响其生活质量。

笔者认为偏瘫痉挛的防治应贯穿整个中风的治疗中，中风早期的预防，发病后及早正确治疗，是减少痉挛状态的出现、防止中风致残的重要因素，而中医药及综合康复治疗偏瘫痉挛状态已显示出其独特的优势。

中医学对脑卒中后偏瘫痉挛状态早有认识，在病因病机及治疗方面亦积累了丰富的经验。如《灵枢·邪客》指出："邪气恶血，固不得住留，住留则伤筋络骨节，机关不得屈伸，故拘挛也。"《难经·二十九难》曰："阴跷为病，阳缓而阴急；阳跷为病，阴缓而阳急。"《秘传证治要诀及类方》云："病有终身不愈者……或屈而不能伸，或伸而不能屈者，在手足亦然。以风伤肝，肝主筋，筋为之也。"《景岳全书》亦云："凡阴虚血少之辈，不能养营筋脉，以致搐挛僵仆者，皆是此证。"中医学认为脑卒中后肢体痉挛状态的出现或为阴阳失调，或为阴虚邪实所致。治疗或从阴阳论治而强调"泻阴补阳"，或从虚实偏胜而着眼于"补虚泻实"。如《针灸甲乙经》曰："偏枯不仁，手瘈偏小筋急，大陵主之。"《针灸资生经》亦云："筋急不能行者，内踝筋急，灸内踝上四十壮，外踝筋急，灸外踝上三十壮。"目前，比较一致的观点是脑卒中后肢体痉挛以肝肾阴虚为本，随着病情的发展，筋失濡养而导致的偏瘫侧肢体拘挛日渐成为矛盾的焦点。治疗或从少阳、太阳、督脉、阳维、阴维以经论治，或从肝、肾、脾、胃以脏腑论治。

笔者在借鉴前人经验的基础上，通过大量的临床研究，总结出脑卒中后偏瘫痉挛状态的基本病机和治疗规律。

（一）"阳气虚衰，湿阻血瘀"为脑卒中后偏瘫痉挛状态的基本病机

阳气是人体脏腑功能活动的原始动力，若阳气虚弱，则会导致人体脏腑经络生理活动减弱、失调而变生诸疾。正如《素问·生气通天论》所云："阳气者，若天与日，失其所，则折寿

而不彰。"指出了阳气在人体脏腑功能活动中的重要性，并进而明确指出"阳气者，精则养神，柔则养筋"。说明人之神得到阳气的温养，才能思维敏捷，精力充沛；脑得到阳气的温养，才能五官灵敏，耳目聪明；筋得到阳气的温养，肢体才能柔和而活动自如；脉得到阳气的温养，才能气血畅通。这提示了"阳气虚衰"是筋脉痉挛的致病根本。《内经》还认为"诸痉项强，皆属于湿""因于湿，首如裹，湿热不攘，大筋软短……软短为拘""邪气恶血……机关不得屈伸，故拘挛也"等，提示了湿邪、瘀血是筋脉痉挛的致病因素。而湿为阴邪，其性重浊，易伤阳气，所谓"湿盛则阳微也"，若二者相得，则阳愈虚，湿愈重。中风痉挛状态的发生就是由于中风日久，过度的锻炼，过度地应用平肝潜阳、活血化瘀之品，伤阳耗气，一则阳气虚衰不能温养筋脉，筋失温煦；二则阳气虚衰，阳不化气，津停血阻，酿湿生痰，因痰致瘀，痰瘀互结，壅塞脉络，筋失柔养，发为痉挛。据此，笔者提出"阳气虚衰，湿阻血瘀"是脑卒中后偏瘫痉挛状态的基本病机。

（二）"温阳益气，祛湿化瘀"是治疗痉挛性偏瘫的基本大法

由于阳气虚衰在脑卒中后偏瘫痉挛状态发病过程中起重要作用，阳气虚衰是脑卒中后偏瘫痉挛状态的致病之本，湿邪、瘀血是脑卒中后偏瘫痉挛状态的致病之标，阳气虚衰、湿阻血瘀贯穿其病程始终。所以，笔者认为温阳益气、祛湿化瘀是治疗脑卒中

后偏瘫痉挛状态的基本大法。温阳益气以祛湿行瘀，温通经脉而疏其机；振奋土气，健脾助运而绝湿源；补后天益生化之源，养血而柔筋之体，随证施治，机圆法活。在治疗过程中要时时注意顾护阳气，顺从阳气喜温而恶湿、喜润而恶热的特性，抓住筋脉喜润喜柔这一环节，辨证施治，有的放矢。如此，则能抑制筋脉刚劲之质而为柔和之体，顺其条达畅茂之性。

（三）针药并用，以项腹针治其外，四法四方调其内

基于对脑卒中后偏瘫痉挛状态病因病机的认识，笔者根据多年的临床心得，总结出项腹针和四法四方，针药并用，以项腹针施治于外，四法四方调其内，收效甚佳。

1.项腹针

项腹针治疗脑卒中后偏瘫痉挛状态，有本病标取、下病上取之义。《灵枢·经脉》云："膀胱足太阳之脉……是动则病冲头痛，目似脱，项如拔，脊痛，腰似折，髀不可以曲，腘如结，腨如裂，是为踝厥。"《素问·骨空论》云："督脉为病，脊强反折。"由此可见，筋脉痉挛的病位主要责之于足太阳膀胱经和督脉。督脉总督诸阳之气以温煦全身，足太阳膀胱经为十二经之长，主筋所生病。《灵枢·卫气》云："胸气有街，腹气有街，头气有街，胫气有街。"《灵枢·动输》云："四街者，气之径路也。"说明胸、腹、头、胫部是经脉之气聚集的部位，四肢经脉的经气多汇集于气街部位，临床中可取头和胸腹部腧穴治疗四肢的疾病，即"本病取标"之义，《肘后歌》便有"腿脚有病风府寻"的经验总结。中医

经络标本根结学说认为十二经脉的"根"与"本"部位在下，为经气始生始发之地；"结"和"标"部位在上，为经气所结所聚之处，头项、胸腹部属标，四肢属本。临证取穴治病既可病在标取之标，病在本者取之本，亦可病在本者而治其标，病在标者反治其本。正如《素问·标本病传论》所云："凡刺之方……有其在本而求之于本，有其在标而求之于标……知标本者，万举万当，不知标本，是谓妄行。"《素问·五常政大论》亦指出："病在上，取之下；病在下，取之上；病在中，旁取之。"故取项、腹部腧穴能治疗四肢筋脉痉挛之病。

项针取风府、风池、天柱、百劳、大椎，腹针取中脘、关元、滑肉门、天枢、外陵。风府、大椎位居督脉，督脉循行于腰脊正中，上达颠顶，为全身阳脉之主干，十二经脉中之手足三阳经皆与之相交会，有"阳脉之海"之谓，具有调整和振奋人体阳气的作用，能统摄全身阳气，刺之可使阳气旺盛，则筋有所柔；天柱系足太阳膀胱经之穴，足太阳膀胱经为背部纵行之大经，脏腑背俞穴顺序排列其经，脏腑之精气皆由其背俞穴内外转输，是主导人体气血的重要经脉之一，太阳为巨阳，为诸阳主气，阳化气可生精微，内可养神，外可柔筋，故足太阳膀胱经是主筋所生病，刺之可疏通经络，振奋阳气；风池位居足少阳胆经，其循于身之阳侧，主骨之所生病，其穴以善治骨病著称；百劳为经外奇穴，是治虚损之要穴，刺之可补虚扶正。足阳明胃经多气多血，滑肉门、外陵位居其中，可通调气血，使失养的经脉、经筋得到濡养而逐步恢复功能；天枢为胃经的经穴，居人体上下之中，刺之可使气血上输下达，疏通四肢经络；中脘为胃经之募穴，六腑之所会，有健脾胃、助运化、升清降浊之功，关元为温阳益气之要穴，二穴相伍，温阳益气以治本。

2.四法四方

笔者认为阳气虚衰是筋脉痉挛的致病之本，湿邪、瘀血是筋脉痉挛的致病之标，二者互为因果，各有偏重。若以痰湿为主，症见肢体拘急不舒，兼肢体困重，或见肢体麻木、口舌㖞斜、语言不利、头痛昏蒙、胸闷多涎，舌暗或见瘀点，苔白腻，脉滑或涩。此乃痰湿痹阻经脉，气血运行不畅，筋脉失于濡养所致。治以祛湿化瘀为主，方选八妙散化裁（苍术、黄柏、薏苡仁、川牛膝、萆薢、通草、滑石、车前子、桂枝、当归、桃仁、红花、地龙、鸡血藤、络石藤）。若以阴血亏虚为主，症见肢体拘急强劲而关节屈伸不利，兼肢体麻木、口舌㖞斜、语言不利、头晕目眩、心悸气短、口唇色淡，舌淡或舌红，苔白或无苔，脉细数。此乃血虚不能濡养筋脉，筋失所养所致。治宜养血柔肝，方用芍药甘草汤化裁（炙甘草、白芍、当归、生地黄、川芎、玄参、地龙、僵蚕、鸡血藤、络石藤、伸筋草、木瓜）。若以阳气虚衰为主，症见肢体拘挛，兼关节冷痛、肢体麻木不温、口舌㖞斜、语言不利、神疲懒动、腰膝酸软，舌淡苔白，脉沉迟。此乃阳气虚弱，筋失温煦，致筋脉不用，日久发为痉挛。治宜温阳通络，方用黄芪桂枝五物汤化裁（黄芪、桂枝、白芍、当归、地龙、鸡血藤、络石藤、大枣、炙甘草）。若以热盛伤筋为主，症见肢体拘挛，兼肢体麻木疼痛、口舌㖞斜、语言不利、腹满便结、口干口臭、小便短赤，舌红苔黄燥，脉弦数。此乃里热内盛，消灼津液，筋失所养，则热炽筋挛。治宜清热养阴，方用白虎加赤芍汤化裁（生石膏、知母、赤芍、当归、生地黄、玄参、地龙、桃仁、红花、鸡血藤、络石藤、炙甘草）。

四 脑卒中后认知功能障碍

脑卒中后认知功能障碍（血管性痴呆）指脑血管病变引起脑损害所致的痴呆，主要表现为认知功能障碍及相关脑血管病的神经功能障碍两方面，多有脑卒中病史。血管性痴呆属中医学"痴呆""呆病"范畴，病位在脑，与心、肝、脾、肾脏腑功能失调有关，因本病常发生于中风反复发作之后，故其在临床辨治过程中又有其自身的特点。

（一）"脑髓空虚，痰瘀痹阻，神机失用"为血管性痴呆病机关键

血管性痴呆是在中风病的基础上发生的，病位在脑。明·李时珍明确提出脑与精神活动有关，谓"脑为元神之府"。清·汪昂《本草备要》亦有"人之记性，皆在脑中"的记载。清·王清任在《医林改错》亦云："灵机记性在脑者，因饮食生气血，长肌肉，精汁之清者，化而为髓。"说明人的精神、意识

和思维活动是大脑的生理功能对外界事物的反映，其有赖于大脑精髓的濡养。从生理上讲，脑为奇恒之腑、精髓之海，贮藏精血，宜实宜满，满则邪不能害，故满而不泻也；同时，脑为元神之府，清静之所，宜清宜静，清则神藏，静则神安。所以说，脑为奇恒之腑，宜实宜满；脑为元神之府，宜清宜静。反之，髓海空虚，空则神浮，虚则邪害，浊邪害清，元神受损，则神机失用。由此可知，脑病病性不外虚实两端，虚责之于脑髓空虚，实为痰瘀浊毒内蕴。血管性痴呆就是由于中风日久，若体瘦阴虚之人，则肾精更耗，使髓海空虚，脑髓失养，神机失用；若脾虚湿盛之人，其气血亏虚，则精不化气，精从浊化，痰浊蒙蔽清窍，窍闭神匿，神机失用，灵机记忆皆失。其病本在于肾精不足，脑髓空虚，其标在于痰瘀浊毒内蕴，虚实夹杂，相兼为病。病位虽然在脑，但与五脏功能失调有关，而与肾的关系尤为密切。中医学认为五脏六腑之精皆上荣于头，以成七窍之用，脑为髓海，赖肾精以发育形成，并受肾所藏之先天之精及五脏六腑之精的濡养。若肝肾亏虚，则精血不足，无以填髓充脑，致脑髓不足，神失津液之濡、精髓之养，致机灵、记性皆失；或劳伤心脾，则气血乏源，无以上荣脑窍，髓海空虚，神明失养，而致呆滞善忘；或肺失治节，脾失运化，肾失主水，则水湿不化，痰湿内生，瘀阻血脉；加之本病发生于中风之后，由于脑脉痹阻，痰瘀浊毒，蒙塞清窍，扰乱神明，致脑失清静，神机失用，则发为血管性痴呆。故云"脑髓空虚，痰瘀痹阻，神机失用"为血管性痴呆的病机关键。

（二）"养精益髓，清浊开闭，调神益智"为血管性痴呆基本法则

近年来的临床研究表明，中药、针灸治疗血管性痴呆疗效显著，纵观诸辨证施治之法，不外从五脏着眼，从脏治脑，明察正虚邪实，灵活处方。一些学者从审因论治的角度出发，既注重痴呆发病的共性，又注重发病的特性，强调痰浊血瘀在该病发生、发展及治疗中的重要作用，把"治痰即治呆""脑髓纯者灵，杂者钝"等古人治疗"呆病"的认识与现代对痰瘀和血管性痴呆相关性的研究有机地结合起来，使活血化瘀、化痰通络成为治疗本病的常法，各种针刺治疗方法都没有脱离以上这个范围。

笔者认为脑为髓之海，非养不满，脑病易虚，非养不实；脑为元神之府，非清不静，脑病易闭，非清不开。故脑病易虚易闭，治疗当牢记"清""养"二字。

血管性痴呆以本虚标实、虚实错杂为病证特点。虚者多因肾精不足，脑髓空虚；实者多因痰浊蒙窍，瘀阻脑络。因此，临床辨证施治时，既要注意肾精亏虚、髓海不足的一面，又要注意痰瘀蒙窍的一面。根据病程发展的不同阶段，病情虚实之偏重，养精益髓补其虚，清浊开闭泻其实，或攻补兼施，祛邪不伤正，补虚不碍邪，总以"调神益智"为首务。同时，因中风发生于痴呆之前，还应注意中风一病的治疗。

（三）"调神益智针法""定志益聪方"为血管性痴呆基本治疗方法

血管性痴呆的病机关键是阴虚为本，痰瘀为标，精亏髓少、痰瘀浊毒贯穿疾病全过程。证有虚实两型，虚为肾精亏虚，实为痰浊蒙窍。治疗或补肾滋阴，或豁痰祛湿，或滋阴、豁痰并施。临床应用以调神益智针法配合定志益聪方为基本治疗方法，并根据患者病情虚实偏重之不同，辨证加减。

1. 调神益智针法

取穴：水沟、四神聪、神庭、大陵、内关、然谷、血海、太冲。

操作：针刺深度以得气为度，四神聪、神庭、血海、然谷、太冲施以平补平泻之法；内关施以徐疾提插补法；水沟、大陵施以徐疾提插泻法。

配穴：若髓海不足，精亏髓少偏重者，加补太溪、三阴交、中注；若痰浊蒙窍，瘀阻脑络偏重者，加泻阴陵泉、丰隆；若脾肾阳虚偏重者，加补大赫、关元、足三里。此外，神机失用常伴有诸多兼症，所以临床除在辨证论治原则指导下，按常法施治外，尚须随兼症之异，选穴治疗。如兼有强哭强笑者，配刺前顶；兼有言语不利者，配刺哑门、廉泉；兼有吞咽困难者，配刺崇骨、廉泉、旁廉泉等。

方义：水沟为督脉和手足阳明之会，性善启闭开窍，能开启元神之府之窍；四神聪位于颠顶，内应大脑，善调元神之气机，而调神治神，有健脑调神、醒脑开窍之功；神庭乃元神所居之庭堂，为督脉和足太阳、阳明之交会穴，刺之能通阳，以复阳气，而有养神安神之功；大陵为手厥阴心包经脉气所注之输土穴、原气所过而留止之原穴，本经子穴，既能祛邪扶正，宁心安神，又能清心泻火，祛邪安神；内关为手厥阴心包经络穴，与冲脉合于胃心胸，通阴维脉而主一身之阴络，内关五脏，上可宽胸理气、宁心安神，中可和胃降逆，下可理气活血，外可疏通经络，尤长于治疗胃心胸气机失调诸疾和邪犯心包之神志病变；然谷为足少阴肾经之荥火穴，水中之真火，燃于深谷之中，取之不尽，用之不竭，生生不息，少火生气，故补之灸之能温补少阴之火，温阳益气，泻之能潜镇龙雷之火，滋阴泻火，为一双向调节的特效穴，针之则能滋肾养神；血海为血液汇聚之海，有导血归海之效，能扶脾统血，养血活血，清血分热，调理血室，为治疗血证之要穴；太冲为足厥阴之脉所注之输土穴，又是足厥阴肝经之原穴，其性下降，善于疏峻开导，既能平肝息风，清热降逆，又能养血柔肝，和肝敛阴。诸穴合用，意在清心开窍而醒神，滋养精血而养神，共奏调神益智之功，为治疗呆病的基础方。若髓海不足，精亏髓少偏重者，加补太溪、三阴交以补养精血，充髓益脑，称为滋阴调神益智针法；若痰浊蒙窍，瘀阻脑络偏重者，加泻阴陵泉、丰隆以祛湿化痰，豁痰醒神，称为豁痰调神益智针法。

2. 定志益聪方

药物组成：党参、茯苓、枸杞子、益智仁、女贞子、墨旱莲、熟地黄、制何首乌、肉苁蓉、石菖蒲、远志、当归、赤芍、川芎。

　　辨证加减：髓海不足、肝肾亏虚者，配合左归丸益补肾益髓；肝肾阴虚、痰瘀阻窍者，配合通窍活血汤益补益肝肾，化痰通络；脾肾阳虚、痰瘀阻窍者，配合还少丹以温补脾肾，化痰通络；痰热血瘀、阻滞清窍者，配合星蒌二陈汤以清热化痰，通络开窍。

　　方义：党参补中益气，茯苓祛湿健脾，此二药相配，味甘性平，重在培土以补益气血生化之源。枸杞子甘平，平补肝肾，其色纯丹又饱含津液，故兼具水火之象，可阴阳双补，益智仁辛温而香，辛散宣通中又兼固涩之性，中可温脾暖胃，开郁散结而宣气，下可兼益肾火，固肾涩精而止遗，此二味均为果实或种子类药材，以子本沉降，皆入肾而具有补肾益肾之功；女贞子甘苦性凉，滋肾水益肝阴，补中有清，补而不腻，墨旱莲甘酸而寒，补肾益阴，乌发固齿，二药相伍，使真阴上荣于头，为益阴乌发之常用药；熟地黄甘而微温，滋阴补血，生精补髓，味厚而甘、质地柔润，为补益肝肾之要药，制何首乌甘补兼涩，不腻不燥，善补肝肾益精血，为滋补良药，肉苁蓉甘温补润，善补肾阳，益精血。以上七药，皆入肝肾，意在"养"精益髓，合补益中焦之药物共用，先后天同补，精血互生，以补益脑髓之物质基础，治在脑髓空虚之本证。石菖蒲芳香而散，豁痰开窍而醒神，化湿除浊而益智，《神农本草经》言其"开心孔，补五脏，通九窍"。《本草思辨录》谓其"凡水液混浊为神明之翳者悉主之"。远志祛痰而安神益智，《本草分经》言其"入心能通肾气上达于心而交心肾"，《本经》论其"利九窍，益智慧"。此二味，苦、辛而温，合茯苓之祛湿化痰，共奏化痰开窍之功，意在"清"蒙窍之痰浊。当归辛甘、苦温，养血活血，善治一切血虚血滞之证；赤芍苦而微寒，凉血活血，善治血分有热有瘀之证；川芎辛温，行气活血，走而不守，善上行头颠；以上三药，重在活血化瘀，使瘀祛新生，意在"清"阻窍之瘀血，并"养"血生精而补益脑髓。合化痰开窍之药物共用，以清化扰神之痰瘀浊邪，治在痰瘀闭阻之标证。方中党参、石菖蒲、远志、益智仁、何首乌五药结合，益气祛湿，养精益髓，调神益智，为君药；茯苓、枸杞子、女贞子、墨旱莲、肉苁蓉、熟地黄结合，健脾祛湿，滋阴养血，为臣药；当归、赤芍相合，活血祛瘀通络，为佐药；川芎行气活血，为使药。诸药合用，共奏养精益髓、清浊开闭、调神益智之功。

五 假性球麻痹

　　假性球麻痹又称假性延髓麻痹综合征，属于中医学"喑痱""类噎膈"范畴，临床常表现为受延髓支配的肌肉瘫痪或不全瘫痪症状，如构音障碍、吞咽困难、强哭强笑、自主性排尿困难等。本病是脑卒中的常见并发症，尤以两次以上脑卒中或一次卒中而颅内形成多处病灶者居多。该病引起的言语、饮食及情感交流障碍，严重影响了脑卒中患者的正常康复，甚者可因饮食反呛导致坠积性肺炎加重病情或突发窒息而危及生命，是脑卒中治疗过程中的棘手环节。深刺纳阳针法是笔者在《黄帝内经》重阳思想的启发下，根据"从阴引阳，从阳引阴"的针刺治疗原则所创立的一种具有纳阳和阴、疏利阴分作用的针刺方法，临床可用于治疗窍病失用所致的各种病症，常用于治疗中风后吞咽困难、五官疾病、前后二阴疾病等各种窍病疾患。大量临床研究表明，深刺纳阳针法在改善假性球麻痹患者吞咽、构音困难等临床症状方面疗效显著，且无不良反应发生。

（一）"阳虚失煦，窍道不通"是假性球麻痹的病机关键

《素问·生气通天论》曰："阳气者，若天与日，失其所，则折寿而不彰，故天运当以日光明。"阳气为人体生长的原动力，人体生长由阳盛为始，以阳衰为终，阳气的盛衰主导着人体盛衰的变化。正如张介宾《大宝论》中所言："天之大宝，只此一丸红日，人之大宝，只此一息真阳。"此外，《素问·生气通天论》指出："阳气者，精则养神，柔则养筋。"说明阳气具有温煦和推动作用。人之神得到阳气的温养，才能思维敏捷，精力充沛；脑得到阳气的温养，才能五官灵敏，耳目聪明；筋得到阳气的温养，肢体才能柔和而活动自如；脉得到阳气的温养，才能气血畅通。人生有形，不离阴阳，背为阳，腹为阴。喉窍在腹侧，其位在阴，其性属阴。然阴阳互根，"凡阴阳之要，阳密乃固……阴平阳秘，精神乃治"（《素问·生气通天论》）。故阴窍之地，当纳清阳；阴寒之气，必当阳煦，才可阴平秘，阴窍通利。若中风之后，阴阳之气乖戾，浊邪内生，痰浊瘀血内聚，搏结窍道；阳气虚衰，失于温煦，不能制约阴寒之气，则气机失和，窍道不通，致使舌

体、咽喉失其所用。正如《素问·生气通天论》云："苍天之气，清净则志意治，顺之则阳气固……失之则内闭九窍。""阳不胜其阴，则五脏气争，九窍不通。"故"阳虚失煦，窍道不通"是假性球麻痹的病机关键。

（二）"从阳引阴，纳阳和阴"为假性球麻痹的根本治法

假性球麻痹病位在喉窍，而窍位为阴，其治当遵《素问·阴阳应象大论》所言："故善用针者……从阳引阴。"对此"阴阳"之义，医家多理解为阴阳经、上下、左右、脏腑、俞募穴等，临证以阴经或阳经之穴，治疗阳经病或阴经病；以背部的背俞穴或腹部的募穴，治疗五脏或六腑之疾。而笔者认为"从阳引阴"有两层含义，一则指取穴，取阳位之穴治疗阴分之疾；二则指针法，先浅刺后深刺，从阳而引阴分之邪。如《难经集注》杨玄操注记载："入皮三分，心肺之部，阳气所行也。""入皮五分，肾肝之部，阴气所行也。"说明浅刺部位为阳分，深刺部位为阴分。《灵枢·阴阳清浊》亦记载："故刺阴者，深而留之；刺阳者，浅而疾之。"杨上善亦言："人气清而滑利者，刺浅而疾之；其气浊而涩者，刺深而留之。"因此，窍病之疾，当取阳位之穴，由浅入深，推内之阳，深而刺之，深而留之，疏利阴分，纳阳以和阴。咽喉部为足三阴经所过之处，属阴分。崇骨乃经外奇穴，位于项背部，第6颈椎棘突下凹陷中，督脉循行路线之上，属阳分。督脉"总督诸阳"，为"阳脉之海"，主一身之阳气。针刺阳分的崇骨，治疗阴分之吞咽困难，即取法阴阳，从阳引阴，振奋阳气，祛痰逐

瘀，使气血得通，窍道得养，则吞咽功能得以恢复。再配以廉泉、旁廉泉，刺之以内应舌根，通利咽喉。

（三）"由浅入深，深而留之"为深刺纳阳针法操作要点

深刺纳阳针法操作：采用直径 0.30mm × （50 ～ 75 ）mm 毫针，针刺崇骨、廉泉。廉泉刺向舌根方向，深度以得气为度，施以提插捻转平补平泻针法，留针 30 分钟；崇骨针向咽喉方向，速入针，缓下针，得气后，再缓缓将针推至深部留针，深度 50 ～ 65mm，每天 1 次。在针刺崇骨时，首先要由浅入深，在浅部得气后再推至深部，将阳分之气引至阴分，即"由浅入深，推内之阳"，且在操作时一定要"令志在针"，"手若握虎，势若擒龙"。下针当主缓，意守针尖，"意"在将浅层阳气缓缓引入深部。同时，下针缓进以便控制进针深度和针向，并体会针下感觉，以免误伤脏器。其次是"深而留之，疏利阴分"，一般崇骨针刺深度要达到 50 ～ 65mm（据个体差异略有不同），才能起到良好的疗效。同时深刺崇骨也是安全的，深刺是相对患者高矮胖瘦、穴位本身肌肉丰厚程度及穴位深层结构而言，故针刺深度需视个体差异而定。

笔者在治疗本病时，常针药并用，辨证施治，中药以僵蚕、牛蒡子、射干通利咽喉为基础方。若风阳上扰证，则针刺加取三阴交，泻风池、太冲，中药配合天麻钩藤饮加减，以息风潜阳；若为脾虚湿盛证，则针刺加取中脘、阴陵泉、足三里、三阴交，泻丰隆以健脾利湿，中药配以参苓白术散加减，以健脾化湿；若为肝肾阴虚证，则针刺加补三阴交、太溪，刺照海，中药配合左

归丸加减，以滋补肝肾。

六 帕金森病

帕金森病又名震颤麻痹，属中医"颤证""振掉""头摇"范畴，是最常见的神经退行性疾病之一，多见于老年患者。该病主要病理特征为黑质多巴胺能神经元变性丢失和路易小体形成，症状表现为静止震颤、肌强直、运动迟缓、姿势步态异常、嗅觉减退等。目前帕金森病治疗的常用药物为左旋多巴，但长期应用会导致异动症的发生。中医治疗可有效减轻药物不良反应，延缓帕金森病病程。笔者通过对诸家医籍有关震颤论述的研究分析，结合多年临证经验，总结了该病的中医辨治规律。

（一）"髓海空虚，风痰浊瘀，瘀血蒙窍"为帕金森病的基本病机

帕金森病以震颤为常见症状，《素问·至真要大论》载："诸风掉眩，皆属于肝。"其"掉"字，即含震颤之义。明·王肯堂《证治准绳》："颤，摇也，振，动也。筋脉约束不住，而莫能任持，风之象也。"孙一奎《赤水玄珠·颤振门》又提出气虚、血虚均可引起颤证，"参术汤，气虚颤掉"，"秘方定心丸……血虚而振"。此外又指出："木火上盛，肾阴不充，下虚上实，实为痰

火，虚则肾亏。"清·张璐《张氏医通·颤振》在系统总结了前人经验的基础上，结合临床实践，对颤证的病因病机、辨证治疗及其预后有了较全面的阐述，认为本病多因风、火、痰、瘀、虚所致，并载列相应的治疗方药十余首，使本病的理法方药认识日趋丰富。据此，笔者认为帕金森病，病位在脑，涉及肝、肾、肺；病象属动；病机为本虚标实，虚即肾精不足，脑髓空虚，实为肝风内动，夹痰浊蒙窍，瘀阻脑络。肝为风木之脏，体阴而用阳，喜条达主疏泄，其性刚劲，内寄相火，易升易动，又肝主身之筋，筋赖肝之阴血濡养而常健。本病多发于老年人，肾精亏虚，水不涵木，肝阳失敛，燔亢于上，阳亢风动；或脾胃受损，痰湿内生，土不栽木，风木枯动，使患者表现为头部、肢体颤摇；或气血亏虚，气不主魄，血不濡筋，则肌肉僵直，静止震颤；肾为作强之官，伎巧出焉，肾精虚损，伎巧难出，则运动迟缓，肢体协调障碍。所以说"髓海空虚，风夹痰浊，瘀血蒙窍"为帕金森病的基本病机。

（二）"养血息风，豁痰定魄"为帕金森病的基本治则

由于髓海空虚、肝风内动在帕金森病发病过程中起重要作用，阴血亏虚是脑帕金森病的致病之本，风、痰、瘀、血是帕金森病的致病之标，血虚风动，浊邪害清贯穿其病程始终。所以，笔者认为"养血息风，豁痰定魄"是治疗帕金森病的基本大法。因本病以本虚标实、虚实错杂为病证特点。虚者多因阴血亏虚，脑髓空虚；实者多因痰瘀蒙窍。因此，临床辨证施治时，既要注意阴

血亏虚、髓海不足的一面，又要注意痰瘀蒙窍的一面。根据病情虚实之偏重，养精益髓补其虚，清浊开闭泻其实，或攻补兼施，随证施治，机圆法活。

（三）针药并用，以中药调其内，针刺施于外

帕金森病因阴血亏虚，筋脉失养，阴不制阳，肝风内动，夹痰浊蒙窍，瘀阻脑络，故治以养血息风、豁痰定魄，临床常针药并用，以镇肝息风汤合温胆定志汤及茯苓杏仁甘草汤调理其内，以养血柔肝针法合动静针法施治于外。

1. 中药调其内

镇肝息风汤君以苦酸之牛膝引血和诸药下行以治标，补益肝肾以治本，标本兼顾。臣以苦寒质重之代赭石重镇泄热、甘涩质重之生龙骨缓急固脱和咸涩微寒的牡蛎潜镇泻阳。三药相伍，以潜阳降逆，镇肝息风。白芍酸泻甘缓，养血柔肝，以克上亢之肝阳；龟甲色黑应水，可以滋阴益肾以涵肝木。佐以苦咸之玄参滋阴清热、甘苦之天冬滋肾清肺，二药合用，滋肾水，清肺金，金水相生，使肺中清肃之气下行，则金以克木，以制浮游之火。茵陈为青蒿之嫩者，得初春少阳生发之气，其气清芬与肝木同气相求，可泄肝热、疏肝郁；麦芽为谷之萌芽，生用可顺肝木之性而使之不抑郁；川楝子疏肝解郁，既善引肝气下达，又能折其反动之力，其势甚捷，能疗肝风之急。此三者合用可清泄肝热，调达肝气，以平降肝阳。使以甘草调和诸药。全方重用潜镇清降之药以治其标，配以滋阴、疏肝之品以治其本，治在虚和风。

温胆汤君以辛平而温之半夏，辛以辛开散结，平以降逆止呕，温以和胃化痰。臣以甘淡微寒之竹茹泄之，以辛苦甘之陈皮辛开苦降，以苦酸微寒之枳实苦降之；竹茹甘而微寒，可清热化痰，和中止呕；陈皮随辛而升，随苦而降，随甘而补，可理气宽中，健脾化痰；枳实可苦寒降气，消滞化痰，和中除痞。佐以甘淡性温之茯苓健脾渗湿，绝中焦痰湿；生姜化痰止呕，兼制半夏之毒；大枣补益中气。定志丸以党参甘平补益气血，健运中气；以辛苦而温、芳香而散之菖蒲开心窍，去痰浊，醒神健脑，凡水液浑浊为神明之翳者悉主之；以苦辛温燥、性善宣泄之远志，助心阳，益心气，使肾气上交于心，祛痰浊而安神。诸药合用，辛开苦降，升降相因，寒温并用，攻补兼施，辛温升散之中，又具苦寒清泄之性，甘温补中健脾之中，又具淡渗利湿化痰之能，治在痰浊和神。

茯苓杏仁甘草汤君以甘淡之茯苓淡渗利湿，通调水道，消有形之饮。臣以苦辛之杏仁辛散宣气，降浊以宣肺，宣肺以降浊，升降有序，消无形之气，以复肺之主气之能，治在魄。三方合用从内调理脏腑。

2. 针刺施于外

养血柔肝针法乃依据肝脏体阴用阳、其性刚劲、宜柔宜顺的生理特点所创的一种具有养肝柔肝、疏肝平肝作用的针刺方法。取穴：风池、支沟、血海、阳陵泉、足三里、阴陵泉、三阴交、太冲。针刺深度以得气为度，其中风池施以徐疾提插泻法；支沟、阳陵泉、太冲施以平补平泻之法；血海、足三里、阴陵泉、三阴交施以徐疾提插补法，留针 30 分钟。方中风池为手足少阳、阳维之所会，阳跷脉之所入，是治疗风证之要穴，无论外感风邪，还是内动肝风，皆可取之。临床多施以泻法，能平肝胆之逆气，清泻肝胆之郁火，平肝息风，用于一切因风阳上扰所致诸症。阳陵泉为足少阳经脉气所入之合土穴，功善疏肝解郁，舒筋活络。支沟为手少阳三焦经脉所行之经火穴，走而不守，能调理本经之经气，而三焦内连脏腑，外通皮毛，贯身之上下内外，为气机运行之通道，取支沟可调理肝胆经经气，疏利气机，佐阳陵泉解肝之郁，裨无形之气调达有序。血海为脾血归聚之海，三阴交为足厥阴、足太阴、足少阴三经之会，均有扶脾统血、养血活血之功，为治疗血分诸证之要穴，二穴补肝血，以养肝之体。阴陵泉为足太阴脾经经气所入之合水穴，功善健脾化湿，既可佐足三里以益气健脾利湿，又可合血海、三阴交以养血活血，使有形之血输运有度。足三里为足阳明胃经脉气所入之合土穴，土中之真土，经气之枢纽，有升清降浊之功、化积行滞之力，为调理胃肠、补益气血、强壮之要穴，是治疗足阳明胃经本经本腑和与胃有关的脏腑器官病变及气血病变之常用穴。太冲为肝经经脉所注之输，又是原气之所留，其性下降，善于疏峻开导，故刺本穴可疏肝理气，养血柔肝，调血通经，为治疗肝之脏病、经病的要穴，佐阳陵泉以疏肝解郁，配三阴交以养血柔肝，使肝郁之气得散，纵收之筋得缓。诸穴合用，使郁滞之肝气调达舒畅，亏虚之营血生运有常，羸弱之中州健运如常，气血兼顾，肝脾并治。

此外，帕金森病属"动病"范畴，根据张景岳《类经附翼》

"动极者镇之以静，阴亢者胜之以阳"的原则，亦可配合静针法以静制动。取穴：印堂、神庭、风府、大椎、身柱、筋缩、后溪、申脉、合谷及具有镇静作用的反应点。针刺深度以得气为度，其中要采用轻、浅、微的弱刺激手法，针感宜轻微，似有似无，留针时间宜长，留针中不施手法（静留针法）。具体来说，静针法操作时，针刺手法宜轻，进针出针，徐入徐出，针刺深度宜浅，针感宜微，似有似无，行针留针中不施手法。正如《内经》所载"静以久留""静以徐往"是也。本针法重在通督镇静安神，息风止痉，舒筋缓急。

临证亦需结合患者舌脉归纳证候，随证加减。若兼肢体困重，头晕头沉，小便短赤，大便秘结，咳吐痰涎，舌红苔黄腻，脉滑，为痰热内扰证，针刺加取丰隆、内庭以清热化痰；若面色㿠白，乏力气短，头晕眼花，舌淡苔白，脉沉细，为气血亏虚证，中药合用八珍汤加减以补益气血；若兼面色晦暗，发甲焦枯，周身疼痛，舌紫暗或有瘀斑，脉细涩，为气血瘀滞证，中药合用身痛逐瘀汤加减以活血化瘀，针刺加取膈俞、地机；若兼形体消瘦，头晕耳鸣，腰膝酸软，舌体瘦小，舌质淡，苔少，脉细数，为肝肾阴虚证，中药合用一贯煎加减以滋补肝肾，针刺加取太溪、肾俞；若兼畏寒肢冷，体倦乏力，溲少便溏，舌体胖大，舌质淡，苔白，脉细，为肾阳亏虚证，中药合用肾气丸加减以温补肾阳，针刺加关元、大赫。针刺还可依据患者主要症状，有针对性地辨症施治。若认知障碍明显，健忘呆滞，可配合调神益智针法以养精益髓，清浊开闭；若肌肉强直明显，可配合项腹针法以温阳柔筋；若兼吞咽障碍明显，可配合深刺纳阳针法以通咽利窍。若为其他疾病继发引起的帕金森病，同时伴有神呆懒动，可配合动针法以动制动。同时《类经·藏象论》言："魄之为用，能动能作。"而肺为魄之处，故颤震等不自主运动，亦可从肺论治，针刺加取尺泽、太渊，清宣肺气，以复肺宣降之职，行使其"如雾露之溉"、濡养四肢百骸之功。

帕金森病临床表现复杂，涉及全身多个系统，病机多虚实夹杂，临证还需辨病、辨证相结合，详审病机，随证施治。

七 高血压

高血压是困扰人们生活的常见病、多发病之一，因其可引起肝肾疾患等多种并发症，严重影响人们的生活质量，越来越受到人们的重视，在现代研究中，中医的治疗优势越来越明显。笔者在多年临床实践中，总结出高血压治疗应遵循如下规律。

（一）辨脉症，从肝论治

舌脉、症状是中医赖以探求病因、归纳证候、分析病机的原始信息依据，审证求因、因证论治是中医临床诊治疾病的特点。中医学无高血压的概念，而是根据患者临床表现的症状和舌脉，来认识和判断其病证性质，涉及脏腑，主症、兼症及演变归属的。

治疗高血压应辨病与辨证相结合。高血压虽见症繁杂，或头晕目眩，或颈项拘强，或头痛失眠，或腰膝酸软，但其舌诊多见舌红苔薄黄或干黄，脉之多弦，或兼细、兼数、兼滑，而舌红苔黄为阳热之象，弦脉为肝脏之脉，故观其症，察舌按脉，知其病变在肝。其病变之机，或因七情伤肝，肝郁化火，气火上升，引动肝阳上亢；或因肾阴亏虚，水不涵木，而肝阳上亢；或肝阴内耗，阴不敛阳，阳亢于上，总不离乎肝阳上亢。所以高血压病变主要在肝，与肝之阴阳失调密切相关，治疗应随证从肝论治。

（二）立四法，潜镇柔顺

高血压动在肝，病在肝，治从肝论。肝为风木之脏，其性刚劲，内寄相火，体阴用阳，易升易动，故其病阳亢升动宜潜镇，风木刚劲宜柔顺。

1.肝阳易亢，时时潜藏

肝脏体阴而用阳，其阴易虚，其阳易亢，故应时时注意滋阴潜阳。当其阳亢之时，亢阳上越，蒙蔽清窍，非得沉潜之力，不足以引阳归宅，潜阳之法，莫如介类。介类药，其性自下而上具有潜降之力。应用石决明、珍珠母咸寒入肝，体重沉潜，以镇其动，而平肝潜阳，为治肝阳上亢必用之药，正如"凡肝阳有余，必须介类以潜之"。

2.亢阳之降，必当重镇

肝阳上亢，气火升腾，有升无降。石类药，其性沉重，有自上而下沉降之力；化石类药，其性收摄而潜镇，有安神镇惊、收摄浮阳之功。用磁石、赭石、生龙骨性寒质重，寒能泄热，重可镇降，重镇浮阳。介类、石类同用，潜镇同施，熔自下而上之潜降与自上而下之沉降于一炉，浮阳焉能不降乎！

3. 肝为刚脏，非柔不克

肝阳鸥张，无不由于水不涵木，肝藏血而属木，肾藏精而主水，肝肾同源，精血互生，滋肾水所以柔养肝体，肝之阴阳能否达到相对平衡，取决于肾水之充足与否，故有"欲阳之降，必先滋其阴"之说。所谓"镇摄潜阳属急则治标之法，而亢阳之降，当滋阴养血培其本"。滋阴不用熟地黄、山茱萸等厚腻之品，以防碍脾，影响升降，可用玄参、女贞子、墨旱莲等性凉滋阴之品，补而不腻，滋而润燥，并佐一味杜仲，阳中求阴，补益肝肾；用当归、杭芍养血和血而柔肝平肝，以固肝体。同时亦应重视心胃调补，所谓"柔肝当养胃阴"，以麦冬、葛根甘润养阴生津，通过滋养胃阴以荣肝体。"动则阳旺，静则阴生"，故阳亢之时，当镇静安神以制亢阳，以首乌藤、炒酸枣仁养心安神，生心之血，助阴以柔肝，促进睡眠充足，以助血压恢复正常，诚可谓"养心安神亦可降压"。如此滋阴养血以固肝体，柔肝从肾水、胃阴、心血，子母土荣而虑，使肝木柔润，柔肝之体可制其亢，肝阳可无再动之虞。

4. 肝喜条达，非顺不降

阳亢火升，皆肝气上逆为患，不顺其气，则火无下降之理，阳无潜藏之道，故欲治亢阳，必当顺其气。选用苦辛兼有之药，如佛手、独活、蒺藜、野菊花、夏枯草等，辛开苦降，畅达气机，使肝气冲和，条达疏畅，而无冲逆之变。这些药经现代实验研究亦证实都有降压之功效。然顺气之法，亦非此一途，肝藏血，血液运行失畅，气亦因之而紊乱，故常佐以辛温之降香、延胡索等理气血之药，辛散血中之气，温通行瘀而调气。又"疏肝当通胃阳"，阴虚则胃肠失于濡润，大便干燥，腑气不通，亦可导致肝阳上亢，腑气一通，肝气肝阳得以随之下降。故凡兼便秘者，以少量生大黄通腑以折其上亢之势（不便秘者用熟大黄），腑通气顺，血压亦因之而降。所以，润大便，即降压也，此"魄门亦为五脏使"之活用也。此外，方中必以性善下行之川牛膝，引诸降药协同下行，直达病所，顺肝之用可养其性。如此四法互施，降必借润，条必借顺，合养肝、清肝、平肝、柔肝、疏肝为一体，焉有不效之理。

（三）守病机，机圆法活

高血压一病，病机复杂，见症繁多，临证需细心辨识，分清主次。"潜镇柔顺"是示人之大法，临证还需依据具体情况，谨守病机，相机权变，灵活加减。若病机未变时，应守此法一贯到底，勿随意改弦易辙，即所谓"勿为辨证而辨证"。若病痰湿较盛时，则少用柔润之法，而酌加藿香、佩兰、薏苡仁、苍术等芳香化湿、健脾祛湿之品；若络脉瘀阻较甚，合并胸痹者，加丹参、延胡索、五灵脂、降香，活血化瘀，重在"通瘀"；合并半身不遂者，重用鸡血藤、钩藤、桑枝、乌梢蛇、威灵仙等通经达络之品以通络。如此，证变药变，相机而用，或一法多方，或多法一炉，务求药证相宜，机圆法活。

（四）重剂量，因人而异

中医临证应重视药物剂量的应用。因为人体之间是有差异的，不同的患者有着各自的特征，影响着人对自然、社会环境的适应能力和对疾病的抵抗能力，以及发病过程中，对某些致病因素的易感性和疾病发展的倾向性，进而影响着某些疾病的证候类型和个体对治疗措施的反应性。因此，用药要因人而异，把握好用药的"度"，中病即止。尤其是高血压患者，病程久，年龄偏大，用药要处处考虑到其生理、病理特点，矿物或介类皮壳质重之品，用量可适当加重，而滋补、苦寒、耗血破气之品用量不宜过大。病情稳定者，汤剂可以 1 剂药煎煮 3 次，分 4 次、2 日服用，也可隔日 1 剂或隔日 1 服，总以药证相符，量法得当为是，做到"补不碍胃，攻不伤正，清不伤阳，辛勿伤阴"。

八　截　瘫

截瘫是临床常见病，中西医学皆认为针灸疗法是治疗本病不可缺少的手段，在截瘫的恢复上有着重要的促进作用。

截瘫所表现的肢体痿废不用，属于中医学"静病"范畴。中医学认为"静（阴）"是人体功能活动的基础，反之，"静极（阴穴）"就会反侮人体功能活动，使功能活动低下，而表现出一系列功能低下的证候（静病）。根据动静平衡的理论，就应采取"以动制静"的方法来治之。因此，笔者临床采取"动静针法"之"动针法"治疗本病，收效满意。"动针法"主要包括：①取具有兴奋作用的腧穴或反应点；②采用重、深、强的强刺激手法；③不留针或留针中不停地运针；④针感宜强，以产生感传为宜。在截瘫的治疗上，笔者常采用长针深刺，使针感强烈，并产生感传，留针期间不断地运针，促使经气运行，并配以电针，以加强刺激。在取穴规律上主要有以下 5 个方面。

（一）治痿首取督脉

督脉循行于腰脊正中，上达颠顶，为全身阳脉之主干，十二经脉中之手足三阳经皆与之相交会，故有"阳脉之海"之谓，具有调整和振奋人体阳气的作用，能统摄全身阳气；又因督脉行于脊里络肾，上行入脑，脑为"元神之府"，神主人身之功能，主动，人体的一切功能活动皆赖之所主，若督脉损伤，阳气不能上升下达，阴血瘀闭，气血运行不畅，筋脉失养，则痿废不用。故治痿当首先"扶持"督脉，使阳气旺盛，则神有所养，筋有所柔。正如《素问·生气通天论》所云："阳气者，精则养神，柔则养筋。"临床常用善于升举阳气之百会，醒神开窍之风府，宣统诸阳之大椎，强脊柔筋之身柱、筋缩、悬枢，壮阳益肾之命门、腰阳关，以及督脉之根基长强，施以捻转提插补法，配以电针，以为君方。

（二）辅以华佗夹脊穴

华佗夹脊穴位于脊柱两旁，功善调理脏腑，能疏导阳气，扶督脉之阳，助膀胱经气，使督脉之气能从两侧循环，得以通达，为辅助治疗之臣方。临床常从第 2 胸椎棘突下旁开 5 分开始取穴，隔一椎一穴，直至第 4 腰椎，一侧 8 穴，共计 16 穴。针法以针尖向脊柱方向斜刺，针身呈 80°，得气即止。

（三）佐以五脏俞加膈俞

人体的功能活动是以五脏为中心的，五脏功能虚衰，先后天失济，气血生化无源，则督脉无阳可统，无物可濡，而四肢百骸也无以濡养。五脏俞和膈俞为脏腑经气输注之处，脏腑气血之盛衰，皆可由此显示出来，故刺之可调理脏腑气血之功能，以疏通气血，濡养四肢百骸。

（四）佐以膀胱经和胆经之穴

足太阳膀胱经为背部纵行之大经，脏腑之背俞穴按顺序排列其上，脏腑之经气皆由其背俞穴内外转输，是主导人体气血的重要经脉之一，又主筋之所生病，故膀胱经穴善治筋病。足少阳胆经循于身之阳侧，主骨之所生病，其穴善治骨病。临床常以筋之会阳陵泉与髓之会悬钟相伍组成强筋壮骨之基本方，配以下肢活动之枢纽环跳，善治足痿之肩井，长于补肾强脊之八髎，承扶重力之承扶，疗肉痿筋急之委中、承山，疏膀胱经经气之昆仑，通补兼施，祛除一切筋骨之病。

（五）治痿不忘阳明

《素问·痿论》云："《论》言治痿者，独取阳明何也？岐伯曰：阳明者，五脏六腑之海，主润宗筋，宗筋主束骨而利机关也……阴阳总宗筋之会，会于气街，而阳明为之长，皆属于带脉，而络于督脉。故阳明虚，则宗筋纵，带脉不引，故足痿不用也。"指明"治痿者独取阳明"有两个方面的含义。其一，阳明经多气多血，为人体气血津液生化之源。肺宣发之气血津液，来源于脾胃，脾胃健，气血津液充足，则肺气布散周身，气布血行，四末得润；心主血脉，《灵枢·经脉别论》言："食气入胃，浊气归心，淫精于脉。"可见经脉中运行的气血，来源于脾胃；肝主筋，《灵枢·经脉别论》言："食气入胃，散精于肝，淫气于筋。"筋之屈伸运动需得后天水谷精微之濡养，则足能步，掌能握，指能摄；肾藏精，主骨髓，赖脾胃生化培补，骨髓方充，人之活动方能灵转。故五脏虽皆能使人痿，但脾胃谓之根本，所以治痿取之阳明，补益于后天，调五脏六腑之气血，正如《医宗必读》所云："一有此身，必资谷气，谷气入胃，洒陈于六腑而气至，和调于五脏而血生，而人资之以为生者也。"其二，阳明经脉总会于宗筋，宗筋具有约束和滑利关节的作用，阳明经盛，则气血旺盛，诸筋得以濡养，关节滑利，运动自如。其三，阳明会于前阴之脉，虽有足三阴、少阳、冲、任、督、跷之脉，但以冲脉、阳明脉占主要地位，而冲脉又通过气街与阳明相会，以接受阳明之气血，故冲脉之气血本于阳明。所以说，痿病皆由阳明不能濡润所致，故治痿不忘阳明。具体治法有针灸重取阳明经腧穴，以疏调阳明经气血；中药以补中益气汤补益阳明之气，人参养荣汤补阳明之血，沙参麦冬饮滋补阳明之阴，白虎汤泄阳明之实热，八妙散清阳明之湿热。当然，治痿不忘阳明，尚需辨证论治，"各补其荣，而通其俞，调其虚实，和其逆顺，筋脉骨肉，各以其时受月，则病已矣"，因人、因时制宜。

九 / 代谢综合征

代谢综合征是肥胖、高血糖、血脂异常及高血压等聚集发病，在代谢上相互关联的危险因素的组合。先前亦把高尿酸血症、尿微量白蛋白异常纳入代谢综合征的概念之中。该病又称为 X 综合征、致命四重奏。我国代谢综合征的患病率约为 19.58%，随着生活习惯的变化，有日益增加之势，严重影响了人们的身心健康，更容易诱发脑卒中、心肌梗死等心脑血管疾病，甚至导致猝死，增加了社会的经济负担。笔者通过临床观察，发现本病具有"浊""瘀"的证候特点。浊瘀内蕴是代谢综合征的病机关键，以脾失健运为本，以浊瘀内蕴为标。该病因脾生浊，因浊致瘀，浊瘀作祟而成代谢综合征，而浊瘀日久成毒又可引发诸多并发症。今将笔者临证所思，抛砖引玉，以期对代谢综合征的治疗有所裨益。

（一）脾失健运是代谢综合征的始动因素

脾主运化，人体水谷在体内之运化赖于脾。《素问·经脉别论》云："食气入胃，浊气归心，淫精于脉……饮入于胃，游溢精气，上输于脾，脾气散精，上归于肺，通调水道，下输膀胱，水精四布，五经并行。"若为脾弱之体质，在饮食不节、过逸少动、情志失调等刺激因素作用下，则导致脾失健运，水谷不化精而成浊，因浊致瘀，浊瘀蕴结，诱发代谢综合征。而现今随着人们工作和生活方式的改变，不合理膳食，活动量明显减少，工作压力增大，甚至长期处于应激环境中，以上均可不同程度地诱发代谢性疾病。

1. 饮食不节

《素问·痹论》云："饮食自倍，肠胃乃伤。"《素问·奇病论》言："此肥美之所发也，此人必数食甘美而多肥也，肥者令人内热，甘者令人中满。"长期暴饮暴食或久食肥甘厚味，碍胃伤脾，使脾失健运，浊邪自生。如有学者认为间歇性禁食、控制饮食、限制饮酒可有效地预防和治疗肥胖症、2型糖尿病、心血管疾病等。

2. 过逸少动

《素问·宣明五气》言："久坐伤肉。"《温热经纬·薛生白湿热病篇》亦言："过逸则脾滞，脾气因滞而少健运。"脾主肌肉，久坐导致脾胃气机失于畅达，郁于中焦，使脾失健运，痰湿不行，膏脂瘀积，充斥肌腠。如《王氏医存》所载："肥人之病，皆因脾湿致胃生痰。"有研究显示，超重、肥胖是2型糖尿病、高血压、高脂血症的危险因素。

3. 情志失调

《杂病源流犀烛·心病源流》言："总之，七情之由作心痛。"七情失调可致气血耗逆。焦虑忧思，所思不遂则伤脾。情志不畅，肝失疏泄，横克脾土，诚如景岳先贤所言："及其怒后而逆气已去，唯中气受伤矣……损在脾矣。(《景岳全书·论情志三郁证治》)"现代研究表明，心理问题或精神疾病会增加心血管代谢疾病风险，而正面的心理情绪可促进心血管的健康。由此可见，脾之健运与否是代谢综合征发生与否的根本。

（二）浊有正邪之分

浊既是濡养机体的精微物质，又是在正气不足的情况下，机体代谢所化生的病理产物。故浊有正邪之分，即生理之浊与病理之浊。

1. 生理之浊是人体营养物质基础的一部分

《素问·阴阳应象大论》云："清阳发腠理，浊阴走五脏；清阳实四肢，浊阴归六腑。"此之浊即生理之浊。饮食水谷是人体获得营养的物质基础，其进入机体后，经胃的腐熟、脾的运化，其中浊气归于心，精气归于肺。靠心气的推动、肺气的宣发，将气血津液输布于四肢百骸、五脏六腑。其津之余者，入膀胱成为小便。浊之余者，入大肠成为大便，排出体外。正如《素问·经脉别论》所言："食气入胃，浊气归心，淫精于脉。脉气流经，经气归于肺，肺朝百脉，输精于皮毛。毛脉合精，行气于府。府精神明，留于四脏……饮入于胃，游溢精气，上输于脾，脾气散精，上归于肺，通调水道，下输膀胱，水精四布，五经并行。"说明脾胃功能正常，则将水谷化生成的重浊稠厚的营养物质濡养四肢百骸。西医学中的血糖、血脂等均属水谷精微所化生的正常代谢产物，属于生理之浊。

2. 病理之浊是人体代谢所产生的病理产物

《素问·阴阳应象大论》云："清气在下，则生飧泄；浊气在上，则生䐜胀。"此之浊即病理之浊。五脏六腑均可生浊为害，而关键在"脾"。脾为浊邪之源，张景岳言："脾属土，土为万物之本，故运行水谷，化津液以灌溉于肝心肺肾之四脏者也。"故生理上脾土为五脏后天之本，而病理上脾病可影响其他脏腑。在许多因素的刺激下，若脾失健运，水液不化，则水聚成湿，湿聚成痰，痰湿困脾；若脾失健运，食谷不化，则谷停为滞，滞于中焦，精不化正，谷从浊化，终致脾不能"游溢精气"，失于"淫精脏腑"。诚如《医宗必读·痰饮》中所言："夫饮入于胃，游溢精气……何痰之有？唯脾土虚湿，清者难升，浊者难降，留中滞膈，瘀而成痰。"而《灵枢·五乱》亦云："清气在阴，浊气在阳……清浊相干，乱于胸中，是谓大逆。故气乱于心，则烦心密嘿，俯首静伏；乱于肺，则俯仰喘喝，接手以呼；乱于肠胃，则为霍乱；乱于臂胫，则为四厥；乱于头，则为厥逆，头重眩仆。"故浊邪为患，损伤甚广，可侵于脏腑经络四肢百骸而致病。代谢障碍所产生的高血糖、高血脂、高尿酸、高血压皆属此。说明病理之浊是由中焦运化失常所生的黏滞秽浊的有害物质，为百病之源，诚所谓

"百病皆由痰作祟"是也。

3.浊邪引发血脉之变

《素问·调经论》言："人之所有者，血与气耳。"血是人体生命的物质基础，贵在清轻流动。若浊邪日久，难化难消，渗于血脉，可阻碍人体正常血液的代谢，主要表现为三方面的变化。①"质量"变化：因脾失健运，膏脂运化不及，生成过多，留于血中，久而不化，精从浊化，血清化浊，由浊致瘀。《医学正传》云："津液稠黏，为痰为饮，积久渗入脉中，血为之浊。"②"道路"变化：因膏脂堆砌，精微不归正化，痰浊、血瘀沉滞，积于经络、血脉之中，致脉络斑块、狭窄。《丹溪治法心要》云："痰挟瘀血，遂成窠囊。"而现代研究者付明朝亦认为窠囊内结是动脉粥样硬化斑块形成的重要原因。③"动力"变化：因脾失健运，气血生化之乏源，血运无力，加之血液"质量"及脉络"道路"的变化，更碍血气之运行。三者之变，互为因果，相互交织，加杂为患。故瘀由浊而起，不仅表现在血本身的变化，即血液的浊化，亦表现在血脉狭窄与血运的无力，三者共同引起血瘀。血瘀不运，新血不生，瘀滞为害，百病由生。

（三）浊瘀内蕴是代谢综合征的病机关键

由于脾失健运是代谢综合征的始动因素。脾胃升降运化失常日久，水谷代谢失调，精微不化，精从浊化，因浊致瘀，浊瘀蕴结血脉，日久引发"血质""血脉""血运"变化，导致代谢障碍的发生；或浊瘀充斥于肌腠，留于腹部，就会形成肥胖，甚至腹型肥胖，诚如张景岳《景岳全书》云："肥人多湿多滞，故气道多有不利。"或浊瘀困脾，脾失健运，膏脂浮于脉道不化，可形成高脂血症；或浊瘀困脾，脾胃升降运化失常，可形成 2 型糖尿病、高尿酸血症。仝小林院士认为膏浊病治疗重心在胃肠，其中浊包括糖浊、脂浊、尿酸浊，浊邪聚于血脉，形成血糖异常、血脂异常、血流变异常、高尿酸血症等；或浊瘀阻于脉道，上扰清窍，易成高血压，《医方考》云："浊邪风涌而上，则清阳失位而倒置矣，故令人暴仆。"

（四）浊瘀毒结致代谢综合征变证蜂起

浊瘀之邪，久积不化，浊瘀化毒，壅塞脉道，而生变证。诚如王永炎院士认为：邪气亢盛，败坏形体，即转化为毒。毒系脏腑功能和气血运行失常，使体内的生理或病理产物不能及时排出，蕴积体内过多而生成。浊瘀久积，代谢毒素不能正常排泄而积蓄化毒，浊瘀成毒，随血播散，沉积关节，易成痛风；侵于甲状腺易成甲状腺结节；结于乳腺，易成乳腺增生；滞于肺脏，易成肺结节；固于前列腺，易成前列腺增生；毒邪蕴于组织日久，固化难消，而变生癌症等。

（五）运脾泄浊逐瘀是治疗代谢综合征的基本大法

基于浊瘀内蕴是代谢综合征的病机关键的认识，笔者认为运脾泄浊逐瘀是治疗本病的大法。泄浊意为化痰，逐瘀意在祛积。因痰湿、血瘀为浊邪之本，故化痰、逐瘀即为澄源之法，以杜绝浊邪生成之基。同时，治病必求其因。本病系脾失健运始发，而脾为阴土，功主运化，宜健宜运，故健运脾胃是疗病之本。而健脾意在补，运脾意在化，健脾以益脾气，运脾以化湿邪。脾气旺，湿邪去，则运化如常，故运脾实则包括祛湿健脾；然一味正本澄源，恐难速祛沉疴之浊，当因势利导，给邪以出路，湿由小便而去，瘀由大便而出。并宗"杂合以治，针药并举"，以针刺治其外，中药调其内。以下为根据笔者临床研究总结的运脾泄浊针法和运脾泄浊方。

1. 运脾泄浊针法

取穴：中脘、足三里、阴陵泉、三阴交、公孙、血海、地机、丰隆、中极、曲池、支沟、天枢。上述腧穴除中脘、中极外，均双侧取穴。

操作：足三里、阴陵泉、三阴交施以徐疾提插补法；丰隆、地机、天枢、中极施以徐疾提插泻法；余穴施以平补平泻之法。

方义：中脘为胃经之募穴，六腑之所会，能健脾胃，助运化，调升降，升清降浊；足三里为胃经之合穴，胃气之大会，补之则能补脾益胃，升阳举陷；阴陵泉为脾经之合穴，化湿滞，运中焦，祛湿而健脾；三阴交为足太阴、足厥阴、足少阴三经交会之穴，健脾益气，调补肝肾，健脾而祛湿；公孙为脾经之络穴，功善运脾，能健脾和胃，助水谷运化。中脘、足三里、阴陵泉、三阴交、公孙相配，健脾和胃，化湿消滞，使清升浊降，中焦运化如常。血海为血液归聚之海，有活血理血之功；地机为脾经气血深聚之郄穴，有活血养血之能；二穴相伍，化血中之瘀滞，祛瘀生新。丰隆为胃经之络穴，能降胃气之上逆而和胃，化湿祛痰，又能润肠通下，通利腑气；中极为膀胱经气汇聚之募穴，能泄能散，功善疏理膀胱之气，助气化以利小便，开通水道，与阴陵泉、三阴交相配以清利湿热，通调水道，引湿浊由小便而去。曲池为大肠经之合穴，由表达里，走而不守，通达上下，功专善行，能协调胃肠，和胃降逆；支沟为三焦经经穴，走而不守，能调理气机，调气而通腑；天枢性善疏通，能疏导大肠一切浊滞，斡旋上下，疏通肠胃，消导积滞。支沟、天枢能荡涤肠胃间一切秽浊，更配以功专善行之曲池，和胃降逆，导瘀滞由魄门而出。诸穴相伍，中焦如沤，浊瘀得泄，升降有序，运化如常。

2. 运脾泄浊方

药物组成：党参、苍术、茯苓、生薏苡仁、桃仁、土鳖虫、山慈菇、土茯苓、川芎、威灵仙、车前子、萆薢、百合。

方义：方中党参甘平，色黄入脾，补脾益胃，建运中焦之气；苍术辛苦燥烈，化湿浊之郁，燥湿健脾；二药相配，健脾运脾。茯苓甘淡，为胃家正药，擅化气之长，湿遇之则却，阳得之则伸，既能补脾，又能渗湿；生薏苡仁甘淡微寒，为益中气之要药，能使湿不化热，热不化湿，自能除湿清热；二药相伍，祛湿和中。上述四药遵"脾苦湿，急食苦以燥之""脾欲缓，急食甘以缓之，用苦泻之，甘补之"（《素问·脏气法时论》）之训而设，以党参、茯苓、生薏苡仁甘以"补之缓之"，以苍术苦以"泄之燥之"，诸药既可健脾正本，又可祛湿清源。桃仁散而不收，泻而无补，破诸经血瘀；土鳖虫咸寒，善攻隙穴，破而不峻，善破血瘀、消肿块；山慈菇甘辛，善攻坚，解毒散结；重用土茯苓以入络搜剔湿热蕴毒。四药相合，破血瘀，泄浊邪，开魄门给瘀以出路。川芎上行颠顶，下达血海，外彻皮毛，旁通四肢，血中之气药，行气活血；重用辛温之威灵仙，走而不守，宣通十二经络。车前子、萆薢，二者其性趋下，通水窍，降泄浊邪，利小便给浊以出路。百合甘寒滑润，清润安神。诸药合用，澄营血之"质量"，阔脉络之"道路"，复气血之"动力"。

3. 随症施治

变生痛风者，加秦皮、延胡索；变生甲状腺结节者，加海藻、昆布、王不留行、煅瓦楞子；变生肺结节者，加冬瓜子、马鞭草；变生乳腺增生者，加蒲公英、丝瓜络；变生前列腺增生者，加丹参、莪术、三棱；变生癌症者，酌加龙葵、半边莲、莪术、蜂房等。

总之，代谢综合征以脾失健运贯穿疾病始终，在饮食、情志、劳逸失常等诱因作用下发生。脾失健运，浊邪内生，脾为其源也。脾失健运，水谷不化，浊留清流，日久难化，又可引起血液的"质量"变化、经脉的"道路"变化、血运的"动力"变化。三者之变，夹杂交织，由浊致瘀，浊瘀内蕴。故笔者提出浊瘀内蕴是代谢综合征的病机关键。浊瘀之邪，久积不化则为"毒"，浊瘀毒结，蕴积体内，变证蜂起。由此，笔者提出运脾泄浊逐瘀是治疗代谢综合征的基本大法。临床总结的运脾泄浊针法和运脾泄浊方，针药并用，随症加减，内外并调，浊瘀焉能不去！

十 糖尿病及其慢性并发症

糖尿病是一种常见的代谢性内分泌疾病，随着人类生活水平的提高，生活方式的改变和人口的老龄化，其发病率呈急剧上升趋势。世界卫生组织（WHO）资料统计报道，糖尿病是仅次于心脑血管病、恶性肿瘤而位居第三的致死性疾病。目前，西医学对糖尿病的病因和发病机制尚未完全阐明，因此，对其防治还缺乏根本的措施。临床常通过糖尿病教育、饮食、运动和药物进行治疗，以达到减轻体重、控制血糖、预防并发症、提高生活质量、延长生存时间的目的。降糖药和胰岛素疗法能够快速而有效地控制血糖，临床已基本控制了糖尿病急性并发症的死亡率，但对其慢性并发症的疗效却乏善可陈，尤其是慢性并发症可损害全身各系统，给糖尿病患者带来了巨大痛苦，给其家庭和社会带来了沉重负担，对其慢性并发症的防治也日益受到人们的重视。据报道，糖尿病并发症是糖尿病致残、致死的主要原因，如与非糖尿病患者相比，糖尿病患者的心血管疾病发生率要高 4 倍，脑卒中危险因素高 3～4 倍，糖尿病肾病是终末期肾病的常见原因。因此，积极探求有效防治糖尿病及其并发症的途径和方法，已成为医学界所面临的一个急需解决的重大课题，是 21 世纪全球卫生保健的重要战略任务之一，具有非常重大的意义。

　　2型糖尿病属中医学"消渴"范畴。历代医家对消渴论述颇多,《内经》以降,一直以阴虚燥热病机论占据着主导地位。自《素问·阴阳别论》提出"二阳结谓之消",阐发了胃热津伤、阳明燥热致消的病机观点后,虽然历代对消渴病的论治有了一定发展,但总离不开阴虚致燥论。其认为本病的病机以阴虚为本,燥热为标,从上、中、下三消论治,以养阴生津、清热润燥为原则,多从润肺、清胃、滋肾入手。国家中医药管理局颁布的《中医病证诊断疗效标准》对消渴病的概念、诊断依据、辨证分类亦强调了阴虚燥热。新世纪全国高等中医药院校七年制规划教材《中医内科学》亦倡导本病阴虚为本,燥热为标,互为因果,因病程长短及病情程度的不同,而各有侧重的基本病机观。但随着对糖尿病的深入认识,特别是目前临床许多2型糖尿病患者大多无典型的"三多一少"症状,甚至无任何临床表现,对阴虚致消的传统论提出了挑战。因此,近年来不断有学者对此提出异议,并提出不同主张,或认为糖尿病的病机主要是气阴两虚,而主张益气养阴为主;或认为是湿热病邪作祟,强调治疗应清热化湿;或认为是瘀血阻滞,因而强调治疗以活血化瘀为主;或认为其病机关键是肾虚,而从肾论治;或认为是肝郁,从肝论治;或认为脾气虚弱是其病机关键,从脾论治等。诸多观点,都从不同角度、不同层面揭示了糖尿病病机的本质,有一定的临床指导意义,但仍以阴虚燥热病机、瘀血病机、肾虚病机的观点最为盛行。笔者通过多年的临床观察和对2型糖尿病证候学调查研究发现,2型糖尿病患者多具有高龄发病、肥胖体虚、"三多"不明显、舌暗苔腻的特点。因此，笔者认为脾虚湿盛是 2 型糖尿病的易患因素，脾胃升降失常是 2 型糖尿病发病的主要病机，且贯穿 2 型糖尿病的始终，创立了"调理脾胃针法"和"调中降糖方"，从脾胃论治消渴及其并发症。

（一）脾虚湿盛是 2 型糖尿病的易患因素，脾胃升降运化失常是其病机关键

我们通过文献分析和多年的临床实践观察及流行病学研究发现，认为脾虚湿盛是 2 型糖尿病的易患因素，在诱发因素作用下，导致脾胃升降运化功能失常，脾不散精上输于肺，肺无以输布，出现口渴多饮、消瘦乏力、四肢倦怠；脾不能为胃行其津，燥热内盛，出现消谷善饥；脾不能转输水谷精微下流膀胱，出现尿多而甘，形成 2 型糖尿病。

2 型糖尿病患者，若脾胃升降运化功能失常，久治不愈，则肾损害随之出现。脾气亏虚，则不能升清降浊，清浊不分，浊留清流；脾虚则后天不能长养先天，使肾气亏虚，精气渐衰，气不化津，则清从浊化，"因虚至瘀"。脾虚及肾，而致机体气化不利，代谢失调，痰浊湿毒等代谢产物不能及时排出体外，因痰致瘀而发生一系列病理变化，导致糖尿病肾病的发生和发展。所以说，脾虚升降运化失常为糖尿病肾病产生之根本，浊毒、痰湿、血瘀为糖尿病肾病之标。西医学所阐述的糖尿病肾病主要特征：高脂血症、蛋白尿、血肌酐、尿素氮升高等，当属中医"痰湿""浊毒""血瘀"范畴。脂、膏由水谷所化生，并随津液敷布周身，其

正常生理有赖于肾之气化、脾之运化、肝之疏泄、肺之宣发的作用。笔者认为，脂、膏、血虽涉及多个脏腑，但病变主脏在脾。脾主运化，对津液的运化、存储、分布及津液、精、血之间的转化起主导作用，脾虚则水谷不化精微，生湿生痰，变生脂浊，壅塞脉道，血滞成瘀，故脂浊发生之根本在于脾虚升降运化失常。尿蛋白亦属"脂""膏"之列，大量蛋白尿的形成是糖尿病肾病早期的最主要特征，而其源于脾虚。清气不升，反而下陷，下流膀胱，使大量精微物质不断流失，肾失所养，日久脾虚及肾，肾不能蒸腾气化，"肾为胃之关"失职，津液膏脂流失于体外，而浊毒之邪蕴结于体内，发为糖尿病肾病。

脾胃功能长期失调，脾虚不能运化水谷，则气血津液不能正常生化、输布。一则血虚不能濡养心脉；二则气虚津停血阻，"因虚至瘀"。津液聚而成湿，湿聚而成痰，痰湿痹阻经络，使血行失畅，脉道壅滞，则胸阳痹阻，气机不畅，心脉挛急或痹阻，导致糖尿病冠心病的发生和发展。

脾胃升降运化功能失常日久，湿聚成痰，因痰致瘀，痰瘀互结，痰湿瘀血阻滞于脑脉，发为脑梗死；阻滞于眼脉，发为糖尿病视网膜病变；阻滞于足部经脉，发为糖尿病坏疽；瘀阻络脉，发为糖尿病神经病变；瘀阻宗筋，发为糖尿病性功能障碍等。多种并发症亦是脾胃升降失常的系列反应。所以说，脾胃升降功能失常是2型糖尿病产生之根本，日久则湿聚成痰，因痰致瘀，痰瘀互结，壅塞脉络，成为2型糖尿病血管并发症的致病因素。

中医学认为脾胃是人体对饮食水谷进行消化、吸收和输布其精微的主要脏器。《素问·灵兰秘典论》云："脾胃者，仓廪之官，五味出焉。"《素问·经脉别论》亦云："饮入于胃，游溢精气，上输于脾，脾气散精，上归于肺，通调水道，下输膀胱，水津四布，五经并行，合于四时五脏阴阳，揆度以为常也。"这些论点的提出，概括了水谷入于胃后化生精微及其输布的全过程，以及脾和胃在这一过程中的主要作用。因人的一切生理活动赖水谷精微的滋养，而胃又是人吸取水谷精微的第一道关口，人能否从水谷精微中吸取足够的营养，全赖脾胃生理功能的正常与否。脾胃位居中焦，是升降出入的枢纽。胃气主降，饮食及糟粕得以下行；脾气主升，精气才能输布。若胃纳与升降失常，则呕吐、纳呆；脾运与升清障碍，则腹胀、泄泻；脾胃升降失常，纳化失司，则水聚为湿，谷滞为积，精微不归正化，其气上溢，发为糖尿病。正如《素问·阴阳应象大论》所说："清气在下，则生飧泄；浊气在上，则生腹胀。"《素问·奇病论》云："夫五味入口，藏于胃，脾为之行其精气，津液在脾，故令人口甘也，此肥美之所发也。此人必数食甘美而多肥也。肥者令人内热，甘者令人中满，故其气上溢，转为消渴。"在水谷消化、吸收和输布的过程中，"脾气散精"起主导地位，是"水津四布，五经并行"的关键环节，若脾气不能升清，水津亦不能四布，人体营养及代谢过程就会出现紊乱。诚如《灵枢·本脏》所云："脾脆则善病消瘅易伤。"说明脾气不能升清在 2 型糖尿病发病过程中起着极其重要的作用。

西医学认为人体在正常情况下，当血糖升高时，就会刺激胰岛细胞分泌胰岛素，胰岛素与细胞膜上的胰岛素受体结合，将降糖信号传递给细胞，葡萄糖耐受因子（GTF）在细胞膜内侧接受降糖信号，启动一系列磷酸化反应，打开糖利用通道大门，血液中的葡萄糖通过糖利用通道进入细胞内，被转化为细胞能量，或转化为糖原储存，从而达到降低血糖、补充细胞能量的双重目的。在这一过程中，胰岛素是降糖信号的"传递员"，胰岛素受体是胰岛素的"接受站"，而 GTF 就是打开细胞糖通道大门的"人"。胰岛素、胰岛素受体和 GTF 三者分工协作，糖利用通道大门才能被启开，葡萄糖才能通过葡萄糖通道进入细胞，三者缺一不可。无论这一环节的哪一部分出现问题，其最终结果都是葡萄糖没有被细胞充分利用，引起糖代谢失常，导致 2 型糖尿病发生。结合中医学对饮食水谷的代谢理论来看，血中的葡萄糖就是人体所需要的精微物质，胰岛素、胰岛素受体和 GTF 所形成的葡萄糖进入细胞的环节就是脾气升清、输布精微物质的过程。如果这一环节不能实现，终将导致 2 型糖尿病的发生，所以说脾胃升降运化失常是 2 型糖尿病发病的病机关键。

据临床所见，2 型糖尿病患者大多无明显"三多一少"症状，而往往在体检或出现并发症时才发现患有糖尿病。这些患者多具有高龄发病、肥胖体虚、喜食肥甘、"三多"不明显、倦怠乏力、舌暗苔腻的特点。此类患者属于中医学的"形盛气衰之体"。而脾胃为气血生化之源，后天之本，主肌肉四肢。饮食入胃，经过胃与脾的共同消化作用，其中的水谷精微，还须通过脾的运输布散而输送全身，以营养五脏六腑，充养四肢肌肉。若脾胃一病，生化乏源，运化失司，水聚成湿，则气衰于内，而形盛于外，"形盛气衰之体"

由生。所以说，脾虚湿盛是 2 型糖尿病患者发病的基础。

据报道，随着人们生活水平和工作条件的改善，2 型糖尿病患病率逐年升高。而多食肥甘、体力活动减少、脑力劳动增加、社会竞争激烈、心理压力过重等都是其诱发因素。长期过食肥甘油腻或醇酒厚味，易酿成湿热，耗伤脾气，脾失运化升清，发为消渴。《素问·奇病论》在解释糖尿病的发病原因时说："此肥美之所发也，此人必数食甘美而多肥也。肥者令人内热，甘者令人中满，故其气上溢，转为消渴。"《素问·通评虚实论》也指出："消瘅……肥贵人，则膏粱之疾也。"《景岳全书》更明确指出："消渴病，其为病之肇端，皆膏粱肥甘之变……皆富贵人病之而贫贱者少有也。"这与西医学认为脂代谢异常，引起胰岛素抵抗，导致 2 型糖尿病发生，是不谋而合的。长期情志不畅，气机郁结，影响脾胃的升降运化，脾运失职，水谷精微不布，则发为糖尿病。西医学同样认为，精神因素是导致糖尿病患者血糖波动和病情恶化的重要因素。总之，或由于饮食不节损伤脾胃，脾胃升降失常，运化失职；或体力活动减少，久卧伤气，久坐伤肉，过于安逸，脾气呆滞，升运不健；或脑力劳动增加，思虑伤脾，脾失健运；或竞争加剧，心理压力，使肝失条达，木郁土壅。其始虽异，其终则一，最终导致脾胃升降失常，纳化失司，水聚为湿，谷滞为积，精微不归正化，脾虚湿盛，体虚肥胖，血液中膏脂蓄积，脂代谢异常，胰岛素抵抗增强，糖代谢失常，引发 2 型糖尿病。据此可知，脾胃升降运化失常是 2 型糖尿病发生发展的主要病机，且贯穿 2 型糖尿病的始终，而脾失运化，不能升清起主导作用。

由此可见，脾胃是 2 型糖尿病发生、发展的中心脏腑。所以笔者提出了脾虚湿盛是 2 型糖尿病的易患因素，脾胃同病是 2 型糖尿病的病理基础，脾胃升降运化失常是 2 型糖尿病发病的主要病机，脾胃功能失常贯穿 2 型糖尿病的始终。

（二）调理脾胃升降运化是治疗 2 型糖尿病的基本大法

由于脾胃在糖尿病发病过程中起重要作用，脾胃升降运化失常是 2 型糖尿病及其并发症的基本病机，并贯穿 2 型糖尿病之始终。所以，笔者认为调理脾胃，恢复其升降运化功能，是治疗 2 型糖尿病的基本大法，以健脾化湿、和胃降浊、调理升降枢机为主，随证施治，机圆法活。在治疗过程中要时时注意顾护脾阳，顺从脾喜燥而恶湿、胃喜润而恶燥、脾升胃降的特性，顺其性为补，逆其性为泻，抓住脾胃升降失常这一环节，有的放矢，"以平为期"。笔者总结出治疗 2 型糖尿病的基本方法——"调理脾胃针法""调中降糖方"，在此基础上，根据不同病证进行加减。

1. 调理脾胃针法

取穴：中脘、曲池、合谷、足三里、阴陵泉、三阴交、丰隆、血海、地机、太冲。除中脘外，余穴皆为双侧取穴。

操作：针刺深度以得气为度，中脘、血海、太冲施以平补平泻之法；足三里、阴陵泉、三阴交施以徐疾提插补法；曲池、合谷、丰隆、地机施以徐疾提插泻法，留针 30 分钟。

配穴：合并糖尿病肾病者，配刺肾俞、白环俞、膏肓、中极；合并糖尿病视网膜病变者，配刺风池、四白、瞳子髎、睛明；合并冠心病者，配刺大陵、内关、至阳；合并周围神经病变者，配刺外关、委中、阳陵泉、悬钟、丘墟；合并便秘者，配刺支沟、天枢；腹泻者，配刺天枢、上巨虚；合并脑梗死者，配刺风池、臂臑、外关、环跳、伏兔、阳陵泉、悬钟。

方义：中脘为胃经之募穴、六腑之所会、胃经之精气所汇聚之处，有健脾胃、助运化、调升降之功。足三里为胃经之合穴、胃气之大会，补之则能益脾胃，补脏腑之虚损，升阳举陷；泻之则能升清阳，降浊阴，引胃气下行，助胃气水谷之运化。阴陵泉为脾经之合穴，能健脾升阳，运中焦，化湿滞，而开通水道。三阴交为足太阴、足厥阴、足少阴三经交会之穴，蕴藏着肝、脾、肾三脏之阴，有健脾益气、调补肝肾、调和气血之功，与中脘、足三里相伍，以振发中焦阳气，健脾滋阴，益气养血，调理气机，使清气升、浊气降；与阴陵泉相配，以健脾利湿，开通水道。曲池为大肠经之合穴，大肠经气血所入之处，有由表达里、走而不守、通达上下、功专善行之特性，能协调胃肠，和胃降逆。合谷为大肠经所过之原穴，性能轻清走表，升而能散，泻而能降，与曲池相伍，通降胃肠，扫荡一切邪秽。太冲为肝经所注之输穴、原穴，其性下降，善于疏峻开导，平肝而调肝，取之意在调肝木以防横克脾土。丰隆为胃经之络穴，能降胃气之上逆而和胃，化湿祛痰，又能润肠通下，通利腑气。血海为脾血归聚之海，能引血归脾，有活血理血之功。地机为脾经之郄穴，为气血汇聚之处，乃活血养血之要穴。二穴相配可化血中之瘀滞，祛瘀生新，以复生化之源。诸穴合用，使升降有序，健运有常，气血得化，精微得布，脏腑百骸得以濡养，是治疗2型糖尿病的基础方。

肾俞为肾脏精气输注之处，可养先天、益肾气，补益肾之阴阳。白环俞、膏肓为升清阳、降浊阴之经验穴，是治疗虚劳之效穴。中极为足太阳膀胱经之募穴，能助膀胱之气化，通利小便，洁净府，引浊邪外出。四穴相伍，补益肾气治其本，分利湿毒治其标，补泻兼施，标本兼顾，为治疗糖尿病肾病的基础方。"五脏六腑之精气皆上注于目而为之精，精之窠为眼……裹撷筋、骨、血、气之精而与脉并为系，上属于脑，后出于项中。"眼通五脏，气贯五轮。故眼病常以项中之风池为主穴，配以局部明目要穴四白、瞳子髎、睛明。至阳为督脉之要穴，位居阳位（背部），督脉具有总督一身之阳气的作用，针至阳"可从阳引阴"，温通胸中之阳气，振奋心阳，进而达到温化胸中痰瘀，改善"阳微阴弦"之目的；大陵、内关为心包经之输、络穴，心包为心之使者，可替君行令，又可代心受邪，两穴相配既可宽胸理气，又可宁心安神。臂臑、外关、环跳、伏兔、委中、阳陵泉、悬钟、丘墟疏通气血，化血中之瘀滞而通络，使气机条达，血液运行通畅，瘀邪得祛，筋脉得养。风池为风证之要穴，泻之可平肝息风。支沟属手少阳三焦经，为三焦经气所行之经穴，功善调理诸气。天枢为手阳明大肠经募穴，具有双向调节作用，刺之可荡涤肠胃之秽浊，与支沟相配调气通腑，降浊通便；与手阳明大肠经下合穴上巨虚相配可调理胃肠而止泻。

2. 调中降糖方

组成：生黄芪、党参（玄参）、葛根、生地黄、苍术、黄连、知母。

加减：临床应用随症配伍，如合并肾病，症见早期蛋白尿者，加重用土茯苓100g，以及山药、益母草、白茅根、白花蛇舌草；见血尿者，加生荷叶、生侧柏叶、仙鹤草、艾叶炭、地榆炭；若尿少水肿者，加车前子、茯苓带皮、大腹皮、萆薢、泽泻；若合并高血压者，加川牛膝、桑寄生、夏枯草、黄芩、钩藤；若贫血严重者，可合用参芪四物汤加制首乌、女贞子、桑椹子、枸杞子、白术。合并视网膜病变者，可加木贼草、野菊花、青葙子、谷精草；合并冠心病者，可加降香、延胡索、丹参、五灵脂，亦可合用血府逐瘀汤；合并周围神经病变者，佐以六藤蛇仙汤；合并腹泻者，基本方去生地黄、党参（玄参），加白术、肉豆蔻、山药、芡实；重症者可合用四神丸。

方义：消渴病从脾胃论治，不外乎以下几个方面：一曰益脾气，养胃阴，脾气旺而阴自升，胃阴足则能灌溉四脏；二曰化脾湿，泄胃热，脾湿祛而运化自健，胃热清则腐熟有度；三曰调理脾胃升降，升降有序，健运有常，则气血得化，精微得布，脏腑百骸得以濡养。方中党参、黄芪为补脾之要药，能升而降，能降而升，调理升降，厥有专长。重用之，既能助脾气上升，又能散精达肺之用；配以滋阴玄参、生地黄，则更具阳升阴应、云行雨施之妙，实际通过恢复脾转输水谷津液的正常功能，纠正饮食水谷精微在输布利用及代谢中的不平衡状态，使燥渴病态得以消除，可谓求本之治。葛根为升阳明之药，味甘平，内色洁白，则能由胃入肺；外色紫黑，则又由肺达太阳。味甘兼辛，则擅发散之长，层递而升，复横溢而散。升则升胃津以滋肺，挹彼以注兹止渴；

散则散表邪以解肌。黄连苦燥而寒，泄心胃之热，为除湿热之要药，而其花黄实黄根黄，脾与肠胃亦皆其所司。特气味俱浓，唯治血热不治气热，故其功用首在心脾，次及肠胃，肠胃所治，亦属血中之热，所以能收苦燥之益而无苦燥之弊也。知母性濡润而味苦寒，寒润下降，使热去而阴生，究无补性，能益阴之不足。知母之润，虽不似黄连之燥，然能劫肺胃之热，润胃之燥耳。苍术性苦温，走而不守，具燥湿运脾之功，则脾运得健，升水津而达于肺，行胃津而养周身，水谷精微被机体正常利用而不复丢失，则脾精可敛，伍用玄参，则苍术温燥之弊端尽去，而运脾之良能独存。诸药合用，调理脾胃，升清降浊，使脾运得健，水谷精微转输与利用恢复正常。

十一 癌 病

癌症是全球第二大死亡原因，严重危害人类的身心健康，随着社会老龄化的加剧，癌症所致负担将逐渐增加。据世界卫生组织国际癌症研究机构发布的 2020 年全球最新癌症负担数据，中国已经成为名副其实的"癌症大国"，是中国人群致死的主要原因之一，也是中国的主要经济负担。中医药在防治癌症方面有着一定优势，能够改善临床症状，提高生活质量，延长生存期。现代研究表明肿瘤的起因，不是由偶然突变引起损坏的遗传物质，而是代谢程序发生错误，与细胞代谢、生长有关，基因突变促进癌症发生。笔者通过数十年临床研究，认为浊瘀毒结是癌症的病机关键，其起于虚，因虚而生，运化无力，代谢失常，进而酿生痰湿、瘀血，诸邪交织，日久由量变到质变，化生浊瘀毒邪，侵蚀脏腑而成癌。因此，癌症的发生、传变，不外乎虚、浊、瘀、毒；治疗不外乎扶正祛邪，逐瘀化浊，排毒消积。现将笔者辨治经验浅述如下。

（一）倡"虚—浊—瘀—毒"递进论

1. 阳虚是癌症发生的根本

《素问·刺法论》言："正气存内，邪不可干。"正虚邪盛是疾病发生的根本。而阳气作为正气的重要组成部分，是人体生命活动之基，是人之生、长、壮、老、已的原动力，是生化之本。《象传》言："大哉乾元，万物资始，乃统天。"阳气旺盛，阴聚有时，方可"阳化气，阴成形"。若感受邪毒、情志怫郁、饮食损伤、素有旧疾等久治不愈，耗伤阳气，导致阳气虚衰，失于温煦，气化不足，精微不布，气血运行失常，脏腑功能失调，血瘀痰凝，浊瘀毒结，癌症乃成。诚如《灵枢·百病始生》所言："积之始生，得寒乃生，厥乃成积也。"

2. 浊瘀是癌症发生的基础

《素问·调经论》言："人之所有者，血与气耳。"《素问·经脉别论》进一步指出："食气入胃，散精于肝，淫气于筋。食气入胃，浊气归心，淫精于脉……毛脉合精，行气于府……饮入于胃，游溢精气，上输于脾，脾气散精，上归于肺……水精四布，五经并行。"阐明了人体气血化生代谢之过程，指出饮食水谷进入机体后，合成和分解的代谢过程离不开阳气的作用。在阳气温化、促进、推动下将水液代谢所化生的"轻清纯精"的精微物质濡润周身脏腑经络；将谷物代谢所化生的"重浊稠厚"的精微物质濡养脏腑形体官窍。此是生理上的浊，是"人之所有"，在长期不良刺激因素作用下，邪多一分，气少一分，阳虚一分。久之阳气虚损，生理之浊运化不及，痰遇之不消，湿遇之不化，血遇之不行，气遇之不调。阳不化气，阴邪蜂起聚之，痰湿瘀浊胶结凝滞，临床表现或以痰浊为主，或以湿浊为主，或以瘀浊为主，或夹杂为害，高血糖、高血脂、高尿酸、增生、结节随生。同时浊邪又会加重阻碍阳气的化生，阳气愈虚，病情愈重，精从浊化，浊留清流。生理之浊演化为病理之浊，此时浊邪尚为"量变"。

3. 浊瘀毒结是癌症发生的关键

病理之浊蓄积日久，积久恶化，必败化成毒。诚如先贤尤怡所言："毒者，邪气蕴蓄不解之谓。(《金匮要略心典·百合狐惑阴阳毒病证治第三》)"说明成"毒"有两个条件，首先是成毒的物质基础，其次是成毒的时间性。王永炎院士也指出：邪气亢盛，败坏形体，即转化为毒。毒系脏腑功能和气血运行失常使体内的生理或病理产物不能及时排出，蕴积体内过多而生成。痰、湿、瘀浊互结于内，形成毒的物质基础，是"腐秽胶固"之体；浊盛日久难消，败化为毒，形成了成毒的时间性。故毒邪难化、难利，为质变，多携浊邪兼夹为害，浊瘀毒结，结于脉络，侵于脏腑而生癌。

（二）谨守病机，四辨并举

1.治病求本，斩断祸根，首推辨因施治

癌症始生，非一时一日，阳气虚衰、浊瘀毒结是癌症发生的共同病理基础，故癌症乃本虚标实之病，既有本虚的一面，又有标实的一面。因阳气虚衰，阳不化气，运化失常，加之生活起居的失序，日久引起脏腑功能紊乱，气血运行失调，浊瘀毒成。故其治法当首推补虚，诚如《张氏医通·积聚》所云："善治者，当先补虚，使气血壮，积自消也。"笔者遵循明代周之干《慎斋遗书》："诸病不愈，必寻到脾胃之中方无一失。何以言之？脾胃一伤，四脏皆无生气，故疾病日多矣。万物从土而生，亦从土而归，补肾不若补脾，此之谓也。"以补气健脾，治其虚；以逐瘀化浊，排毒消积，治其标，施以运脾泄浊方化裁（党参、苍术、茯苓、生薏苡仁、桃仁、土鳖虫、山慈菇、土茯苓、川芎、威灵仙、车前子、萆薢、百合）。以党参、茯苓、炒白术四君之意补气健脾，培其本，治其本虚的一面。同时对标实的一面，笔者认为，坚实者，非攻不能去；凡不堪攻者，宜消导渐磨；无形气聚，宜散而愈。这也就是说标实为害，不可不攻，但攻邪切忌盲攻，需在辨证扶正补虚的基础上巧攻、缓攻，以半边莲、龙葵、山慈菇、猫爪草之类，攻其毒，消其积；以薏苡仁、冬瓜子、茯苓、清半夏、浙贝母、萆薢、瓜蒌之类，化其浊；以桃仁、三棱、莪术、赤芍、土鳖虫之类，逐其瘀，审证求因，治病求本，辨因施治。

2. 以证为纲，截断病势，辅以辨病施治

截断病势法由姜春华教授提出，意在阻断、拦截病邪传变。癌症一病，既有虚的一面，更有浊毒内蕴的一面。浊毒内结于脏腑，阻碍阳气、精血之化生、运行。故在辨因的基础上，要辅以辨病，直捣病所，根据病变部位的不同选用不同的经验药，如治疗甲状腺癌常酌加海藻、昆布、夏枯草；治疗喉癌常酌加皂角刺、紫苏子、射干；治疗乳腺癌常酌加蒲公英、丝瓜络、蜂房；治疗肺癌常酌加千金苇茎汤、猫爪草、白花蛇舌草；治疗肝癌常酌加柴胡、丹参、鳖甲、水蛭；治疗胰腺癌常酌加海螵蛸、煅瓦楞子；治疗胃癌常酌加藤梨根、片姜黄；治疗膀胱癌常酌加萹蓄、瞿麦、车前子、滑石、通草；治疗宫颈癌常酌加苍术、黄柏、土茯苓；治疗脑瘤常酌加蒿芩清胆汤等。

3. 兼症繁杂，顾护周全，兼以辨症施治

癌症临床兼症繁多，病机亦有相通之处，在辨因、辨病的同时，亦不忘兼症的治疗，如兼见失眠者，常酌情加入酸枣仁、远志、半夏、夏枯草、首乌藤、合欢皮、龙骨、牡蛎、百合、紫苏叶；兼见心烦者，常酌加栀子、淡豆豉、百合、郁金；兼见情志抑郁者，常酌加柴胡、芍药、香附；兼见胸痹者，常酌加丹参、降香、延胡索、五灵脂；兼见嗳气呕呃者，常酌加旋覆花、代赭石、生姜、半夏；兼见纳呆食少者，常酌加砂仁、鸡内金、焦三仙；兼见腹胀者，常酌加厚朴、枳实；兼见多汗者，常酌加生黄芪、防风、浮小麦、煅牡蛎；兼见皮肤病变者，常酌加乌梅、防风、五味子、柴胡、蝉蜕；兼见白细胞减少者，常酌加熟地黄、

当归、鸡血藤，其中鸡血藤用量需达120g；兼见癌痛者，常酌加延胡索、赤芍、川芎、地龙、全蝎、水蛭，其中延胡索用量常达80g。

4. 改善生活，延长寿命，勿忘辨体施治

癌症的病变虽然在局部，但实为全身性疾病，其治疗并非单一地针对某一脏腑的治疗，而是系统的、长期的、全面的治疗。患者罹患癌症以后，能手术者，尽量手术；能化疗者，尽量化疗，但同时应配合中医药治疗。并非所有癌症都需通过手术切除，不可过度治疗，"带瘤生存"不失为一种好的选择。中医药治疗癌症的优势就在于能提高患者生活质量，延长患者寿命。在辨因、辨病、辨症施治的同时，更需辨体施治，以气、血、阴、阳为纲，若阳虚较轻，只表现出气虚之体者，当投以四君子汤加减，补气重在补脾胃之气。若阳气不足日久，无以化生阴血，表现出血虚之体者，当投以四物汤加减，补血重在补肝调血。若阳气虚损日久，无阳则阴无以生，表现出阴虚之体者，当投以滋水清肝饮加减，滋阴清热重在滋肾清肝。若阳虚较重，当投以金匮肾气丸，抓住人体之本，顾护正气，以起沉疴。

总之，癌症的病机，其本在虚，"邪之所凑，其气必虚"，其气虚处，癌之所生；诸癌积聚，皆属于阴。阳虚是癌症成因之本，以阳虚为始，渐致气虚、血虚、阴虚，可单独出现，亦可合并而发。同时，癌症之标，非一日而成，痰、湿、瘀皆属于浊，相互裹挟为患，最终浊留毒生，恶化为浊毒而成癌。故癌症具有"虚—浊—瘀—毒"的病机演化特点，临床治疗既要扶正，又要逐

瘀化浊排毒，截断病势，标本兼治。但对标、本的治疗，当依据病情，有所偏重，病初者，当重在治标，截断浊毒；浊毒已却，当重在补虚。同时，还应以证为纲，辅以辨病、辨症、辨体，四辨并举，辨治周全。另外，癌症的治疗还应保持良好的情绪、健康的饮食，适当运动，树立体检意识，注重癌症筛查，早发现、早治疗。

十二 皮肤病

皮肤病是发生在皮肤和皮肤附属器官疾病的总称，病种复杂，临床表现多端。给患者身心带来巨大负担，甚至引发自残、自杀等不良事件。临床发现皮肤病虽发于外在皮毛，但源于内在脏腑病变。其辨证的重要依据是自觉症状和他觉症状。自觉症状就是皮肤瘙痒、刺痛、麻木等；他觉症状就是皮肤损害，包括原发性（斑疹、丘疹、风团、疱疹）和继发性（鳞屑、糜烂、溃疡、皲裂、苔藓样变、色素沉着）。而中医学认为"有诸内者，必形诸外"，《素问·至真要大论》曰："诸痛痒疮，皆属于心。"《灵枢·本神》曰："肺主气，气舍魄。"张景岳云："魄之为用，能动能作，痛痒由之所觉也。"故笔者倡导"皮肤病形之于外，而源于内"，临床当从心肺论治。治心以阻内在自觉症状之感传，疗肺以理外在他觉症状之病灶。

（一）倡皮肤病从心肺论治

1. 崇肺主皮毛，治其体用

《黄帝内经》中记载"肺主身之皮毛""皮毛者，肺之合也""肺朝百脉，输精于皮毛""手太阴气绝则皮毛焦""上焦开发，宣五谷味，熏肤、充身、泽毛，若雾露之溉"，指明肺司皮毛，皮毛为肺之门户。生理情况下，肺宣发肃降，如雾露之溉，濡润皮毛，使皮毛润泽温煦，玄府开合有度，皮毛固密而卫外坚固，则外邪难犯，肺金得安。若肺之宣降失常，不能输精于皮毛，肌表失于濡养，则皮毛憔悴枯槁；卫外不坚，不能充养皮肤肌腠，开阖防御失司，则复伤于皮毛。因此，不论外感或内伤之皮肤病，其病位不离乎肺。若肺失宣发，无力将气血津液向外布散，皮毛失于濡养，则可见皮肤干燥、脱屑、瘙痒、皲裂等；若肺失肃降，不能通调水道，水湿浸淫皮表，则可见皮肤疱疹、湿疹等；若肺气虚损日久，邪气郁久不除，蕴而化毒，则可见鳞屑、糜烂、溃疡等；再有肺开窍于鼻，肺热易移于肺之外候，则可见酒渣鼻。

西医学进化论认为，肺与皮肤均从外胚层发展而来，肺是生物进化过程中为适应内呼吸而产生的特化"皮毛"；肺泡好似外层皮肤向内凹陷的部分。这说明中医学与西医学皆认同肺与皮肤的密切关系，皮肤病虽病变于外在皮毛，但其病位属肺，故皮肤病从肺论治，除其外在他觉症状。

2. 遵心主神明，疗其反映

中医学认为心之生理功能主要包括心主血脉与心主神明两个

方面。心主血脉为心之体，心主神明为心之用；心主血脉是心主神明之基础，心主神明是心主血脉之功用。《灵枢·本神》曰："心藏脉，脉舍神。"指明心主血脉为心主神明的物质基础。《灵枢·本神》亦言："所以任物者谓之心。"即认识和感知事物的功能由心所主；对外界事物的反映由心承担，这是"心藏神，主神明"的具体体现。所以《素问·至真要大论》云："诸痛痒疮，皆属于心。"因此，皮肤病的自觉症状与心之用密切相关。一方面，皮肤病之常见自觉症状如瘙痒、疼痛、灼热感、蚁行感等症状，是由心主导反映，受心神影响，正如王冰所注："心寂则痛微，心躁则痛甚，百端之起，皆自心生，痛痒疮疡，生于心也。"故皮肤病自觉症状是心神的病理表现，依赖于心神的调节。神机失用，则自觉之症作矣，故从心论治皮肤病，除其内在自觉症状。

（二）调和心肺是治疗皮肤病的基本大法

1. 从肺论治，主以加味过敏煎合茯苓杏仁甘草汤以和肺

皮肤病肺体失用，治当调理肺脏，而欲调之，当顺从肺之苦欲，所谓"顺其性为补，逆其性为泻"，和肺而舒肤。笔者遵从《素问·至真要大论》"金位之主，其泻以辛，其补以酸"，在祝谌予先生所创名方过敏煎基础上，新拟加味过敏煎，即柴胡、荆芥、防风、蝉蜕、乌梅、五味子、当归、赤芍，用以调理肺脏，舒和皮肤。方中柴胡辛开升散达表，轻清上升，宣透疏达；荆芥、防风辛温相须，助柴胡达邪出表，共奏祛风解表之功；蝉蜕甘寒清热，质轻而升、轻浮宣散，以皮达皮，疏风止痒；乌梅酸涩，敛

肺生津，五味子酸温，敛肺滋阴，乌梅与五味子，既防柴胡、荆芥、防风辛散之太过，又升降相因，攻补兼施，而复肺之宣升肃降之功；当归甘温补血，辛香走穿，养血和血以息风，赤芍酸寒，敛阴养血以息风，当归与赤芍，功专入血而活血，意在"治风先治血，血行风自灭"。全方谨遵《素问·脏气法时论》"肺欲收，急食酸以收之，用酸补之，辛泻之"，以酸补配辛泻，顺应"肺之苦欲补泻"之习性。寒温并用，去性取用；酸辛相配，升降相因，攻补兼施，而成理肺和肺、舒和皮肤之功。

同时，方选茯苓杏仁甘草汤以复肺脏主气行水之功。该方在《金匮要略》中，原本是用于治疗水饮所致胸中气塞、短气不足以息之胸痹轻证，而笔者认为其是调理肺脏功能的基础方。因肺之功能无外乎主气与主水。肺主宣发肃降，为人体气之主；通调水道，为水之上源。而茯苓杏仁甘草汤直应肺之的两大生理功能，茯苓、杏仁均色白入肺，以色治色，其中茯苓甘淡渗湿，消有形之饮；杏仁苦辛通降，理无形之气，使以甘缓之炙甘草为舟楫，缓茯苓、杏仁下行之势，防止其利降太速，诚所谓"势不少驻，恐去疾不尽尔"，可作为调理肺脏功能的基础方。

2. 从心论治，主以导赤散以和心

肿痛痒疮是皮肤病的主要常见症状，而"诸痛痒疮，皆属于心"。心之生理功能异常是引起皮肤病异常感觉的根源，故当和心、调心，以复其职。方选依心性而设之导赤散。方中君以咸甘寒之生地黄软之、补之，苦寒之木通清之；生地黄甘寒质润，滋肾水以制心火；木通茎形中空，善于通利水道，苦寒而淡，上清

心经之热，下泻小肠之火，导心经之热从小肠而出；二药相配，滋阴制火而不恋邪，利水通淋而不伤阴。臣以甘淡之竹叶泄之，竹叶甘淡微寒，清上导下，清心泻火，淡渗利尿而导心火下行。使以甘味之生甘草梢泄之，生甘草梢直达茎中，既可清热解毒，又可缓茎中之痛，且能调和诸药，防木通、生地黄之寒凉伤胃。诸药合用，清上滋下，使水火既济，和调于心，而达"和心任物，使心清静而神安宁"之意。

3. 随症施治，用药重色形

笔者临证喜用中医取象类比思维方法，辨治皮肤病，通过以色治色和以形治形类象用药。以色治色方面，以赤色类药物如丹参、牡丹皮、红花、赤芍、茜草等，入心经、血分，行活血或凉血之功，亦有"治风先治血，血行风自灭"之意，如皮肤病斑疹、疮疡色红赤者，多加用此类药物。以白色类药物如茯苓、杏仁、白芍、白芷、白及、白蔹、白僵蚕等，色白入肺，"以白治黑"，达淡化色斑的功效，如皮肤病伴色素沉着者，多加用此类药物。

以形治形方面，用"皮"类药和"草"类药，以合皮毛。如白鲜皮、桑白皮、冬瓜皮、牡丹皮、地骨皮、蝉蜕，以及墨旱莲、茜草、紫草、生甘草等。因"皮"类药类于人体皮肤，可"以皮达皮"；而"草"类药似人体皮表之汗孔毛发，用之可以草药之形行人体皮表之形。此二类药虽名为"皮""草"，但药物来源多为植物的干燥根或根皮。因根生于地下，素有向上生发、升散之性，治疗皮肤病可宣透皮表邪气，达邪出表，邪祛病安。治疗瘙痒难耐时还会选用带钩、刺类药物，如皂角刺、蒺藜等，"以搔代搔"，模拟搔刮搔抓之类的外部形象寓搔意，对于瘙痒症状的缓解具有增效作用。

十三 脾胃病

脾胃疾病临床常见，治法甚多，然其目的皆在于恢复脾胃的升降、运化、受纳、消化之功能。所以，临证时必须熟知脾胃之特性，因性制宜，相机而投。临床治疗脾胃病当遵循如下规律。

（一）升降失常为胃病之本，治当通调

脾胃同居中焦，为升降之枢，脾以升为健，胃以降为顺，脾胃升降有序，则能完成饮食物的消化吸收与输布，若其升降失常，清阳不升，浊阴不降，壅塞中焦，则变生脾胃诸疾，故治当通调，以复中焦升降之职。然通之法，非仅消导通下，正如虞抟所云："但通之之法，各有不同，调气以和血，调血以和气，通也；下逆者使之上行，中结者使之旁达，亦通也；虚者，助之使通，寒者，温之使通，无非通之之法也，若必以下泄为通，则妄矣。"这说明通法的灵活多变性，临床当详加辨证，随证施治。若肝失疏泄、胃失和降者，当法以疏肝和胃，常以阳陵泉、支沟、太冲施以平补平泻法，疏肝理气。若年老体弱者，加补三阴交，以养血柔肝，防其疏泄太过，以中脘、丝竹空、内关、足三里施以平补平泻法，

和胃降逆。寒热互结、升降失和者，法当以泄热降浊而升清，常以太冲、建里施以泻法，舒气升清，以内庭、支沟施以泻法，泄热降浊。脾胃阴亏、通降失常者，法当以养阴通降，常以三阴交、足三里、阴陵泉施以补法，滋养脾胃之阴，以支沟、太冲施以平补平泻法，调气通降。腑气不通、胃气不降者，法当以通腑降逆，常泻支沟、天枢通便以降逆，平补平泻公孙、内关运脾胃、理升降。脾虚清阳不升、胃气不降者，法当以益气升阳而降逆，常补足三里、阴陵泉、胃俞、脾俞之类以益气升阳，平补平泻中脘、公孙以升清降浊，如此以复脾胃升降之职。

总之，升与降是脾胃运动的基本形式，脾气升则胃得降而发挥其受纳腐熟水谷之功；胃气降则脾得升而发挥其运化输布水谷精微之功，临床必须将升降两法恰当配伍应用，方能收到事半功倍之效。

（二）刚燥柔润为脾胃之性，治当润燥

脾为阴土，喜燥而恶湿；胃为阳土，喜润而恶燥，燥湿相济，则纳运有常，生化无穷，临证当根据其生理特性，施润投燥，燥湿相得，中病即止。诚如喻嘉言所言："脾胃者土也，土虽喜燥，然太燥则草木枯槁；土虽喜润，然太湿则草木湿烂。"因此，临证在治疗脾胃病时，要注意顾护脾胃之习性，各得其宜。治胃防燥，常平补平泻内庭荥水和阴，润泽沃土，助胃通降；平补平泻三阴交滋养脾阴，助脾健运，为胃行其津液。若胃阴不足、燥热内盛者，可泻内庭清热润下，泻丰隆使热邪从络穴别而出。若胃阴亏

虚、津液甚乏者，可补三阴交、太溪生津养液，禁用热补、温灸之法以顾护胃阴。治脾防滋腻，常补阴陵泉利湿健脾燥其湿，热补足三里益气健脾补其虚，平补平泻三阴交健脾化湿，平补平泻太白化湿渗湿，健中宫。若脾阴虚甚者，方可补三阴交、太溪之类，滋补津液。若脾阳虚者，单纯针补恐其力所不及，可艾灸阴陵泉、足三里、关元、气海壮热生阳，温阳益气。非阳虚慎用温阳，以防"药过病所"，伤阴耗液，出现燥热之象。

上述用润用燥，各有适宜，不能太过，临床需依证施治，润燥兼顾。如阴虚夹湿者，既需滋其阴，又要燥其湿，但滋阴不能碍其湿，燥湿不能伤其阴，润燥相济，兼顾并施。

（三）受纳运化为脾胃之能，治当消化

胃主受纳，脾主运化，共同负担着饮食物的消化、吸收和水谷精微的输布，纳化失常，水谷不归正化，每易形成食滞、湿聚之证，故治当消滞运化。食滞者，常取建里、腹通谷消食导滞，祛除胃中宿食，助其消化；平补平泻足三里，调理脾胃，健运中州，助其消食之力；泻天枢通腑使食滞下泄；亦可加用中脘，升清降浊，调理中焦。若食滞脘腹胀满甚者，可加刺承满、滑肉门通降而助肠蠕动。若食滞纳呆甚者，可加刺不容、上脘开受纳之门。湿聚者，常针泻三阴交健脾化湿，化气行水；泻三焦俞、水道分利水湿，开通水道；平补平泻阴陵泉，化湿利湿，健运中焦；平补平泻足三里，调理脾胃，恢复运化功能，助水湿之运化；配刺中脘，升清降浊，运化湿滞，调和胃气。若湿遏中阳者，针补

或温灸脾俞、胃俞，温脾胃化寒湿。若湿热互结者，可加刺内庭、丰隆清胃泄热，分利湿热。

总之消滞和运化是脾胃病之常用治法，消滞必佐用行气穴，运化必兼用温化，但消导勿过于攻伐，化湿勿过于温运，以防伤阴助热，贵在配伍恰当，相机而投。

十四 喘 证

喘证是因肺系疾病或其他脏腑疾病导致肺失宣降，气逆于上引起呼吸困难的一种临床常见病证。其发病率逐年增高，治疗棘手。因此，加强对喘证的认识和防治，总结其治疗规律，尤为重要。

（一）正邪消长，祛邪务当扶正

中医学理论认为疾病的发展过程就是正邪斗争、互为消长的过程，邪胜于正则病进，正胜于邪则病退。因此，治疗疾病就是要扶助正气，祛除邪气，以改变邪正双方力量之对比，使疾病向痊愈方向转化。喘证乃沉疴之病，缠绵反复，患者正气已虚，发作时又多表现为虚实夹杂之候，所以治疗不可拘泥于"凡喘未发，以扶正为主，已发以散邪为主"之说，应注意培补正气，扶正以祛邪。临床上确实有许多患者虽用了宣肺化痰平喘之剂，而疗效不佳，究其原因，就在于忽视了扶正。因此，喘证无论是初起还是病久，均当兼顾扶助正气，从肺、脾、肾三脏着手。

临床对初患喘证者可以三拗汤配补益肺、脾、肾之品，常用黄芪、玄参补气养阴，扶正以助祛邪；白术、茯苓健脾和胃，俾中焦健运，生化有源，土运金固；细辛温肾平喘，量必重用，一般多用至 5～10g，而不因其喘证初发而纯用宣肺平喘之品。喘证既久，正气亏耗，气阴两虚，扶正培本更为重要。当此之时，除重用补益气阴之品外，还应慎用辛燥之品，以防耗气伤阴，临床上多重用黄芪、玄参、白术、茯苓、百合、五味子之品，不用或少用宣肺清热平喘之品，正所谓"喘之所治，重在治本"。

（二）痰瘀相关，祛痰务当化瘀

痰与瘀虽然是两种不同的病理产物和致病因素，其病理变化和致病各异，但两者同源，往往相因而生，相兼为病，相互影响。因为痰源乎津，瘀本乎血，而津血同源，故痰瘀亦同源。若痰积日久，肺之宣降功能受累，不但呼吸功能减弱，而且会影响宗气之生成，宗气不足，血运无力，则凝滞为瘀；反之，血液运行不畅，气机失顺，会影响肺之宣降，肺失宣降，水津不能通调输布，则聚而成痰，故言"痰瘀相关"。临床见许多喘证患者伴有痰多时，都往往兼有唇甲发绀、舌紫暗等血瘀之象，对此类患者单纯治痰平喘，收效不大，而佐一两味活血化瘀之品，不但瘀象好转，而且咳痰骤减，喘息渐平，说明了"痰阻则血难行，血瘀则痰难化"之理。因此，必须痰瘀同治，避免见痰治痰、见瘀治瘀之弊。

余每临证治喘时，常加用川芎、地龙、桃仁、当归四味活血化瘀之品。川芎乃血中之气药，走而不守，是瘀证之良药；地龙下行降泄，非但能清热通络，且能平喘利尿，有舒张支气管之功，故能解痉而平喘；两味药为痰瘀同治、解痉平喘必备之品；桃仁质润入血分，为破瘀行血常用之品，每于新病体质实者用之；当归既能补血，又能活血，为血证之良药，适于久病体虚者。

（三）肺肠相关，治喘必当通便

中医学理论认为肺与大肠相表里，一阴一阳，肺主宣发肃降，大肠主传导排泄，肺气肃降则大肠传导如常，反之大肠传导不利，则肺失肃降。故而治喘之要，务使大便通畅，使腑气通而肺气降。临床通便常喜用润肠通便之法，治喘方中，每含有润肠丸之意，以火麻仁润燥滑肠通便，生地黄滋阴滑肠，配伍既能宣肺除痰平喘又能润肠下气通便之杏仁，以及既能养血活血又能润肠通便的当归、桃仁。治喘方中不重在平喘，而重在祛痰化瘀润肠，"治病必求于本"也。

（四）神气相随，治喘亦当安神

余认为精神因素与人体脏腑功能关系密切，不良的精神因素能影响人体的生理功能，使气机升降失常，气血运行紊乱，如"怒则气上""惊则气乱"等。反之，良好的精神因素又能改善脏腑的功能状态，有利于疾病的治愈。故言：神乱则气乱，神静则气顺，神失则气散，神定则气复，神与气相随。因此，在临证治喘时，当重视对精神因素的调节，常以性善宣泄之远志养心安神，定志以平喘；以柴胡调达肝气，疏理气机，疏泄有常。如此则神定气顺，喘证自平。此外除用药上注意调节精神因素外，还常在精神上给患者以安慰，注重心理治疗。

（五）痰热饮寒，祛痰宜清宜润

痰为热邪炼液而成，饮为寒邪聚湿所就。正如李中梓所说"痰即有形之火，火即无形之痰"。因此，笔者在用药上主张宜清肺、润肺而化痰，临床常以善于润肺化痰、清泻胸中郁结之气火的川贝母，配伍长于泻肺火、清大肠之热的黄芩，或善于清解上焦热邪的连翘，以共奏清肺、润肺、化痰之效。

（六）同病异治，用药因时、因人而异

人生活在自然界中，其生理、病理无不受自然环境的影响，自然界的一切变化都可直接或间接地影响人体，故虽同为喘证，但由于四时气候变化的不同，其在四季发病的表现也各异。因此，在诊治喘证时，要掌握季节和气候变化对人体影响的特点，而酌情用药，做到"必先岁气，无伐天和"，因时制宜。喘证日久，多阴阳俱虚，秋冬季节，气候由凉转寒，阴盛阳衰，人体腠理致密，阳气敛藏于内，致使喘证患者阳气愈虚，不能卫外为固，而风寒之邪乘虚侵入而致喘证加重，故当此之时，应慎用苦寒之品，以免伤阳，应重用附子、桂枝、半夏、紫菀、款冬花等温阳平喘之品。春夏季节，气候由温转热，阳盛阴衰，阴液愈耗，此时应慎

用辛热之品，以防助热伤阴，应重用玄参、麦冬、五味子、黄芩、连翘之品。此因时制宜之变也。

人之先天禀赋和后天调养各异，故而人的体质也各不相同，临证要善于抓住其体质强弱的特点，而酌情用药。在治疗老年喘证患者时，要考虑到老年人五脏精气衰减、脏腑功能低下、机体适应能力和抵抗能力均降低的特点，在用药上多偏重温补，如黄芪、玄参、白术、生地黄、茯苓、白及、百合之属。对小儿作喘者，要考虑到其脏腑娇嫩、形气未充、脾常不足之生理，用药忌峻补，而以二陈汤加味治之。对于女性作喘者，常恐"内有瘀血，气道阻塞（气机）不得升降而喘"，常加用益母草、当归、川芎等养血活血之品。此因人制宜之变也。

总之，喘证虽一，而病体各异，故临证用药当灵活多变，因时、因人制宜。

十五　支气管哮喘

支气管哮喘是一种反复发作、缠绵难愈的肺部过敏性疾病，属于中医学"哮证"之范畴。此证病情复杂，虚瘀痰浊互结，病程长，反复发作。笔者主张三期论治，将该病分为先兆期、发作期、缓解期，根据其各期病理变化之异，抓住主要矛盾，审因辨证论治。

（一）先兆期治在风

在支气管哮喘典型发作前，患者常有连续打喷嚏、鼻咽发痒、流清涕，或咳嗽胸闷等先兆表现，若不及时恰当地治疗，则可迅速出现哮喘。因此，控制这些先兆症状是阻止哮喘发生或发展的重要环节。西医学认为本病先兆期多是由于吸入过敏性抗原或上呼吸道感染等，导致支气管黏膜充血、水肿等可逆性的改变。其病理关键为过敏和炎症。因此，治疗应以脱敏、抗炎为原则。而据先兆期打喷嚏、鼻痒、流涕等症状，笔者认为此阶段其病机关键在于一个"风"字。《素问·太阴阳明论》曰："伤于风者，上先受之。"风邪上受，首先犯肺，肺失宣肃，则上焦郁闭。故先兆期乃风邪外袭，郁闭皮毛，阻遏肺气，导致肺失宣降，故治以祛风散邪为主，正如朱丹溪所云："凡喘……已发以散邪为主。"

虽然西医学和中医学对哮喘先兆期的治疗方法各异，但从临床研究报道来看，二者都能收到殊途同归之效果。目前，中医临床对西医学属于过敏性疾病者，普遍应用祛风之法治疗。本病即属于西医学呼吸系统过敏性疾病，而据其临床表现辨证又属中医学风邪犯肺之证候。因此，笔者提出了"哮喘先兆期，治在风"的主张，以疏风散邪为主，辅以宣肺解痉。针刺调其外，针取大杼、风门、合谷以祛风散邪，肺俞、列缺、鱼际以宣降肺气，血海、三阴交以活血养血，气血通达，营血充沛，则风自消，所谓"治风先治血，血行风自灭"也。又因此期病位尚浅，邪气正盛，病性属实，故法以"浅刺疾发之"，采取浅刺、徐疾捻转之泻法，少留针，以攻散风邪，引邪外出。亦可配合拔罐之闪罐法，"其在表者，闪而发之"，加强散邪之力。以中药调其内，笔者在名医祝谌予先贤过敏煎的基础上，加入荆芥、当归、赤芍、辛夷、苍耳子，名之曰加味过敏煎，并配以炙麻黄宣肺平喘，地龙、蝉蜕解痉平喘。防风辛温，为风中之润剂，为祛风之圣药，善治内外诸风，与荆芥相须为用，共奏疏风之功。有现代研究发现，防风–荆芥对药的萃取物中，正丁醇萃取物和乙酸乙酯萃取物均有抗炎、抗过敏的功效。柴胡辛温，辛散疏风，升举阳气，与荆、防二药共同辛温发散，因势利导以祛散风邪。当归与赤芍配伍，辛温配酸寒，寒温并用，升降相因，养血活血，意在"治风先治血，血行风自灭"。又遵《素问·脏气法时论》中"五脏苦欲补泻"之旨，"肺欲收，急食酸以收之，用酸补之，辛泻之"，方中乌梅、五味子二味酸敛入肺，达"酸以收之""用酸补之"之目的，敛肺金，补阴液，与辛温之药相伍，升降相因，既防升散药物发散太过，又使卫气升浮于外，祛邪卫外而固表。苍耳子辛苦温，能上达于颠顶，走表散风，疏散脑户之风寒；辛夷辛温入肺经，引诸经上行于鼻，利九窍，解肌表，通鼻塞，除浊涕，二者合用加强祛风通窍之能，引经报使也。诸药合用，疏风通窍、理血息风之功甚著，乃升降相因、寒温并用、攻补兼施的和肺之剂。配以辛苦温炙麻黄，辛散宣肺，苦降平喘；地龙、蝉蜕解痉平喘。现代药理研究表明，许多具有疏风作用的药物，都有良好的免疫作用，能改善体质，降低易感性。通过临床观察，此法确能解除哮喘之先兆表现，阻止哮喘之发生。

（二）发作期治在气或痰

哮喘发作期多表现为端坐呼吸，痛苦面容，额部冷汗，听诊可见两肺满布哮鸣音，叩诊呈过清音，甚者唇甲发绀等。西医学认为本期的主要病理变化是支气管和小支气管黏液腺体的肥大增生，黏膜充血肿胀，支气管平滑肌痉挛，使管腔狭窄，分泌物滞积，导致通气阻塞，最大通气量和时间肺活量均减低，其病理关键在于通气阻塞。因而，治疗当以解痉、改善通气功能为原则。中医学认为哮证之发作主要是因痰气交阻于气道。《证治汇补·喘病》曰："哮即痰喘之久而常发者，因内有壅塞之气，外有非时之感，膈有胶固之痰，三者相合，闭拒气道，搏击有声，发为哮病。"因此，笔者提出此阶段其病机关键在于"痰""气"二字。由于内有伏痰，复感外邪，当此之时，内外相合，痰随气升，气因痰阻，互相搏击，阻塞气道，使肺失宣降，引发喘证。丹溪所谓"哮喘必用薄滋味，专主于痰"，也道出了哮喘发作乃由于"痰"作怪。

由此可见，西医学和中医学对哮喘发作的认识，无论从何角度出发，都认为其病理关键为气道受阻。治疗方法虽异，但都以改善通气功能为首务。因而笔者提出了"哮喘发作期，治在气和痰"的主张，确立调气豁痰为此期治疗之大法。针刺取支沟平补平泻以调气，支沟为手少阳三焦经经气所行之经穴，刺之必能疏调三焦经气，而三焦为元气之别使也，主持诸气，故支沟有调达周身气机之功，与肺俞相伍，以调理肺脏，宣降肺气。取功善化痰之丰隆施以徐疾提插泻法，功善利湿健脾之阴陵泉施以徐疾提插补法，既绝生痰之源，又祛标实之痰。诸穴相伍调气豁痰，宣肺平喘。中药以小青龙汤为基础方，配以杏仁、枳壳、桔梗宣降肺气，下气定喘；紫菀开肺化痰，款冬花润肺化痰，茯苓健脾化痰，地龙解痉平喘。对于热痰者，可加川贝母、全瓜蒌；寒痰者，加半夏、白芥子。诸药合用，共奏温肺化饮、解痉平喘之功。通过临床观察，此法平喘之功甚佳。

（三）缓解期治在虚

哮喘发作缓解后，患者每每表现为神疲少气，动则气短，哮喘发作时的哮鸣音等阳性体征都已消失。虽然其症状和体征都得到缓解和改善，但体内病理因素并未消除，必须积极地加以调整，以消除隐患，防止其复发。因此，积极地治疗其缓解期病证，是预防哮喘复发的关键。

西医学认为，此期患者的通气功能和残气量可恢复正常，但周围小气道病变仍可持续一段时间，其闭合气量增大或遗留肺气肿改变。这也就是说此时体内仍存在着引起支气管弥漫性痉挛的诱因，因而治疗应以改善体质、调整内因、防止支气管痉挛为原则。中医学认为哮喘发作日久，缠绵反复，常病损肺、肾，使精气内伤，纳气无权，宣降失司。结合此阶段病理及临床表现，笔者认为此阶段的病机关键在于一个"虚"字，即肺肾之气虚。《类证治裁·喘症》云："肺为气之主，肾为气之根，肺主出气，肾主纳气，阴阳相交，呼吸乃和，若出纳升降失常，斯喘作焉。"因此，治当补益肺肾，纳气定喘。正如丹溪所云："凡喘未发，以扶正为主。"从临床的研究结果也说明补益之法确能增强人体的抗病能力，这同西医学此期以改善体质为首务的要求是一致的。笔者通过临床观察也证明补益肺肾法是预防哮喘复发的一种有效方法，因而提出了"哮喘缓解期，治在虚"的主张。临床常重灸肺俞、肾俞、关元、膏肓四穴，间日 1 次。以肺俞、肾俞补益肺肾之气虚；以元气所藏之关元，培补元气；以治虚损之名穴膏肓，益气养阴，通宣理肺。四穴相伍，意在补虚损之气，更借重灸温热之气以助阳气，增强抗病之能力，防止哮喘之复发。中药以四君子汤补后天，肾气丸、蛤蚧、冬虫草补先天。现代药理研究表明，许多补益脾肾之药，都能改善哮喘患者的免疫、神经内分泌系统功能，从而减轻或中止哮喘的发作。

综上所述，虽然中西医学对哮喘病理变化的认识角度不同，治疗方法各异，但若能究其规律，按法施治，亦能收到异曲同工之效。上述分期治疗哮喘之规律，是在中医学理论原则指导下，结合西医学对本病病理治则的认识和临床经验总结出来的，临床按此法施治，可获得满意的效果。

十六 痛 证

疼痛是一种机体内在的主观感觉，是一种复杂的生理、心理活动。西医学认为疼痛可由多种伤害性刺激如机械、电流、热化学物质所致，易受精神或心理因素的影响。它包括两个成分：一个是伤害性刺激作用于机体所引起的痛感觉；另一个是个体对伤害性刺激的痛反应，并伴有较强烈的情绪色彩，表现为一系列的躯体运动反应。但是，超出一定限度的疼痛，会对机体产生相反的作用，"防御过当"以致引起某些病理性反应，甚至造成生命危险，疼痛性休克就属此例。

中医学认为疼痛是正虚卫外不固，邪气乘虚而入，致气血凝滞，痹阻经络而成。《素问·痹论》云："风寒湿三气杂至，合而为痹。"《素问·举痛论》亦云："寒气入经而稽迟，泣而不行，客于脉外则血少，客于脉中则气不通，故猝然而痛。"《灵枢·五癃津液别》亦云："五谷之津液，和合而为膏者，内渗入于骨空，补益脑髓，而下流于阴股。阴阳不和，则使液溢而下流于阴，髓液皆减而下，下过度则虚，虚故腰背痛而胫酸。"这说明导致痛证发生的原因不外虚实两端，虚为"不荣则痛"，实为"不通则痛"。

（一）"不通则痛"为实性痛证的病机关键

"不通则痛"是说疼痛的发生无论何因所致，皆由于邪气阻滞经脉，气血不畅使然。中医学认为人体的经脉气血应该"流行不止，环周不休"，若遭受外邪侵袭，就会造成气血瘀阻不通，脏腑经络失调，"不通则痛"。其病机变化主要有以下几个方面。

1. 气机阻滞

气为血之帅，气行则血行。若情志不舒，臆郁不伸，意欲不遂，则肝气郁结，气滞血瘀。气滞胸胁可致胸胁胀痛，气滞上焦则胸痛，气滞中州则胃痛，气滞少腹则腹痛，气滞胞宫则痛经，气滞经脉则肢体疼痛。气机升降治节于肺，升发疏泄于肝，脾胃为其枢纽，故气滞致痛与此三脏关系最为密切。

2. 寒邪凝滞

寒性收引、凝滞，易致经脉发生蜷缩、绌急、拘挛，使气血运行不畅而致疼痛，尤以阳气素虚者为多发。寒客太阳而发头项强痛，身体骨节疼痛；寒中太阴而腹痛；寒袭少阴而发心胸疼痛；寒中厥阴而颠顶疼痛；寒凝经脉则肢体肌肉疼痛。

3. 热邪壅遏

《素问·至真要大论》云："诸病胕肿，疼酸惊骇，皆属于火。"说明热邪壅盛，正邪相搏，则影响气血运行，加之血受热邪燔灼，血热阴伤，以致气血运行不畅而壅滞，可发为痛证。如热结蕴肺，肺络受伤，则发胸痛；热郁肝胆，肝胆络脉受灼，则胁痛；肝火循经上扰清窍，可见头胀痛、目赤痛；热结阳明，腑气不通则腹痛；热犯心经，热瘀互结，则心痛；心火下移小肠，则小便赤涩灼痛；热邪客于肌表，阻遏肌肤脉络气血，则肌肤灼热疼痛；热入经络、关节，与气血相搏，致经络瘀阻，则关节肢体疼痛；热邪壅盛，热及肌肉，燔灼气血，则发疮疡、疔疖、肿痛、灼热，如肺痈、肌肤疔毒等。

4. 湿邪阻遏

湿为阴邪，重浊黏滞，最易阻遏气机，闭阻气血而发疼痛。湿蒙清窍，清阳不展，气血运行不畅，脉络闭阻则头痛如裹；湿邪困脾，使气机升降失常，则脘腹痞满疼痛、泄泻；湿邪留滞脉络而不去，使气血闭阻，而成着痹重痛。

5. 湿热蕴蒸

湿热相合，如油着面，湿得热而益深，热得湿而愈炽。湿热为患，最易阻遏气机，上扰下注，流窜经络，遏阻气血，使气血运行不畅，发为多种疼痛。湿热蒸腾于上，循经络上行而入清窍，使气血壅塞清窍而不行，故发头、耳、舌、口、咽喉之窍痛；湿热犯于上焦，痹遏胸阳，阻滞心脉，胸阳不展，心血痹阻，发为胸痛、心痛；湿热蕴蒸于中焦，或郁于肝胆，则肝胆失其疏泄条达，而致胁痛、黄疸等；或困遏脾胃，气机壅滞，腑气不通，则脘腹疼痛；湿热之邪蕴结肠中，气机不畅，传导失常，则腹痛下痢；湿热流注于下焦，或下注膀胱，膀胱气化不利，尿道络脉不畅，而为尿痛、尿急；或下注冲任，冲任气机不利，而为腹痛带下；或下注大肠，则为痔疮、肛裂等。

此外，其他如痰饮、食积、诸虫、结石留滞于体内，或跌仆损伤，败血瘀结于脉络，也能影响气血运行，不通则痛，而形成各种痛证。

（二）"不荣则痛"为虚性痛证的病机关键

"不荣则痛"指因邪气侵袭，或脏腑功能低下，致使阴阳气血等亏损，人体脏腑脉络失于温养、濡润，而引起的疼痛症状而言。

1. 阳气虚弱，筋脉失煦

阳气不足，气血运行无力，或脉道不通，气血瘀滞不行，发为疼痛；或阳气不能温煦脏腑经络，经脉挛缩而发生疼痛。

2. 阴血亏虚，筋脉失濡

"血主濡之"，血虚不能营养和滋润脏腑、形体、九窍等组织器官，筋脉失养，脉络拘急而发生疼痛。

（三）痛证之治，以调神为主为先

笔者认为疼痛虽因瘀而生，但不离乎心所主，故当调神导气以止痛。《灵枢·本神》云："所以任物者谓之心。"一切感觉都是心感受刺激传导后发生的反应，所以疼痛也是心感受病机反应传导至心的感觉。《素问·至真要大论》云："诸痛痒疮，皆属于心。"王冰云："心躁则痛甚，心寂则痛微。"《素问·周痹》云："痛则神归之。"抑制疼痛反应，需要心对其病理变化——气血运行障碍有所感受，所以，阻断和转移心神对疼痛性病理变化的感知，使得疼痛消失，也是针灸治痛的机理之一。这也就是说疼痛是神的生理、病理表现，疼痛虽因气血运行涩滞，脉络闭阻不通而致，但其气血的运行赖乎心神的调节，若神机失用，神不导气，气滞则血瘀，痛证作矣。因此治疗当先调其神，令气易行，以意通经，使气机条达，血脉调和，通则不痛。临床常以水沟、内关及耳穴神门作为治疗各种痛证的基本方，重在调神，以神导气，疏理气机，使气行痛止。并根据疼痛的性质和部位，辨证取穴，辅以循经取穴，以调神为主为先，以通经为辅为用，共奏调神导气、住痛移疼之效，用于治疗各种痛证。

（四）痛证之治，以通经为辅为用

疼痛之机在于不通，故当通经以止痛。"然通之之法，各有不同，调气以和血，调血以和气，通也。上逆者，使之下行，中结者，使之旁达，亦通也。虚者助之使通，寒者温之使通，无非通之之法也。（凌奂《医学薪传》）"说明"通"并非单指通下、破瘀散结之法，其变通妙用可谓无穷。如皮之不通者，轻而扬之，常用辛散发汗、透疹之品，据其寒热不同之性，以桂枝汤、银翘散之类加减化裁；腑气不通者，重而减之，以承气汤、大柴胡汤之类加减化裁；上而不通者，引而越之，以瓜蒂散探吐，此法现已很少用；下之不通者，引而竭之，脉证俱实，水湿壅盛，小便不通，治以八正散、五苓散之类；中满不通者，分消于内，宿食停滞，气机阻塞不通，治以枳实导滞之类；血分不通者，决而通之，常选用桃核承气、抵当汤丸之类；因其衰而不通者，彰之使通，常选用补中益气汤、升陷汤之类，即所谓虚者助之使通。

针灸治疗痛证效若桴鼓，对不同的痛证要采用不同的经穴与配方，施以不同的针灸方法。《灵枢·九针十二原》云："欲以微针通其经脉，调其血气，营其逆顺出入之会。"说明针灸具有通经脉、调气血的作用，适用于因经脉壅滞，气血不通的痛证。笔者临床在治疗痛证时，常采用辨证取穴合以分症循经取穴的方法。辨证取穴是根据疼痛的病因、病性等来选穴配方，此法多以治本。如气滞胀痛者，针支沟、阳陵泉、太冲；瘀血刺痛者，刺膈俞、血海、地机或刺络放血；实热切痛者，针大椎、曲池、合谷或刺络放血；风寒掣痛者，刺灸风市、风门、风池或拔以火罐；湿浊重痛者，针阴陵泉、丰隆；虚寒隐痛和绵绵作痛者，刺灸中脘、关元、足三里；精血不足疗痛者，针太溪、三阴交、足三里；筋伤者，针阳陵泉；骨伤者，刺大杼；脏病取俞，腑病取募等。分症循经取穴是根据疼痛症状的病位，按其经脉所过、主治所及来选穴配方，此法多以治标。如头痛之颠顶痛，取百会、太冲，兼沉闷痛喜按者，加蠡沟，兼剧痛据按者，加涌泉；前额痛，取攒竹、头维、合谷，兼外感者，加风池，兼眼胀者，加太阳，兼鼻疾者，加上星、迎香；侧头痛，取风池、丘墟；后头痛，取风府、昆仑、后溪；眉棱骨痛，取攒竹、丝竹空；头风，取至阴。目赤肿痛者，取睛明、太阳、太冲；睑腺炎者，取臂臑。牙痛之上牙痛，取下关、内庭，门齿痛者，加水沟，犬齿痛者，加巨髎；下牙痛，取颊车、合谷，门齿痛者，加承浆，犬齿痛者，加大迎；齿龈肿胀者，加风池、曲池，齿龈松动者，加太溪、太冲。三叉神经第 1 支痛者，取至阴、丝竹空、听宫；第 2 支痛者，取内庭、下关、听宫；第 3 支痛者，取合谷、颊车、听宫。急性咽喉痛者，取少商、商阳点刺放血，大椎，合谷；慢性咽喉痛者，天突、太溪、照海。颈项强痛不能向左回顾者，取右侧风池，不能向右回顾者，取左侧风池；头左右歪斜，不能挺直，向左侧歪斜者，取右侧列缺，向右侧歪斜者，取左侧列缺；头向左下倾斜者，取右侧金门，头向右下倾斜者，取左侧金门；头不能向前俯者，取风府、双侧悬钟；头不能向后仰者，取水沟、双侧落枕。急性肩部肿痛者，取肩髃、肩髎、肩贞点刺放血、阳陵泉；慢性肩痛者，取天宗、臂臑、阳陵泉；肩凝症者，取肩髃、肩髎、肩贞、条口透承山；肩不能上举者，加肩髃；肩不能外旋者，加中泉（第 3 掌骨头）；肩不能外展者，加巨骨；肩不能平抬者，加极泉；肩不能后背者，加肩内俞；肩不能内旋者，加大陵。肘关节疼痛者，取曲池、健侧对应点；不能曲肘者，加尺泽；不能伸直者，加天井；不能用力者，加肘尖；直肘臂不能上抬者，加孔最。腕关节疼痛者，取外关、健侧对应点；手腕平放不能下垂者，加中泉；手腕平放不能仰掌者，加大陵；手腕竖放不能下垂者，加阳溪；手腕竖放不能上抬者，加阳谷。胸胁胀痛者，取太冲、阳陵泉、支沟；血瘀者，加章门；肋软骨炎，加健侧对应点；心绞痛者，取至阳、内关、大陵；乳房胀痛者，取乳根、肩井、内关、梁丘；胆绞痛者，取胆囊、阳陵泉；胆道蛔虫痛者，取迎香透四白。腹痛之上腹痛者，取中脘、内关、足三里；侧腹痛者，取阳陵泉、曲泉、太冲；下腹痛者，取关元、中极、三阴交、太冲；绕脐痛者，取百虫窝；脐中痛者，取公孙。实证痛经者，取中极、次髎、地机、中都；虚证痛经者，取关元、脾俞、命门、足三里。急性脊柱痛者，取水沟、风府；急性腰痛者，取腰痛点、扭伤穴（手三里周围取压痛点）、委中；慢性腰痛者，取肾俞、大肠俞、委中、昆仑。坐骨神经痛太阳经痛者，取肾俞、大肠俞、殷门、委中、承山、昆仑；少阳经痛者，取耳穴神门、风池、环跳、阳陵泉。髋关节疼痛者，取环跳；盘腿不能向外转髋者，加地机、昆仑；盘腿不能向内转髋者，加阳陵泉、太溪。膝关节疼痛者，取内外膝眼、阴陵泉、阳陵泉、足三里；上楼足未落地痛甚者，加鹤顶；上楼足落地痛甚者，加承山；下楼足未落地痛甚者，加委中；下楼足落地痛甚者，加足三里；盘腿痛甚者，取健侧太溪、患侧昆仑；膝关节痛者，取同侧手三里。踝关节疼痛者，取健侧对应点；足不能内收者，加丘墟；足不能外展者，加商丘；足不能下垂者，加解溪；足不能上抬者，加昆仑、太溪。足跟痛者，取大陵（针尖随疼痛放射方向变化）。

此外，根据《内经》中"以痛为腧"的原则，临床上还可以循经探寻压痛点，以治疗击仆、扭伤、痹证等疼痛，亦常收到良好的效果。

/ 十七 / 针灸防治慢性肾脏病患者激素不良反应

慢性肾脏病（chronic kidney disease，CKD）是全球性公共卫生问题，具有发生率高、知晓率低、预后差和医疗费用高等特点。激素是 CKD 的常用治疗药物之一，具有很好的抗炎、抗病毒、抗休克及免疫抑制作用，在临床治疗 CKD 中不可或缺。但由于其使用不当或长期地应用，极易产生副作用及药源性疾病。因此，如何更好地发挥其治疗作用，克服其副作用，成为当今医学界研究的重要课题之一。笔者通过多年临床实践观察，发现针灸对于防治 CKD 患者激素副反应具有很好的疗效，现仅就其规律探讨一二。

（一）西医学对激素不良反应机制的认识

西医学认为激素副作用的产生，主要是长期大剂量地应用激素药物，反馈地抑制了垂体-肾上腺皮质的功能，造成下丘脑-垂体-

肾上腺皮质（HPA）轴系统功能紊乱。早期主要表现为肾上腺皮质功能的抑制；后期则表现为肾上腺皮质结构的退化、体积萎缩及功能衰退。如此产生了肾上腺皮质功能亢进综合征、肾上腺皮质功能不全及疾病反跳现象等不良反应。因此，在使用激素的早期，主要是防止肾上腺皮质功能被抑制，后期则应以兴奋肾上腺皮质功能为主，以促使HPA轴系统功能的恢复。但目前西医学尚无有效的措施，只是在使用激素的方法上，加以注意和控制，这样不仅影响了激素治疗作用的发挥，也不能避免激素不良反应的发生。

（二）中医学对激素作用和不良反应的认识

岳凤先教授认为，西药中药化"既有理论意义，又具实践意义；既具现实意义，更具深远意义"。中药具有阴阳属性，而西药亦具有一定的阴阳偏性，如张锡纯在《医学衷中参西录》中认为阿司匹林："其味甚酸，其性最善发汗、散风、除热。"作为西药的激素也具有一定阴阳偏性，笔者从应用激素的临床观察中发现，激素属阳性温，归肾经，类似中药的"纯阳"之品。激素应用之初，其功效似"少火"，《素问·阴阳应象大论》有言，"少火生气"，故短时间应用，激素具有温阳补虚、利水消肿、回阳救逆之功。如一项应用糖皮质激素治疗肾病综合征的研究表明，应用前患者以气虚证和阳虚证为主，而应用之后气虚证和阳虚证的发生率明显下降。由此可证明激素温阳补益的功效。但长期大量地持续应用激素，似壮阳之品连续服用，激素的"少火"之性就逐渐转为"壮火"，《素问·阴阳应象大论》言："壮火食气。"壮火为元气之贼，必然会导致阳盛，阳盛耗阴，消烁肾精，阴精内竭，而出现肾阴亏虚之证，表现为阴虚内热之象。如在一些疾病的治疗过程中，由于持续应用激素治疗，许多患者常会出现盗汗、口干、乏力、五心烦热、舌红绛、少苔或无苔、脉细数之阴虚证候。由此可知，激素大剂量持续应用会导致阴虚内热之证发生。而随着激素这一"纯阳"之品的长期应用，阴损及阳，肾之阴阳俱伤，甚则由肾及脾，脾虚痰湿内生，痰热内蕴，而出现向心性肥胖、水牛背、闭经、不孕等症状。阴虚热盛，炼液成痰，因痰致瘀，痰瘀浊毒内生，结于骨则出现股骨头坏死，渗于脉道而出现高脂血症、血糖异常等。而当激素撤减时，或骤然停药，肾阳失去助养，则表现出阴阳两虚、阳虚为主之象。所有这些都是由于激素这一"纯阳"之品，引起体内阴阳发生消长转化，由肾阴虚到肾阳虚演变为肾之阴阳俱虚的结果。这一论点已被临床实践证实。李恩等对246例使用激素的慢性肾小球肾炎患者的调查分析发现，停用激素1个月以上的，肾阴虚者占44.7%，肾阳虚者占55.3%，而仍在使用激素的，肾阴虚者占71.4%，肾阳虚者占28.6%。这一调查结果，与沈自尹等报道的试验结果相同，即在治疗量激素应用过程中，姑且不论其外象如何，其内在实质，早期属于阴虚内热，后期属于阴阳两虚、阳虚为主。防治激素副作用产生的方法，就在于调整肾之阴阳的平衡。

（三）针灸防治激素不良反应之规律

鉴于激素这一纯阳之品长期应用可致机体阴阳的失衡，表现为由肾阴虚到肾阳虚再到肾之阴阳俱虚的演变过程。笔者认为应用激素的早期，当以滋养肾阴为主，以制亢盛之阳；而在后期，激素减量或停用阶段，当以温补肾阳为主，以壮元阳。

1. 早期以滋养肾阴为主，佐以泻火

在使用"纯阳"之激素的早期，人体之阳气受此"纯阳"之品的助养，亢盛为害，耗伤阴精，阴虚则内热，故此时临床多表现为阴虚火旺之证，治疗当以滋养肾阴为主，以益一身之阴液，佐以泻火，以制亢盛之阳。取功善滋补肾阴、填精益髓之穴，以针刺为主，施以补法，禁用灸法，以防助热伤阴。笔者临床常取双侧肾俞、中注、太溪、复溜、三阴交等穴，施以徐疾提插综合之补法，以滋补肾阴；配取太冲等穴，施以平补平泻法，以泻虚火，诸穴均留针 30 分钟，每日 1 次。经临床观察发现此法能改变由于肾阴虚所致的阴虚火旺之证候，拮抗激素的副作用。据赵相杰等人的实验研究报告，电针双侧肾俞穴能有效地拮抗外源性激素对 HPA 轴的反馈性抑制。

2. 后期以温补肾阳为主，佐以养阴

由于长期应用纯阳之激素，耗伤了肾之真阴，久之阴损及阳，使肾之阴阳俱虚。而当纯阳之激素撤减后，肾之真阳失去助养，则阳虚愈甚，故此时临床主要表现为肾阳虚衰之证，治疗当以温补肾阳为主，以益火之源，佐以养阴，以阴中求阳。取善于温肾壮阳之穴，施以热补法或灸法，以补益虚衰之阳气。笔者临床常用双侧肾俞、大赫、志室、足三里及关元等穴，施以灸法，每穴 10 分钟，以温肾壮阳，配以针补双侧复溜、然谷，留针 40 分钟，以滋养肾阴；诸穴相伍，每日 1 次，使阳生阴长，恢复人体之阴阳平衡。临床按此法施治确能拮抗激素的副作用。据吴伟康报道，电针足三里可预防激素所致的肾上腺皮质功能减退，拮抗其反馈性抑制，减轻其萎缩，并对其结构有一定的保护作用。

总之，激素并非有毒之物，其在治疗 CKD 中发挥着重要作用。在应用之初，激素具有"少火之性"、温阳之力。但长期应用，则其副作用亦逐渐显露。在长期应用的早期，往往表现为阴虚之象。在激素持续应用的后期，骤然停药，则表现出阴阳两虚、阳虚为主之象。大量的实验研究和临床观察结果说明，针灸能拮抗激素的副作用、并发症及撤减激素后的疾病反跳现象，辨证地使用针灸不仅可以缓解各类症状，提高机体免疫力，而且还为激素的正规、足量运用及撤减创造了条件。临床上，我们应辨病、辨证、辨因、辨体相结合，注意滋阴法与温阳法不同时期运用的主辅，并结合不同时期的病理机制、个体差异、病程等因素综合考虑，随机施治，以促使 HPA 轴系统功能的恢复。

十八 原发性肾小球性血尿辨治经验

原发性肾小球性血尿指原发于肾小球疾病而致尿中异常形态红细胞数量超过正常的一种临床疾病，也是肾小球疾病的常见临床表现。临床上大部分为镜下血尿，严重者可出现肉眼血尿。据调查，全球成人血尿的发生率为 2.5% ～ 13%。美国血尿患者占全国总人口的 8% ～ 21%。已有研究表明血尿为终末期肾病的危险因素之一。目前西医学主要以对症治疗为主（如降压、利尿、降脂、抗感染等），结合激素、免疫抑制剂及细胞毒性药物等，但其副作用大，影响了药物的长期应用。原发性肾小球性血尿属于中医学"血尿"的范畴，中医药治疗本病有很好疗效。笔者在借鉴前人经验的基础上，通过多年的临床实践，认为脾、肾在本病的发生、发展中有着重要主导作用，将"治崩三法"中塞流、澄源、复旧"之意融入本病治法当中，师古而不泥于古，应用于临床，每获良效，现详述如下。

（一）"脾肾亏虚，气虚瘀血"是原发性肾小球性血尿的病机关键

脾胃为后天之本，同居中焦，为气血生化之源。脾主统血，具有统摄、控制血液运行不溢于脉外之能。《难经·五十九难》云："脾重二斤三两……主裹血，温五脏，主藏意。"清·沈明宗《金匮要略编注》亦云："五脏六腑之血，全赖脾气统摄。"生理上，脾气健运，气化有源，则血运脉中；病理上，脾气亏虚，气生无源，则血溢脉外，则脾不统血也。

肾为先天之本，肾气乃先天之精所化，资助、推动周身脏腑之气化，故有"五脏阴阳之本"之说。脾气的生化，有赖于肾气的促进；肾气的充盛，有赖于脾脏的充养。故先、后天之本相互资生，相互促进，互资互用，人体之气方可生化无穷，

气生则血固。若脾肾亏虚，生气乏源，气不摄血，血尿由生。诚如《医学衷中参西录》所云："中气虚弱，不能摄血，又兼命门相火衰弱，乏吸摄之力，以致肾脏不能封固，血随小便而脱出也。"提示了脾肾亏虚是血尿的致病根本。同时，《血证论》谓："离经之血，虽清血、鲜血，亦是瘀血。"离经之血，壅塞脉道，新血不归经脉；加之气虚日久，血运无力，血行迟缓，再得瘀血阻滞，则血虚血瘀，血尿由之而生。因此，血尿的发生，一则因先天肾精不足，无以化气，更无以滋养脾气；二则因后天脾胃受损，脾气亏虚，久治不愈，固摄无力。久之后天不养先天，久病及肾，使肾气亏虚，气化无权。若二者相得，脾肾同病，生气乏源，气不摄血，血溢脉外。久之离经之血阻滞经脉，血不归经，加之气虚运血无力，因虚致瘀，加重出血之证。所以笔者提出"脾肾亏虚，气虚瘀血"是原发性肾小球性血尿的病机关键。

（二）遵"治崩三法"之意，立原发性肾小球性血尿之治法

1."治崩三法"的内涵新意

笔者认为肾性血尿的治法，不可单纯止血收涩，一味止血，有"闭门留寇，反生他患"之弊。血尿属血证的范畴，《血证论·血尿》云："是以血尿之虚证，与女子崩漏之证无异。"其中虚证是相对于实证"淋证"而言，而论治崩之法，悉遵明·方约之"治崩三法"。其在《丹溪心法附余·崩漏》中曰："治崩次第，初用止血以塞其

流，中用清热凉血以澄其源，末用补血以还其旧。"认为"若只塞其流而不澄其源，则滔天之势不能遏；若只澄其源而不复其旧，则孤子之阳无以立，故本末勿遗，前后不紊，方可言治也"。方氏虽言此乃"治崩"之法，但笔者认为塞流、澄源、复旧之意亦适用于血尿。因此，笔者将治崩之法融入肾小球性血尿的治疗当中。

（1）无形之气当需急固，治当补气摄血而塞流：清·程国彭在《医学心悟·医门八法》中提出"有形之血，不能速生；无形之气，所当急固。"笔者认为，对肾小球性血尿来说，塞流就应补气，急则治标之法也。失血之际，若重用止血之法，恐有血止而瘀留之害。若独以补血之法治之，又恐难解当务之急。因有形之血不可速生也，气为无形之质，易补易固，故急则治其标，补气以摄血。同时气亦能生血，补气即为补血；出血之际，属离经之瘀血，补气亦能行血，此所谓气为血之帅也，故治当补气塞流。血尿虽病位在膀胱，而实质为肾之气化失司所致，益肾气理之所然，但脾主统摄。周慎斋《慎斋遗书》云："诸病不愈，必寻到脾胃之中，方无一失。何以言之？脾胃一伤，四脏皆无生气，故疾病日多矣。万物从土而生，亦从土而归，补肾不若补脾，此之谓也。"故三脏之中，补气当补中焦脾气，以统摄塞流。

（2）离经之血当需速祛，治当化瘀止血而澄源：清·叶天士曰："留得一分自家之血，即减少一分上升之火。"笔者认为，澄源就应活血，正本清源之法也。血是维持人体生命活动的重要物质基础，贵在流通！然止血之法，非一味收涩之法所就，失血之因，亦当明辨。清·唐容川云："失血何根，瘀血即其根也。"当代医家刘奉五亦言："瘀血内停，新血不生，可引起出血。"此即言明瘀血内停乃失血之因，瘀血不除，失血不止，新血不生。故以通因通用之法，化瘀止血，瘀血得祛，新血自生，血流如故，所以治当化瘀止血，澄其源则流。

（3）先天之本当需燮理，治当平补阴阳而复旧：明·张景岳在《景岳全书·血证》中云："肾中自有水火，水虚本不能滋养，火虚尤不能化生，有善窥水火之微者，则洞垣之目无过是矣。"其又云："精道之血，必自精宫血海而出于命门。"所以笔者认为，复旧就应补肾，固本善后之法也。补肾不只温补肾阳，因"孤阴不生，独阳不长"，故从肾之阴阳调治。只有肾阴、肾阳调和，肾精才能充盛，方可阳化气，阴成形。"精化为气"（《素问·阴阳应象大论》），以滋养脾气，助其固摄血液；"精不泄，归精于肝而化清血"（《张氏医通·诸血门》），精化为血，以濡养五脏，以充脉道，故治当平补阴阳，循其故则立，恢复其本。

2."补脾益肾，化瘀止血"是治疗原发性肾小球性血尿的基本大法

由于气虚在原发性肾小球性血尿中起着重要主导作用，脾肾亏虚是本病的致病之本；因虚致瘀，瘀血阻滞是致病之标。脾肾亏虚、气虚瘀血贯穿其病程始终。因此，笔者认为"补脾益肾，化瘀止血"是治疗原发性肾小球性血尿的基本大法。补脾意在健脾益气，振奋中土，以收统摄之权，使生气有源，推动有力，固摄有常，血行脉中而无渗漏之弊；益肾意在补益肾气，益诸脏气之根本，肾气充盛，亦可资后天之脾气。脾肾同治，益气虚之本，

又可气盈而行血，化瘀止血以治其标，瘀血既祛，新血得生，血行得畅。如此，诸法同施，使中焦脾土之气得生，下焦先天之气得盛，脉道瘀血之弊得除，则血尿之证自除。

3. 取穴及方义

（1）穴取足三里、太白、阴陵泉、中脘、三阴交、隐白以塞其流

足三里为胃经之合穴、胃气之大会，补之则能益脾胃，补脏腑之虚损，升阳举陷；泻之则能升清阳，降浊阴，引胃气下行，助胃气水谷之运化。太白为足太阴脾经之原穴，土中之土穴，刺之大益脾气，统驭中州，益脾统血。阴陵泉乃脾经之合穴，祛湿而健脾，使湿祛而不固脾，脾气自建。中脘为胃经之募穴、六腑之所会、胃经之精气所汇聚之处，有健脾胃、助运化、调升降之功，升降调和，脾气自生。三阴交为足太阴、足厥阴、足少阴三经交会之穴，蕴藏着肝、脾、肾三脏之阴，有健脾益气、调补肝肾、调和气血之功，与中脘、足三里、太白相伍，以振发中焦阳气，健脾益气养血，调理气机，使清气升，浊气降；与阴陵泉相配，以祛湿健脾。隐白为脾经气血流注之起点，经气之所出，补之则能大益脾气，生发脾气而升阳举陷；灸之则能益气固摄，统血止血，为治疗脾虚下陷之证和脾不统血之证要穴。

（2）穴取血海、地机以澄其源

血海为脾血归聚之海，能导血归海，有扶脾统血、养血活血、凉血理血之功，为治疗血病及与血分有关疾患之要穴。地机性主疏调，功善调和气血，活血理血，燮理胞宫，健脾利湿，是治疗血证和脾失健运之中焦诸症之常用穴，尤长于治疗血证。二穴相

配，能健脾理血，以引血归脾，收活血理血、燮理胞宫精室之功。

（3）穴取膏肓俞、肾俞、白环俞以复其旧

膏肓俞位居心膈之间，内应心肺，为心肺之气交换之枢纽，故能补肺气、养心血，调和周身之气血。又因膏生于脾，肓生于肾，是穴为膏脂肓膜之气转输之处，所以尚能益先天之精，补后天之本，统理全身气血阴津，而为补虚之要穴，治疗五劳七伤、诸虚百损之常用穴。肾俞为肾之精气输注之处，为人身至虚之地，功专补肾，为补肾之专穴、强身健体之要穴，既能补肾滋阴，填精益髓，强筋壮腰，明目聪耳，又能温补肾阳，补肾培元，涩精止带，化气行水。凡男子精室之疾、女子经带胎产之病，以及脑、髓、五官、筋骨之病与肾虚有关者，皆可取补本穴为主。白环俞内应精室胞宫，为人体藏精之所，人身精华之气转输之处，故能补益肾气，固精止遗，调理胞宫，调经止带，凡有关精室胞宫之疾，皆可治之，与膏肓相配，为升肾中清阳、降肾中浊阴之经验穴，可助肾阴、肾阳调和。

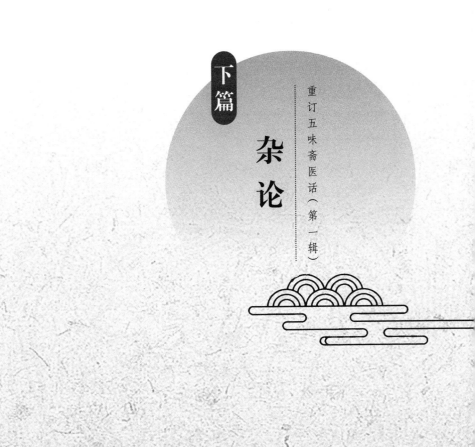

下篇

杂论

重订五味斋医话（第一辑）

十九 肺经经穴主咳之辨

古今医籍皆载肺经各穴都能治疗咳嗽，但均未细言其特异性，令人难于区别，而不易应用。故笔者不揣愚昧，仅就学习医籍之体会和临证运用之心得，对肺经各穴主治咳嗽的特异性，表以拙见。

（一）中府主肺气为病之咳喘

中府为肺经募穴，是肺经经气结聚之处，乃胸中之气宣导之要道，故能主治肺气为病者。补之则能补益肺气，用于治疗肺气不足、清肃无权而致咳嗽气短；或久咳不愈，损伤肺气，肺虚作喘者。泻之则能宣肺降逆，治疗因肺气壅郁，宣降失常所致咳嗽并胸闷者。临床常中府与肺俞相配（俞募配穴法），以增强补益肺气或宣肺降逆、平喘止咳之功。正如《灵枢·五邪》所云："邪在肺，则病皮肤痛，寒热，上气喘，汗出，咳动肩背，取之膺中外腧（中府），背三节五脏之旁（肺俞）。"

（二）云门主气郁为病之咳嗽

本穴功用与中府略同，能舒达抑郁之气，凡属气郁之证，取本穴可以舒之，故可治疗气郁为病之咳嗽。中府、云门虽都能治疗气郁之咳，但中府主内、主阖；云门主外、主开。虽同为气郁，但前者是肺脏本气之壅郁，宣降失常；后者是经气郁滞，导致肺失宣降。一个是内因，一个是外因，治疗上虽都能舒达抑郁之气，使宣降有常，但前者是宣利肺气，后者是发散经气，使阴滞之气化云行空，畅达于阳；前者治体弱之郁咳则宜，后者治壮人之郁咳则宜，若体虚者，针此反伤正气。

（三）天府主肺气耗散之咳喘

本穴治喘长于治咳，治症与中府同。是穴为手太阴肺气所发，补之可使耗散之气归聚，用于治疗肺气耗散，根本不固，虚不摄气所致喘咳。本穴虽与中府、云门、天府治症同，但天府治中主守。

（四）侠白主咳嗽牵引颈部胀痛者

侠白为手太阴经之别，肺经经别在此别离正经，行于手太阴经别之前，入内走肺，散之大肠，然后浅出于缺盆部，合大肠阳经于头颈。刺之可调理二经之经气，故可治疗咳嗽时颈部胀痛者。

（五）尺泽主肺热咳嗽及腑咳

尺泽为肺经之合穴，盖阴合为水穴，肺为金脏，水乃金之所生，"实则泻其子"，故泻之能清泄肺热，宣降肺气而止咳，用于治疗肺热、清肃失常引起的咳嗽。又因"合治内腑"，故尺泽配他穴还可以治疗六腑咳。如笔者临床曾运用尺泽配中极治愈膀胱咳数例；与内关相伍治愈胃咳数例等。此外，由于本穴为肺经之合穴，是经气由此深入，合于肺脏之处，犹如"河海之水闸"，若外邪客于本经，未得宣散，则势必由此内传入里，宜刺此穴，以防其传变。

（六）孔最主治咯血

孔最为手太阴肺经之郄穴，是本经气血深聚之处，功善开瘀通窍，是治疗孔窍病之要穴，故能治疗气血运行紊乱而发于窍者。取本穴施以泻法，用以治疗血行上逆或咳伤肺络之咯血。

（七）列缺主治外感咳嗽

列缺为手太阴肺经之络穴，联络着肺和大肠两经之经气，功善疏调表里两经的经气，肺经之经气由此输布于皮部。故刺此穴可疏卫解表，宣肺利气，用于治疗肺卫受感、肺气壅遏不宣、清肃之令失常所致的咳嗽。临床常用列缺配合谷，即原络配穴法治疗风寒、风热犯肺之咳嗽，配照海治疗燥热伤肺之咳嗽。

（八）经渠主治咳嗽上气

经渠为手太阴肺经之经穴，是肺经之气运行经过之冲渠要道。刺此穴可调理肺经之经气，而开郁舒气，用于治疗气壅阻本经、肺失清降而气逆于上之咳嗽上气、膨膨发喘之证。

（九）太渊主治咳嗽痰多或累及脉者

太渊为手太阴肺经之输穴，是肺经之气由浅入深，输注于内之处，也是肺经原气汇聚之处，肺脏发生病变时，则会相应地由此反映出来。因而本穴具有调整其脏腑经络虚实的作用，凡有关肺脏之病，本穴皆能治之。在治疗咳嗽一证中，无论属虚属实，取本穴补能治虚，泻可疗实，而善于治疗咳嗽痰多者。这是因为太渊是肺经经气渐盛，由浅入深向内输注气血之处，是穴犹水流之交汇也（如百脉之会），而痰之所成，是水之聚也，水流畅达则痰无从生。故刺犹水流交汇之太渊，浚源疏流，使肺之痰浊消散，咳嗽平息。临床上太渊多与丰隆相配，用治痰浊犯肺之咳嗽。

又因本穴为脉之所会，全身经脉皆朝会于此，故咳嗽累及经脉者，取此亦佳。如临床症见咳嗽时头额脉管膨胀者。

（十）鱼际主治干咳少痰

鱼际为手太阴肺经阴荥火穴，如出泉之水，萦迁未成大流。是处经气尚微，又为火穴，而肺为金脏，火能克金，若邪犯肺经，则是处必易消枯，而表现出肺阴亏虚，经脉失于润降之证，如其所主治的失音、咽干、喉痹、身热、掌心热等症。在治疗咳嗽时，取此穴补之能养阴润肺，肃肺宁金而疗阴亏之干咳；泻之则能清肺泻火，疏调肺气而治干咳少痰或痰中带血之症。临床常鱼际、太溪相配，母子同施，金水相生，使水火交济，阴阳协调。此乃滋阴液以润燥金、补阴水以清肺火、养阴清肺之法也。

（十一）少商主治热闭肺窍之咳嗽

少商为手太阴肺经之井穴，是经气所出之处，如水之源头，初运生发，易于闭塞。故泻此穴可启闭开窍，泄热清肺，用于治疗邪热蒙闭肺窍、呼吸之门户不利、气机出入受阻而致的咳嗽。

以上从穴位的特性、功用和咳嗽的病理机制等方面，分析了肺经各穴主治咳嗽的差异。实际临床上治疗咳嗽时，多常用列缺、尺泽、鱼际、太渊、孔最及肺经之外的肺俞几穴。一般来说，外感咳嗽，多取列缺配合谷，属风寒者，浅刺泻之，久留针或针后加灸；若因痰湿犯肺者，取太渊配丰隆，平补平泻；肝火犯肺者，取尺泽配太冲，针用泻法；肺阴亏虚者，取鱼际配太溪，针用补法；以上各型咳嗽还都可加取肺俞，若伴有咯血者，加刺孔最。

上述就是肺经经穴主治咳嗽的特点和临床常用的配穴方法，供同道们参考，谬误之处请斧正。

二十　论针刺进、行、留、出四阶段手法之操作

一名合格的针灸医师，不仅仅是进针不痛，熟练掌握行针补泻手法，更关键的是善于辨"针下气"，以行补泻，以"意"行针，以"神"治针！一般来说，针刺的过程不外乎进、行、留、出四个阶段；手法的操作不外乎提插、捻转、循刮、弹摇、飞震等基本方法；手法的要领不外乎轻重、深浅、徐疾、多少八字真言。轻重言手法动作和用力的大小；深浅言针刺的部位；徐疾指

手法的速度；多少指行针留针时间的长短。总之，在每一腧穴上进行针刺时，必须要有进针法、行针法、留针法、出针法的全部过程。在这个过程中，要明确知道每步需达到什么目的及相应基本手法的操作方法与要领，如此方能发挥针刺手法的作用，达到针刺取效的目的。

（一）进针法

左手（押手）爪切重按，以宣散气血；右手持针，然后双手协作，搓而进之。

目的：宣散气血。进针的目的是进针不痛，只有进针不痛，才能便于术者施针，患者乐于接受针刺。古人认为："左手重而多按，欲令气散，右手轻而徐入，不痛之因。（《标幽赋》）"为什么要说"宣散气血"？因为患者接受针刺治疗易精神紧张，尤其是初次者，此时欲刺腧穴的皮肤紧张，就是患者精神紧张、气血聚集的表现，不利于针刺。要想皮肤松缓，气血宣散，医生就得用押手重复地多按患者欲刺腧穴的皮肤，以缓解其紧张，消除其顾虑，或是在患者呼吸或咳嗽后进针，也是为分散患者的注意力，解除"针刺必痛"的顾虑，并无"补泻"之理。

操作要点：双手协作，搓而进之。《灵枢·九针十二原》云："右主推之，左持而御之。"这就是强调双手进针，右手要专意于指端和针尖着力点，对准方向推进腧穴皮肤上，左手挟持针体而防御之。为什么说"双手协作"？《难经·七十八难》曰："知为针者，信其左；不知为针者，信其右。"只有押手触及患者皮肤上，才能知道欲刺处皮肤是否松缓，如单用刺手就无法知道皮肤紧张。左右二处合起来说，必须双手协作，押手宣散气血，刺手迅速进针，才能达到"针刺不痛"的目的。正如《针灸大成》所云："爪切者，凡下针，用左手大指爪甲，重切其针之穴，令气血宣散，然后下针，不伤于荣卫也。"指出了进针时先用押手、然后用刺手进针的双手进针法步骤，左手重在宣散气血，不伤营卫。接着又云："指持者，凡下针，以右手持针，于穴上着力旋插，直至腠理，吸气三口，提于天部，依前口气，徐徐而用。"又指出刺手进针的程序方法，以及提插、捻转、停留手法的运用。

为什么还说"搓而进之"？操作时，左手感到患者肌肉松缓，"气血宣散"之时，刺手随着着力要敏捷地旋转，即一捻一插地使针尖迅速刺透表皮，而后将针回旋，即一转一提。这样可使针刺位的皮肤迅速恢复原来状态，利于再进，这个动作手法称作"搓而进之"。《针灸大成》云："指搓者，凡转针如搓线之状，勿转太紧，随其气而用。若转太紧，令人肉缠针，则有大痛之患。"这就是说在用捻转、提插时，幅度不可过大，只要能够达到顺利进针程度就行，否则就易产生疼痛，指明了搓针手法的要领与注意事项。

此外，还要注意搓进后要稍留片刻，这是为了消除再度出现的患者皮肤紧张，也是为了辨明针所到何处，以利于进针得气。正如《针灸大成》所云："进针者，凡下针，要病人神气定，息数匀，医者亦如此，切不可太忙。"这是说一定要在医者与患者神气镇定、呼吸均匀的情况下进针，切不可太慌忙。又曰："又须审穴在何部分，如在阳部，必取筋骨之间陷下为真；如在阴分，郄腘之内，动脉相应，以爪重切经络。"这是说针刺透过表皮后，还需考虑腧穴的部位、方向、浅深、按压等。又曰："少待方可下手。"这是说稍停留，再续入主缓，如续入过快，幅度过大，就无意于指端专于针芒的力点，还会发生深入困难，甚至造成弯针，或疼痛难忍。

总之，进针要在所刺部位气血宣散情况下，刺手迅速搓而进之，稍待方可下针；要记住针尖开始推进皮肤时要快、以后再进皆要缓慢的思想。正所谓"针入贵速，即入徐进"是也。

笔者临床进针非常注意强调"施术者意念三步变化"和"进针速度、力度二步变化"的结合。所谓意念的三步变化，即持针时，属意病者，以了解受术者各方面的情况；欲刺时，属意刺手指端与针之着力点，这样可将全身之力运于指端；下针后，属意针尖，以借持针手指上的微弱触觉变化，而判断针锋所到部位，从而利于调整进针方向和深度，同时易于体察针下的感应，以利行针。所谓速度的变化，即入针要迅速，使针尖迅速刺透表皮；下针要缓进。所谓力度的变化，即押手一压一松，配合刺手着力旋转，一捻一插，搓而进之，形成作用力与反作用力；下针要轻轻用力，徐徐下插。注意进针时，不要只向一个方向捻转，此极易滞针。

进针次序：从上下分，宜先上后下。从左右分，若取双侧穴，气分病，宜先左后右；血分病，宜先右后左。从远近分，慢性病，宜先近后远；急性病，宜先远后近；病变部位无郁滞性疼痛，宜先远后近；病变部位有郁滞性疼痛，宜先近后远。

（二）行针法

进针后，为了达到得气、行气、补泻等目的，而施行手法的过程谓之行针。行针法包括寻气、候气、得气、催气、辨气、守气、调气法、行气法、补泻法。

1. 寻气

目的：得气，针尖似有所触。当针入穴后，由于某些原因经气未至时，要将针退至皮下，改换针尖的方向，以寻找经气的感应。同时还可选用适当的催气手法，以令其得气，达到"气至而有效"的目的。这种以改变针刺的方向来诱导"气至"的方法，就是寻气。

操作要点：续入主缓。《灵枢·官能》云："微旋而徐推之。"这是说进针后，稍作停留，然后轻微地提插捻转，徐徐而渐渐地向深刺入，寻求"似有所触"的得气部。操作时，注意精神要贯注于针尖，体察针下经气的变化。

2. 候气

目的：静候经气充盈。《针灸大成》云："用针之法，候气为先。"指出了候气的重要性，候气是得气的基础。《素问·离合真邪论》云："静以久留，以气至为故，如待所贵，不知日暮，其气以至，适而自护。"这是说针尖经过徐进刺入，已触及得气部，要停留片刻，等候经气到来充盈。

操作要点：持针静候。《针灸大成》云："正谓持针者，手如握虎，势若擒龙，心无他慕，若待贵人。"这是说医者在针刺深入之时，必须聚精会神，一心一意地体会针下之感，寻求"若有所触"的得气部，而后停留等待经气旺盛，至针下徐缓而沉满为止，是为留候经气，就如同等待贵人一样。

"候气法"与"进针法"中之停留，在程序上有先后浅深之不同；与"留针法"有手法操作、时间长短之异。

同时，还要注意在得到针刺应出现的感觉时，还容易发生肌肉紧张，当此之时，应略候，等肌肉消除紧张，利于营卫运行为止。《素问·离合真邪论》所谓"静以久留，无令邪布"，说的就是这个意思。

此外，还要注意若针刺一定深度"无有所触"，或滞涩针体，或感觉不大浅无，是为尚未寻到得气部，就无须使用候气法，可使用催气法。

3. 得气

得气指医者与患者均有调来经气之感，是神应的一种表现，而得气与否，以及得气的迟速，不仅关乎针刺的疗效，而且也可据此判断疾病的预后。得气为神应，神应而有效（气至而有效），气速为神旺，神旺而效速，气迟为神弱，神弱而效迟。正如《标幽赋》所云："气速至而速效，气迟至而不治。"

气至则医者感到针尖似有所触，略停片刻（候气及催气）续增沉满；同时患者觉针刺处有酸、麻、重、胀及触电感的传导。这二者结合起来，即为得气。正如《标幽赋》所云："次察应至之气，轻滑慢而未来，沉涩紧而已至……气之至也，如鱼吞饵之沉浮；气未至也，如闲处幽堂之深邃。"

（1）气至（得气）的表现：患者和医者的反应见图1、图2。

患者主观体验的感觉
├ 酸胀——往往同时存在，多局限于腧穴上下
├ 麻——沿着所刺腧穴的经脉路线范围上下传导，很少波及全身，有时在酸胀后出现
├ 重——（沉压）多在留针时间内产生
├ 轻快——多表现在主要症状消减后
├ 疼痛
│　├ 局限痛——刺入时，在肌肉层发生一时性阵痛，如在留针时，为患者体位移动时所至
│　├ 跳痛——刺入后，针尖似触有一物，而发生痉挛性跳痛，或在留针时，似有一物牵制针身跳痛，而引起痉挛（速将针向上提起，感觉即可消失）
│　├ 传导痛——刺入后，沿一定路线或范围，发生好像抽筋似的疼痛（一次性较多）
│　├ 反射痛——针背俞穴，突然发生内脏疼痛（除针刺过深引起的），偶见，最好停针刺
│　└ 术后痛——多出现在痿瘫偏枯证，以及有后遗感
├ 内脏功能影响——呼吸平稳、心跳变缓、肠鸣、排气、子宫脱垂回缩、止血、出汗、缓痛等（晕针除外）
├ 热——有感在局部的，或周身发生的
└ 冷——有时在局部的，或在手、足掌心，似有冷风吹

图 1　患者主观反应

针下感觉、应速改变
├ 得气
│　├ 徐徐刺入一定深度，遇有轻微抵抗之处，但稍用力即能通过，为得气部
│　└ 针下感如鱼吞饵，续增沉满，为得气
├ 腧穴内外
│　├ 初入针时，患者皮肤紧张，进针困难，这是进针时押手未做好，可通过解释转移患者注意力
│　├ 刺针后，针下感虚滑空浮，如刺豆腐，为不得气
│　└ 刺入一定深度，提插捻转困难，强动则疼痛，这是肌纤维缠针，邪气阻滞，可在腧穴周围循按
├ 刺后：突遇坚韧抵抗，患者同时出现疼痛，多为刺入肌腱
├ 刺后：突遇坚韧抵抗而疼，是刺及骨质
├ 刺后：突感如遇一物而剧痛，可能接触动脉壁等
├ 刺入腹腔：如遇坚韧有弹力，或蠕动感，多刺及肠壁
└ 刺入过深：通过轻微抵抗（应候气），针尖虚进，突入空间，多为刺透胸膜、腹膜，造成事故

图 2　医者客观观察的反应

患者产生酸、麻、重、胀、痛、冷、热感，一般在习惯上称为概括感觉，在临床上患者还会有很多感觉。产生的原因与医生的刺激方法，如针入浅深、捻转提插幅度、腧穴部位的特异，以及患者体质的敏感性、病情虚实及当时的精神因素等有关。

得气的与否和快慢主要取决于取穴的准确性和患者经气的盛衰。一般来说，临床上，一个气血充盈的患者，在经脉流注旺盛之时，医者针尖在候气时，会和缓而迅速地达到沉满，患者同时感到酸、麻、重、胀等，其治疗的效果就明显。若医生停针候气，经气迟迟不至，或不显著，而患者也并无感觉，其治疗效果就差，这时应采取催动经气旺盛的手法。

（2）气不至（不得气）的表现：《标幽赋》载："次察应至之气，轻滑慢而未来。""气未至也，如闲处幽堂之深邃。"

这种情况应如何处理？①取穴不准确者：改变针尖方向。将针提至皮下，再换一个方向行针，或将针稍提再捻转，如此往复，便会得气。②针尖未触及得气部：改变下针速度。《灵枢·小针解》云："要与之期者，知气之可取之时也。粗之暗者，冥冥不知气之微密也。"医者不明经气所在部位，不细察经气微妙的变化，针尖未触及或错过得气部。此时，当徐徐将针提上或插下寻求得气部。③患者经气衰少：行针候之催之。《灵枢·刺节真邪》云："用针者，必先察其经络之实虚，切而循之，按而弹之，视其应动者，乃后取而下之。"对于经气衰少者，应采用各种方法，候其经气来至。

4. 催气

目的：催动经气旺盛和运行。《神应经》曰："用右手大指及食指持针，细细动摇，进退搓捻其针，如手颤之状，谓之催气。"这是说针尖不离其得气部，用轻微的提插捻转方法，加强刺激催动经气，直到患者有感觉。此法临床常用。

操作要点：①指循法。《针灸大成》曰："指循者，凡下针，若气不至，用指于所属部分经络之路，上下左右循之，使气血往来，上下均匀，针下自然气至沉紧。"这是说针尖不离得气部，用押手循经络流注，上下左右切压，改变针尖方向，催动经气，自然到来。这在临床上多用之有效。②爪摄法。《针灸大成》曰："爪摄者，凡下针，如针下邪气滞涩不行者，随经络上下，用大指爪甲切之，其气自通行也。"这是说因邪气滞涩（肌纤缠针），使经气不行的情况，即以爪摄法，在所刺腧穴的经络上下方按摩切之，迫散滞涩于经络之间的邪气。同时，这种方法也能改变因捻转太过而滞涩的针体，消除患者肌肉的紧张。③顺经取穴法。如经过用以上二法仍不得气，可在同一经脉循行的方向上，依次再取一两个腧穴，即能引导经气，催动经气旺盛或运行，但此法很少用（避免多针乱刺）。

5. 辨气

目的：辨别所得之气，以补以泻。《灵枢·终始》云："邪气来者紧而疾，谷气来者徐而和。""谷气"即"经气"，这就是说医者在得气之时，要抓紧辨别所产生的两种不同反应，分为"经气"或"邪气"，以便于将得来（注入）调和的经气，更好地输送出来，达到病所。因此，医者在针刺治疗时，应静心体会针下感觉及细致观察患者反应，以"见其乌乌，见其稷稷，从见其飞"；

根据得气之有无，经气之虚实，邪气之强弱，采用不同手法，以"伏如横弩"候气守气，以"起如发机"催气行气，以"迎之随之"补气泻气，"以意和之"（《灵枢·九针十二原》），以达到得气取效的目的。

操作要点：①辨经气。针下之气，为徐而缓和的沉满，是正常生理功能反应，为经气正气，宜补宜调。②辨邪气。针下之气，为急疾沉满微兼紧涩，而不防碍提插捻转的，是虚邪之气。得此，慢性病者，宜先输气，后祛邪；急性病者，宜先祛邪，后扶正。针下之气，为急疾沉紧滞涩，难于提插捻转，强动辄痛的，是邪盛之气。得此，应急以祛邪。

6. 守气

目的：明辨经气的活动情况，以用针之徐疾。《灵枢·小针解》云："上守机者，知守气也。机之动，不离其空中者，知气之虚实，用针之徐疾也。空中之机，清静以微者，针以得气，密意守气勿失也。"这就是说医者在明辨针下气的基础上，还要守住气，以徐以疾，提插捻转均不能丢失经气，方能行针调气。

操作要点：以神御气。《素问·宝命全形论》云："经气已至，慎守勿失，深浅在志，远近若一，如临深渊，手如握虎，神无营于众物。"这是说医者在针刺得气后，必须聚精会神地体会针下经气的活动情况，保持针体不动，以意守气，慎守勿失。

7. 调气法

目的：将调来之经气，再输送到病所。《金针赋》曰："夫调气之法，下针至地之后，复人之分，欲气上行，将针右捻；欲气下行，将针左捻。"这就是说将调来和缓注入之经气，再以提插捻转的手法，结合留针的方向或动向，使经气输送到病所。

操作要点：①留气法。《针灸大成》云："留气法，能破气，伸九提六。"《金针赋》亦曰："留气之诀……乃直插针，气来深刺，提针再停。"此即针刺得气后不离其处，轻微提插数次，在提针时，留针于得气部。手持针不动，针尖指向病所，引导经气，以内通行于表（从阴引阳）。留针3～5个呼吸，足经留得长一些，手经留得短一些。此法能"通阳行气，消瘀散结"，从而迫使瘀积之病邪，驱达于表。②运气法。《针灸大成》云："凡用针之时，先行纯阴之数，若觉针下气满，便倒其针，令患人吸气五口，使针力至病所，此乃运气之法，可治疼痛之病。"此即针刺得气后不离其处，轻微提插数次，针尖指向病所，倒针插留于得气部，使经气流注于内（从阳引阴）。此法能"宣通经气，住疼止痛"，从而使气血畅通无阻，"通则不痛"。③提气法。《针灸大成》云："提气法……凡用针之时，先从阴数，以觉气至，微拈轻提其针，使针下经络气聚，可治冷麻之症。"此即针刺得气后，将针微捻缓慢轻提，留针于得气部，持针不动，引经气汇聚，气聚则热。此法能"调和营卫"，从而使营行卫布，治疗冷麻不仁。④中气法又名纳气法。《针灸大成》云："中气法……凡用针之时，先行运气之法，或阳或阴，便卧其针，向外至痛疼，立起其针，不与内气回也。"此即针刺得气后，轻微提插数次，倒针针尖向心，大拇指向前微捻插入，促使经气运行，然后将针直立，留于得气部，纳塞营卫之气，不让其反流。此法能"纳送营卫"，从而使气血可达偏衰之处，治疗瘫痪偏枯。

8.行气法

行气法是在完成辨气与调气手法基础上，运用各种手法来控制经气的运行，使之直达病所的一类手法，分为走气法和导气法二类。

（1）走气法：是利用针尖的方向，来控制经气运行的一类手法，又称飞经走气。操作时，要注意意守针尖，保持针体垂直不动，使经气勿失，手法轻微均匀连续，以意行气。

1）青龙摆尾法

目的：通过针尖将经气由所刺处输送到病所，临床多用于"上病下取""前病后取"之法中，适宜于阴病阳治、下虚上实之证。

操作要点：《金针赋》云："青龙摆尾，如扶船舵，不进不退，一左一右，慢慢拨动。"笔者是在得气守气基础上，意守针尖，刺手拇、食二指持住针柄，保持针体垂直不动，中指指腹按于针身上1/3处，均匀、轻微、缓慢、连续不断地拨动针身，使针尖在腧穴内微微摆动，似青龙摆尾之状，一呼一吸4次，连续3～5个呼吸。这样就可将经气输送到病所，患者病症随之缓解。

2）白虎摇头法

目的：调动、催动经气向所刺处的上、下、左、右扩散，以扩大经气运行的范围，临床多用于"旁病中取"之法中，适宜于经脉痹阻不通之证。

操作要点：《金针赋》云："白虎摇头，似手摇铃，退方进圆，兼之左右，摇而振之。"笔者是在得气守气基础上，意守针尖，刺手拇、食二指持住针柄，保持针体垂直不动，中指指腹与无名指指背挟持住针身，用腕力上、下、左、右，均匀、轻微、缓慢、连续不断地摇摆针柄，使针柄摆动，似白虎摇头之状，一呼一吸4次，连续3～5个呼吸。这样就可将经气扩散到针刺处的上、下、左、右，患者自觉针感向上、下、左、右扩散。

3）苍龟探穴法

目的：通过针尖将经气由所刺处向前、向上或向后、向下运行，输送到病所，临床多用于"麻者上取""痛者下取""前病后取""后病前取"之法中，适宜于经气痹阻不通、麻痹疼痛之证。

操作要点：《金针赋》云："苍龟探穴，如入土之象，一退三进，钻剔四方。"笔者是在得气守气基础上，意守针尖，刺手拇、食、中三指持住针柄与针身交界之处，保持针体垂直不动，快速稍微将针上提，稍停片刻，再缓慢着力将针下推，其形似乌龟入土探穴之象，持续3～5个呼吸。这样就可将经气推动到病所，患者病症随之减轻。

4）凤凰展翅法

目的：通过针尖将经气由所刺处向左或向右运行，输送到病所，临床多用于"旁病中取"之法中，适宜于久病虚证。

操作要点：《金针赋》云："赤凤迎源，展翅之仪，入针至地，提针至天，候针自摇，复进其原，上下左右，四围飞旋，病在上吸而退之，病在下呼而进之。"笔者是在得气守气基础上，意守针尖，刺手拇、食二指持住针柄，中指、无名、指小指微屈，保持针体垂直不动，轻微、缓慢地将针上提，稍停片刻，再用腕力连同中指、无名指、小指微伸，带动针体着力向上、下、左、右插，如此上提下插，中指、无名指、小指微屈微伸，其形似凤凰展翅飞翔之状，持续 3～5 个呼吸。这样就可将经气输送到病所，患者病症随之减轻。

5）子午捣臼法

目的：通过针尖将经气沿着经脉循行路线，上下运行，达于病所，临床多用于"循经取穴"之法中，适宜于气血瘀滞之实证。

操作要点：《金针赋》云："子午捣臼，水蛊膈气，落穴之后，调气均匀，行针上下，九入六出，左右转之，十遭自平。"笔者是在得气守气基础上，意守针尖，刺手拇、食、中三指持针，保持针体垂直不动，拇指小幅度均匀地向前捻插，向后转提，其形似小鸟食饵之状，持续数分钟。这样就可将经气推动到病所，患者病症随之缓解。

6）意气行针法

目的：将意气与针法结合，有效迅速地调和气血，疏通经脉，使患者很快地获得针感，适于治疗因经气不调，气机不畅，经脉瘀阻所致的一系列病证。

操作要点：进针后，术者意守针尖，针入所欲深度后，使之得气，守气勿失，继而拇指向前捻针约180°，紧捏针柄，保持针体挺直不颤动，意守针尖，静引气聚，待针下有跳动感时，说明经气已聚，然后以意行针，以意行气，将经气缓慢输送到病所，若病处有酸、麻、胀或舒适轻松之感，说明经气已达病所。

（2）导气法：是利用双手协调的不同动作，来导引经气通关过节，向一定方向运行的一类手法。操作时，要注意双手协调，刺手保持针体垂直不动，控制住经气；押手用腕力均匀连续地叩击按压，促进经气运行。

1）龙虎升腾法

目的：利用押手的动作，将经气通过阻碍，上下运行，达于病所，临床多用于"通关过节""通经接气"之法中，适宜于经气郁滞不畅之证。

操作要点：《金针赋》云："龙虎升腾之法，按之在前，使气在后，按之在后，使气在前，运气走至疼痛之所，以纳气之法，扶针直插，复向下纳，使气不回。"笔者是在得气基础上，刺手持针，保持针体垂直不动。欲使经气上行，刺手将针稍微上提，针尖略向上，同时用押手拇指轻压针后；反之，欲使经气下行，刺手将针稍微上提，针尖略向下，同时用押手食指轻压针前。如此，经气上行似龙飞升天，经气下行似虎腾下山之象。这样就可将经气上行下达，输送到病所。

2）龙虎交战法

目的：同"龙虎升腾法"。

操作要点：《金针赋》云："龙虎交战，左捻九而右捻六，是亦住痛之针。"笔者是在得气基础上，刺手持针，保持针体垂直不动，着力紧按慢提，均匀小幅度地提插捻转；同时用押手小鱼际部，自针前沿着经脉向心方向，由重渐轻地叩击；然后，再自针后沿着经脉离心方向，由重渐轻地叩击，使交争于针下的经气和邪气分开，疏导经气上行下走，达于病所。

9. 补泻法

目的：根据经气的虚实，有余者泻之，不足者补之，来调整机体的虚实状态。《灵枢·九针十二原》云："虚实之要，九针最妙，补泻之时，以针为之。"《素问·调经论》云："泻实者气盛乃内针，针与气俱内，以开其门，如利其户，针与气俱出，精气不伤，邪气乃下，外门不闭，以出其疾，摇大其道，如利其路，是谓大泻……补虚……持针勿置，以定其意，候呼内针，气出针入，针空四塞，精无从去，方实而疾出针，气入针出，热不得还，闭塞其门，邪气布散，精气乃得存，动气候时，近气不失，远气乃来，是谓追之。"《难经·七十八难》云："推而内之是谓补，动而伸之是谓泻。"《标幽赋》云："迎夺右而泻凉，随济左而取暖。"历代医家对补泻的认识和操作手法论述颇多，临床应用价值很高。笔者根据《灵枢·九针十二原》"徐而疾则实，疾而徐则虚"的原则，总结出操作简单的热补法和凉泻法。

操作要点：①热补法。得气后，慎守勿失，全神贯注于针尖，将针小幅度徐进疾退提插 3 ～ 5 次，最后以插针结束。继而拇、食指朝向心方向微捻其针（约 180°），紧捏针柄，保持针体挺直不颤动，意守针尖，以意行气至病所为补法。若继续持针守气，引经气汇聚，则气聚生热（阳盛则热）。②凉泻法。得气后，慎守勿失，全神贯注于针尖，将针小幅度疾进徐退提插 3 ～ 5 次，最后以提针结束。继而拇、食指朝离心方向微捻其针（约 180°），紧捏针柄，保持针体挺直不颤动，意守针尖，以意将气四散之为泻法。若继续持针散气，则气散阳衰，气失温煦而凉（阳虚则寒）。

这种热补凉泻手法，是在得气守气的基础上，融进了提插和捻转手法的变化。其捻转手法的变化是本着向心为补，离心为泻的原则；其提插手法的变化是本着《内经》"徐而疾则实，疾而徐则虚"的原则，即重慢插针而快提针为补，轻快插针而慢提针为泻。临证时，术者除注意意守外，还需嘱患者意守受术处，体验针感的变化，与医者密切配合。对于初次接受此种针法的患者或体虚经气瘀甚者，凉热效果出现得相对较慢。因此，术者要耐心守气，以后随着施术次数的增多，经气通畅，则凉热感会随即出现。

（三）留针法

留针指手离毫针，将针放置患者体表穴位内。根据治疗的目的和手法的需要，留针法在临床常分为动留针、静留针、提留针、插留针四种针法。

目的：加强针感和针感的持续时间。

操作要点：①动留针法。行针结束后，根据病情的需要，每隔 5～10 分钟重复行原手法 1 次，以加强针刺的作用，提高针刺的治疗效果，适用于虚实诸证及瘫痪、昏迷等静病。②静留针法。行针结束后，不再施以手法，静止不动地将针放置于穴内，留针时间较长，一般在 40 分钟以上，正所谓"静以久留"，适用于眩晕、抽搐、痉挛等动病。③提留针法。行针结束时，离心方向微捻其针，然后将针提至天部，静止不动得留于穴内，适用于动、紧、实证。④插留针法。行针结束时，向心方向微捻其针，然后将针插至地部，静止不动得留于穴内，适用于静、松、虚证。

关于留针的时间，笔者赞同汪机"留针无定时论"，而不以呼吸次数的多少机械地定时。其曰："静以久留，以气至为期，不以息之多少而便去针。是古人用针，唯以气至为期，而不以呼之多少为候。若依留呼之说，气至则可，气若不至，亦依呼数而去针，徒使破皮损肉，有何益于病哉？"笔者认为，得气是正邪交争、经气驱邪于外的表现，为神应。"攻邪在乎针药，而行药在乎神气"，针感在，表明正邪尚在交争，胜负未分，不可出针，出针则病复；只有针感消失，针下松动，正邪休争，胜负已定，方可出针，而不致邪复。正如《金针赋》所云："况夫出针之法，病势既退，针气微松。病未退者，针气始根，推之不动，转之不移，此为邪气吸拔其针，乃真气未至，不可出之；出之者其病即复，再须补泻，停以待之，直候微松，方可出针豆许，摇而停之。"这确实是从丰富的实践中总结出来的经验之谈，临床常可见针下之气未松，而急于出针，患者症状加重或感觉异常者。

（四）出针法

出针指行针已毕，达到了治疗要求，将针拔出患者体外。根据治疗的目的和手法的需要，临床常将出针法分为平法出针、补法出针、泻法出针三种。

目的：根据病情及手法需要，结合一定手法，将针拔出患者的体外，结束针刺治疗。《灵枢·小针解》云："气至而去之者，言补泻气调而去之也。"《灵枢·官能》云："泻必用圆……摇大其穴，气出乃疾。补必用方……推其皮，盖其外门，真气乃存。"

操作要点：①平法出针。押手持消毒干棉球按于针孔周围，刺手持针轻微捻转，慢慢将针提至皮下，然后迅速拔出，切勿强力出针。②补法出针。《针灸大成》云："补者吸之，急出其针，便以左手大指，按其针穴，及穴外之皮，令针穴门户不开，神气内守，亦不致出血也。"这清楚地描述了补法出针的操作方法。③泻法出针。《针灸大成》云："泻者呼之，慢出其针，务令气泄，不用按穴。"这是说患者呼气时，摇大针孔，缓慢地将针拔出，不按闭针孔。

总之，针刺手法历来被医家所重视，种类繁多，然无论其名之雅或俗，操作之简或繁，总以能达到针刺治疗目的为原则，以简便实用为标准。此论针刺进、行、留、出四阶段手法之操作，只是笔者临床常用之法，难以概全，抑或有言之不清、难以明辨者，当斧正赐教。

【附：押手和刺手的作用】

刺（右）手：主要是持针，以手指、腕、背协力，运用提、插、捻、转，结合指循、指压、针向、留针、呼吸等，予以轻重、浅深、快慢、多少的不同刺激手法。

押（左）手：可避免患者产生恐惧心情，预防和减少进针之痛，并能固定穴位和针体针向，指循逆顺，协助寻找得气，直至使用手法时不离针感。

二十一 拔罐施治原则

拔罐疗法是以罐子为工具，用物理方法造成罐内相对负压，使罐子吸附于施术部位，产生温热刺激及局部皮肤充血，以达到治疗疾病目的的一种物理疗法。

拔罐疗法历史悠久，最早见于汉代帛书《五十二病方》，记载了以角法治疗痔疾时，用兽角吸出痔核以便手术结扎切除的有效措施。其由于采用动物的角作为治疗工具，所以称为角法。晋唐时期开始用经过削制加工的竹罐来代替兽角，直至宋金时期彻底被竹罐取代，更替为吸筒法。元代在竹罐的基础上发展出最早的药罐，清代出现了陶土烧制成的陶罐。赵学敏的《本草纲目拾遗》中首次出现了"火罐"一词，并沿用至今。历经数千年的发展，拔罐疗法应用形式及适应证不断丰富，应用形式包括闪罐、留罐、走罐、刺络拔罐、针罐、药罐等，其适应证也由痈肿疮毒扩大到内科、外科、妇科、儿科、皮肤科及五官科等将近130多种疾病。

拔罐疗法以皮部理论为依据。《素问·皮部论》云："凡十二经络脉者，皮之部也。是故百病之始生也，必先于皮毛。""皮者，脉之部也，邪客于皮则腠理开，开则邪入客于络脉，络脉满则注于经脉，经脉满则入舍于腑脏也，故皮者有分部，不与而生大病也。"这说明皮部与脏腑经脉密切相连，是人体之外卫，"有诸内，必形诸外"。是故《灵枢·外揣》强调："故远者司外揣内，近者司内揣外，是谓阴阳之极。"经脉正是通过运行气血输布、濡养、联络、调节人体的五脏、六腑、四肢、百骸、五官、九窍，使之维持正常的生理功能和机体的协调和平衡。因此，通过对某些相应穴位或部位进行负压刺激，可以激发经络之气，起到疏通经络、调和气血、祛风散寒、扶正祛邪的作用，从而达到调整机体功能、防治疾病的目的。现代研究证实拔罐疗法可改善血液循环，促进人体毒素、废物的排泄，增强机体免疫细胞的吞噬能力，提高机体免疫力。拔罐疗法作为一种中医外治方法，必当在中医学理论指导下，方随法出，法因证立，才能发挥其有效治疗作用，术尽其用，诚所谓外治之法，亦内治之理是也。其适应证与应用形式有着密切联系，故总结拔罐施治原则，以指导拔罐疗法的有效应用。

（一）其在表者，闪而发之——闪罐法

闪罐法亦称响罐法，是最常用的拔罐方法之一，即将罐拔上迅即起下，再拔上，再起下，如此反复吸拔多次，至皮肤潮红为止。《素问·阴阳应象大论》曰："因其轻而扬之。"轻乃言病邪浮浅，病位在表；扬即是宣扬发散之法。意指针对病情轻浅之证，宜选用发散宣扬之法，顺病之势向外发泄，使邪气得散。用之于药，则如病邪在表的外感初起之证，宜用解表法使之汗解；推之于罐，则如病邪初起的中络在表之证，可用闪而不留的闪罐法使之邪祛。

1. 闪罐法的应用原则

"其在表者，闪而发之"，指病位表浅，或外感始中皮毛者，通过闪罐法因势利导，祛除病邪，调和皮毛气血的一种施治原则。通过闪罐反复地拔、起，使皮肤反复紧、松，反复充血、不充血、再充血形成的物理刺激，对神经和血管起到一定的兴奋作用，以增加细胞的通透性，改善局部血液循环及营养供应。此法适用于外感初起、风证、局部皮肤麻木、病位浅表证者，以及不易于吸拔、留罐的肌肉菲薄之处。

2. 闪罐法的操作方法

闪罐法是临床常用的一种拔罐手法，一般多用于皮肤不太平整、容易掉罐的部位。将罐吸拔于所选部位，立即起下，再拔上，再起下，如此反复吸拔多次，直至皮肤温热潮红。

3. 闪罐法的操作要点

拔罐频率要轻快：闪火快入快出，施罐快扣快起；罐口温度勿过高，勿燎罐口，避免罐口反复加热以致烫伤皮肤。随时掌握罐体温度，如感觉罐体过热，可更换另一个罐，最好两罐交替操作。此外，棉球蘸酒精不可过多，勿滴落，不可烧燎罐口；保持罐口朝下，不可侧倾或上仰。此法具有一定的技巧性和灵活性，动作要迅速、准确，手法要轻巧；其吸附力要适中，为留罐（在同等型号玻璃罐和火力前提下）吸拔力的 1/4 ～ 1/3；取下时如单纯直接向上拉拔罐身，动作不免粗鲁、野蛮，也会增加患者的痛苦，可用手握牢罐身，大拇指向上掰、小鱼际侧向下按压、手向外旋取下火罐，可听到低沉、清脆的"嘭"声，以有"响声"为佳。如此操作既顺手，又准确、灵活，还提高了操作速度和频率，且左右手操作均可，依个人习惯而定。需注意如罐口或罐身过热，应及时更换以免烫伤。

此法适宜周围性面瘫的辅助治疗。该病属于中医学"真中风"范畴，其发病多由于脉络空虚，外邪乘虚侵入面部筋脉，痹阻经脉使筋脉失于濡养，肌肉纵缓不收。初期以外邪始中络脉为主要矛盾，正邪相争，正胜邪却，则经气无所阻滞，络脉调和，气血周流而不病。故当此之时，应以疏散外邪为大法。选患侧阳白、四白、颊车、地仓、翳风，按照额部、面部、口角的顺序，用 1 号罐（内口径 2.8cm）或 2 号罐（内口径 3cm）（便于操作者抓握）进行闪罐操作，以局部微红、患者自觉发热为度，每日进行 1 次。

（二）其在内者，深而留之——留罐法

留罐法又称坐罐法，是临床最常用的拔罐方法，是将罐具吸拔在皮肤上，留置 8～15 分钟取下。《素问·调经论》谓："人之所有者，血与气耳。""血气者，喜温而恶寒，寒则泣不能流，温则消而去之。"邪居体内，正邪交争，正胜邪却，则病愈，反之，则病进。留罐法可借助温热吸拔的刺激，温通经络，行气活血，消肿止痛，温散风寒。

1. 留罐法的应用原则

"其在内者，深而留之"，指邪客经络，或寒邪中脏，通过留罐法对局部皮肤产生温热刺激，祛除病邪，调和脏腑功能的一种施治原则。通过留罐一定时间牵拉了神经、肌肉、血管及皮下的

腺体，可引起一系列神经内分泌反应，调节血管舒、缩功能和血管的通透性，从而改善局部血液循环。如因某种原因导致气血运行不畅，则在相应的穴位或部位上拔罐，通过拔罐的负压作用，使之充血或出血，从而疏通了瘀滞，补益了不足，使气血通行而趋于平衡。此法适用于脏腑功能失调、寒邪直中及部位较深、局限、固定、日久的疾病，多吸拔于腧穴、病症反应点之处。

2. 留罐法的操作方法

留罐有火罐、水罐、抽气罐之分，火罐有闪火法、投火法、架火法、贴棉法、滴酒法、悬火法6种；水罐有水煮罐法、蒸气罐法、温水罐法3种；气罐有抽气罐法、橡胶罐法、抽气筒排气法3种。此处仅就火罐闪火法略述之。选好吸拔部位，用灵活主力的一只手（一般为右手）握紧罐身，另一只手拿夹紧95%酒精棉球的止血钳（若为一人操作，则在拿罐前点燃棉球；如有助手可待准备好后由助手点燃棉球），快速将棉球段伸至罐底后不动，右手持罐迅速绕棉球旋转一周，注意勿燎罐口，将罐快速拔于皮肤上留置，无须用力按压。治疗实证用泻法，即用单罐口径大、吸拔力大的泻法，或用多罐密排、吸拔力大的，吸气时拔罐，呼气时起罐的泻法。治疗虚证用补法，即用单罐口径小、吸拔力小的补法，或用多罐疏排、吸拔力小的，呼气时拔罐，吸气时起罐的补法。

3. 留罐法的操作要点

"快"闪火，"速"扣罐。注意棉球蘸酒精不可过多，不可烧燎罐口，保持罐口朝下，不可侧倾或上仰。罐号的选择则要根据吸拔部位而定，如面部、关节等肌肉浅薄、面积较小的部位可选用1号罐（内口径2.8cm）或2号罐（内口径3cm），而背部、腰部、腹部、下肢等肌肉丰厚、面积较大的部位，则可选用3号（内口径4cm）至5号（内口径5cm）罐，以方便操作和增加吸拔的牢固性。

此法适宜颈椎病辅助治疗。该病属于中医学"痹证"范畴，多由颈椎长期劳损，经脉瘀滞，外感风寒而发。选取双侧风池、百劳、天宗及大椎，用3号罐或4号罐进行拔罐操作，留罐8～15分钟，每日1次，可连续治疗3天，待症状缓解后改为隔日1次，直至症状消失。

（三）其瘀滞者，走而不守——走罐法

走罐法又称拉罐法、推罐法及滑罐法等，吸拔后在皮肤表面来回推拉。《素问·阴阳应象大论》曰："其慓悍者，按而收之，其实者，散而泻之。"意指对气血瘀滞者，按而散之，走而不守，推动气血运行。此法集多种功效于一身，其吸拔作用与留罐法相同，走罐过程中罐口与皮肤的摩擦则类似于刮痧治疗，施术者将罐体按压于机体则有如推拿按摩，由摩擦产生的温热效应又与艾灸作用相似，而涂抹于皮肤表面的介质，如刮痧油、红花油等则可对机体产生直接的活血化瘀通络作用，所以气血瘀滞之证，可用走罐法治之。

1. 走罐法的应用原则

"其瘀滞者，走而不守"，指体内气血运行不畅之疾，通过走

罐法推拿摩擦产生温热刺激，推动气血运行的一种施治原则。通过走罐的按推作用使局部迅速充血、瘀血，小毛细血管甚至破裂，红细胞破坏，发生溶血现象。红细胞中血红蛋白的释放对机体是一种良性刺激，它可通过神经系统对组织器官的功能进行双向调节，同时促进白细胞的吞噬作用，提高皮肤对外界变化的敏感性及耐受力，从而增强机体的免疫力。此外，拔罐局部的温热作用不仅可使血管扩张、血流量增加，而且可增强血管壁的通透性和细胞的吞噬能力，从而疏通了瘀滞。拔罐处血管紧张度及黏膜渗透性的改变，淋巴循环加速，吞噬作用加强，对感染性病灶，无疑形成了一个抗生物性病因的良好环境。另外，溶血现象的慢性刺激对人体起到了保健功能。此法适用于脏腑功能失调疾病、经脉瘀滞疾病。一般用于面积较大、肌肉丰厚而平整处，如腰背、臀髋、腿股等部位，或者需要在一条或一段经脉上拔罐。如颈椎病、肩周炎、腰椎病等关节疾病，面神经麻痹、肢体痿软、软组织损伤等瘀滞性疾病，采用走罐法可改善机体血液瘀滞状态，故能收到很好的临床疗效，而对于慢性疲劳综合征患者，此疗法同样能起到很好的缓解症状，改善血流动力学作用。

2. 走罐法的操作方法

在施术部位涂抹适量（以局部均匀油润、不流淌为度）的介质（以刮痧油或红花油为佳），吸拔（吸拔力度当先轻后重）罐后，术者单手或双手抓握住罐身，罐口前方略提起，后方下压贴实，推拉罐身在患者皮肤上沿一定路线移动，直至施术部位皮肤红润、出痧甚至瘀血，将罐起下。走罐法对不同部位应采用不同的行罐方法。腰背部沿垂直方向上下推拉；胸胁部沿肋骨走向左右平行推拉；肩、腹部采用罐具自转或在应拔部位旋转移动的方法；四肢部沿长轴方向来回推拉等。走罐法的具体操作有以下 3 种：①轻吸快推法。罐内皮肤吸起 3 ~ 4mm，以每秒钟推行 60cm 的速度走罐，以皮肤潮红为度。此法适用于外感风邪、皮痹麻木、末梢神经炎等。②重吸快推法。罐内皮肤吸起 6 ~ 8mm，以每秒钟推行 30cm 的速度走罐，以皮肤呈紫红为度。此法适用于经脉、脏腑功能失调的病证。③重吸缓推法。罐内皮肤吸起 8mm 以上，以每秒钟 2 ~ 3cm 的速度缓推，至皮肤紫红为度。此法适用于经脉气血阻滞、筋脉失养等病证，如寒湿久痢、坐骨神经痛、肌肉萎缩及痛风等。此法的刺激量在走罐法中最大，可自皮部吸拔出沉滞于脏腑、经脉的寒、湿、邪、毒。

3. 走罐法的操作要点

根据施术部位选择适宜的罐具，选用口径较大的玻璃罐或陶瓷罐，同时要便于施术者操作，罐口必须平滑，以玻璃罐为宜，以免划伤患者皮肤。走罐时，以手握住罐底，稍倾斜，即后半边着力，前半边不用力略向上提，慢慢向前推动，根据患者的病情和体质调整罐内的负压，以及走罐的快、慢、轻、重。罐内的负压不可过大，否则走罐时由于疼痛较剧烈，患者无法接受；推罐时应轻轻推动罐的颈部后边，用力要均匀，以防火罐脱落。其移动路线可为单向也可为往复移动，总体原则与经络补泻原则一致，即实证逆经走罐，虚证顺经走罐。而肩胛、背腰部等肌肉丰厚的部位，则可沿肌肉纹路进行走罐以达到松弛肌张力、缓解疲劳和疼痛的目的。以督脉为例，沿督脉自下而上的方向移动为补法，具有升阳的作用；沿督脉自上而下的方向移动为泻法，具有泄热的作用，临床选择具体视治则而定。因走罐法痛感较其他罐法更为强烈，为便于患者接受，吸拔力度当由轻至重，让患者慢慢适应。

此法适宜治疗慢性疲劳综合征。该病属于中医学"虚劳""痹证"等范畴，多由饮食不节、思虑过度、禀赋不足等引起脾虚肝旺、气血失和。治疗要点在于调和气血，而气血乃脏腑所生所化，故可采用背部督脉及膀胱经走罐法以调理脏腑。根据患者虚实之别，选用4号罐或5号罐于督脉和背部双侧膀胱经顺经走罐或逆经走罐以进行补虚泻实，调整脏腑阴阳平衡，令气通血旺而疲劳得解。

（四）其瘀毒者，刺而拔之——刺络拔罐法

刺络拔罐法，即在施术部位消毒后，用针具点刺出血后拔罐并留置的方法，是刺络放血与拔罐疗法配合应用的一种治疗方法。《素问·阴阳应象大论》曰："因其重而减之……其实者，散而泻之……血实宜决之。"意指对瘀血热毒之疾，宜刺络放血，泻出毒血，使体内的瘀浊毒素随血排出，使热清毒解，邪祛正安。

1.刺络拔罐法的应用原则

"其瘀毒者，刺而拔之"，指对瘀血热毒之疾，通过刺络加以拔罐泻出毒血的一种施治原则。此法集拔罐与放血疗法为一体，负压的强大吸拔力可使毛孔充分张开，汗腺和皮脂腺的功能受到

刺激而加强，皮肤表层衰老细胞脱落；刺破处充分出血，从而使体内的毒素、浊瘀得以加速排出，使机体内外的湿毒、热毒、瘀毒、痈肿得以蛆解，从而有效改善人体血瘀状态，瘀血可去，新血乃生，临床适用于血瘀证、中毒性疾病、毒证（热、浊）。凡属实证、热证者，如中风、昏迷、中暑、高热、头痛、咽喉痛、目赤肿痛、睑腺炎、急性腰扭伤、痈肿、丹毒、发热、痤疮、带状疱疹、面瘫日久、静脉曲张及坐骨神经痛、肩周炎、痛经等瘀血所致的痛证等，皆可用此法治疗。此外，对重症、顽症及病情复杂的患者也非常适用，如对各种慢性软组织损伤、神经性皮炎、皮肤瘙痒、神经衰弱、胃肠神经痛等疗效尤佳。

2. 刺络拔罐法的操作方法

用三棱针、皮肤针（梅花针、七星针等）刺激病变局部或小血管，使其潮红、渗血或出血，然后加以拔罐。临床为便于操作，多使用一次性塑柄采血针来进行局部点刺。这种针具的针长、直径都是固定的（规格28G），无须施术者控制针刺深度，且针尖锋利，减少了患者的痛感，如此既能保证出血量，又利于患者接受。操作时，每一部位分散点刺8～10下，见血珠微微渗出后立即拔罐留置。一般一个穴位留置一罐，若两穴间隔较近，则可选取稍大号的罐，在点刺完两个穴位后，以一罐同时覆盖两处，留罐8～10分钟后起罐。

3. 刺络拔罐法的操作要点

刺络要快、深、准，点刺的面要集中，不要分散，一般要点刺在穴位、压痛点上。拔罐时，罐的中心要对准出血点处，罐的吸拔力要大；取罐时，拉拔罐身，动作要快，罐口始终向上，尽量不让污血流滴他处。拔后的罐，要集中消洗杀毒。

此法常用于治疗带状疱疹。该病属于中医学"蛇串疮""蜘蛛疮""串腰龙"等范畴，多因情志不遂，肝郁气滞，郁久化热，或因饮食不节，脾失健运，湿热搏结，兼感毒邪而发。发病初期，用三棱针在至阳或阿是穴或龙头、龙尾点刺放血，当即用玻璃火罐采用闪火法将其置于皮疹处，隔日1次，连续治疗3～5次。此法可有效防止带状疱疹后遗神经痛的发生，对于已经出现后遗神经痛的带状疱疹患者，可用三棱针在疼痛点及疱疹部位点刺放血，每一部位分散点刺8～10下，见血珠微微渗出后立即拔罐留置，每日1次，连续治疗5～7次。

（五）罐所不及，针之药之——药罐法

药罐法是将拔罐之留罐法与药物熏、渗外用疗法配合应用的一种治疗方法，包括煮药罐法、药物蒸气法、贮药罐法、药物涂敷法、滴药酒法等。该方法能够同时发挥药物和拔罐的双重作用，对很多疑难病具有较好辅助治疗效果。《灵枢·百病始生》曰："察其所痛，以知其应，有余不足，当补则补，当泻则泻，毋逆天时，是谓至治。"临床使用外治方法治病时，也要遵循"圣人者，杂合以治"的思想，当推拿、针灸、拔罐未能尽效时，要想到结合药物外用，共同发挥治疗作用。

1. 药罐法的应用原则

"罐所不及，针之药之"，指临床施治时，对于单纯采用拔罐

疗法效果欠佳的，可以结合药物作用联合治疗的一种施治原则。此法集拔罐与药物外用疗法为一体，可先在一定的部位施行针刺，待有酸、麻、重、胀等得气感后，留针原处，再以针刺点为中心加拔药罐，以促进血液运行，放松肌肉，缓解疲劳，提高新陈代谢。此法适用于脏腑功能失调疾病、虚损性疾病、久病及腧穴、病症反应点之处。

2. 药罐法的操作方法

药罐法的操作方法有多种，如煮药罐法、贮药罐法、药物涂敷法、药物蒸气法、滴药酒法等，现仅介绍前3种。①煮药罐法：将配制成的药物装入布袋内，扎紧袋口，放入清水煮至适当浓度，再将竹罐投入药汁内煮15分钟，使用时，按水罐法，拔于需要的部位上，多用于风湿病、偏瘫、寒凝血瘀之证等。②贮药罐法：在抽气罐内或玻璃罐内事先盛贮一定量的药液，药液量为罐容积的1/3～2/3，使之吸在皮肤上，常用药为辣椒水、两面针酊、生姜汁、风湿酒等，常用于治疗风湿病、哮喘、咳嗽、感冒、溃疡病、慢性胃炎、消化不良等。③药物涂敷法：将药液、药膏或药糊均匀平敷在穴位上，面积略小于罐口，然后在其上进行拔罐，常用于治疗牛皮癣等皮肤病。

煮药罐法应用的药物要根据病情选用。祛风除湿一般选用秦艽、威灵仙、海风藤、桑枝、防己、防风、透骨草、寻骨风、羌活、独活、五爪风、八角枫、五加皮等；温经散寒一般选用生川乌、生草乌、细辛、胡椒、花椒、桂枝、艾叶、生姜等；活血通络、化瘀止痛一般选用路路通、伸筋草、透骨草、延胡索、川芎、桃仁、红花、当归、丹参、没药、乳香等。疏风散寒、止咳平喘一般选用白芥子、细辛、甘遂、桂枝等。清热解毒一般选用蒺藜、赤芍、牡丹皮、连翘、菊花、白鲜皮、茵陈、土茯苓、板蓝根、马齿苋、败酱草、龙胆草、黄柏、栀子等。补益一般选用党参、白术、熟地黄、山茱萸、杜仲、当归、丹参、淫羊藿、补骨脂、狗脊等。

3. 药罐法的操作要点

煮药罐法：煮药时，要注意温度以 90～100℃为宜；煮药的器具不要用铝、铜、铁制品；药物可反复应用数次。拔罐时，罐口要一直向下，用消毒的干毛巾沾沾罐口，这样一可吸收罐口药液，二可降低罐口温度，防止烫伤。此外，每次使用罐时，要检查罐具完好无损。贮药罐法：要保证罐内药液充分接触皮肤即可，药液量不可太厚；取罐时，动作要快，罐口始终向上，不让药液流出。药物涂敷法：要注意将药物均匀平敷在皮肤上，面积必须要小于罐口的圆面，拔罐时，不可烧燎罐口，将药物快而准地吸拔在罐内，罐口温度勿过高。

此法适宜治疗类风湿关节炎。该病属于中医学"痹证"范畴，多因风、寒、湿邪侵袭人体，闭阻经络，气血瘀滞所致。若为肢体关节、肌肉疼痛酸楚，屈伸不利，可涉及肢体多个关节，疼痛呈游走性，初起可见有恶风、发热等表证。舌苔薄白，脉浮或浮缓属行痹者，先在关节局部采用闪罐法，施罐 3 遍，然后取风门、风市、曲池、外关、阳陵泉，采用药罐法或针罐法，留罐 10 分钟；在膈俞、血海采用刺络拔罐法，留罐 10～15 分钟；若为肢体关节重着、酸痛，痛有定处，手足沉重，肌麻不仁，苔白腻，脉濡缓属着痹者，先在四肢关节采用走罐法，施罐 3 遍，然后取阴陵泉、阳陵泉、足三里，采用药罐法或针罐法，留罐 10 分钟；若为肢体关节疼痛较剧，痛有定处，得热痛减，遇寒加重，苔薄白，脉弦紧属痛痹者，先在四肢关节采用走罐法，施罐 3 遍，然后取肾俞、关元、阳陵泉、足三里，采用药罐法或针罐法，留罐 10 分钟。

总之，罐疗方法是一种真正简便廉验的外治方法，运用正确恰当，常收良好效果。临床应用时可根据患者病情需要，选择一种单用或两种以上联合使用，以达到罐到病除的目的。同时使用时，要注意辨证准确，掌握拔罐施治原则，术随法出，以术尽其用，罐到病除。

二十二 从东垣针法看李东垣对《内经》的继承和发展

"东垣针法"是明代医学家高武辑《脾胃论》中散见的针灸疗法于一篇，载于《针灸聚英》中的。其内容充分体现了东垣的学术思想，是由《内经》继承和发展来的。本文从开创脾胃学说、重视调理阴阳、活用刺血疗法三方面对"东垣针法"进行归纳分析，认为"东垣针法"是李东垣在继承《内经》理论的基础上，结合其长期临床实践经验加以补充和发挥而成的，指出研究"东垣针法"，不仅可窥知东垣学术思想的特点，而且对我们今天继承和发展中医学理论也是有所裨益和值得借鉴的。

（一）承《内经》之理论，开创脾胃学说

东垣对《内经》有深刻的研究。他积多年研习《内经》之心得，结合自己临床实践经验，写出了《脾胃论》一书，创立了脾胃学说。在《脾胃论》中，他不仅大量引用了《内经》中有关脾胃的生理、病理、病候、治则，创立了许多治疗脾胃病的方剂，而且在针法论述中多处引用《内经》原文，并加以补充和发挥。如在《脾胃论·三焦元气衰旺》中，他以《灵枢·口问》"上气不足，脑为之不满，耳为之苦鸣，头为之苦倾，目为之眩。中气不足，溲便为之变，肠为之苦鸣。下气不足，则乃为痿厥心悗，补足外踝下留之"，为其全篇之中心内容，指出"此三元真气衰惫，皆由脾胃先虚，而气不上行之所致"，体现了其重视脾胃的学术思想。在《脾胃论·饮食劳倦所伤始为热中论》中，东垣引用了《灵枢·邪气脏腑病形》胃病的病候和治法，并为之补正。他说："《黄帝针经》：胃病者，腹胀、胃脘当心而痛，上支两胁、膈咽不通，饮食不下，取三里以补之。"考《灵枢》原文未言补三里，只云"取之三里也"。而东垣根据自己对《内经》的深刻理解和临床实践经验，认为此证乃是胃弱中寒，当用温通助阳之法，以消除寒中诸证，故而提出当补其合穴足三里，以升阳除寒。此一"补"字，补充

了《内经》治法之未详，也反映出本病的病机是"胃弱中寒"，体现了其研究《内经》的深度。又如在《胃气下溜，五脏气皆乱，其为病互相出见论》中，他收录了《灵枢·五乱》的大部分内容，加以补充和发挥，阐明了"清浊相干"的发病机制和同精导气的针刺方法，并将《灵枢·官能》"从下上者，引而去之"的治则，作为"气乱"的治疗大法，指导临床辨证施术。例如，在"气在于肠胃者，取之足太阴、阳明；不下者，取之三里"经文后，东垣补充了具体腧穴，并详细论述了具体针刺方法。其曰："因足太阴虚者，于募穴中导引之于血中。有一说，腑腑、去腑病也。胃虚而致太阴无所禀者，于足阳明胃之募穴中引导之。如气逆上而霍乱者，取三里，气下乃止，不下复始。"他认为这种清浊相干，乱于肠胃者，是阳病在阴，治当从阴引阳，调理气机之升降。腑病为阳而腹为阴，治以募穴，正是从阴引阳之法。具体来说，如果因足太阴经虚亏，则用徐入徐出、不补不泻之导气同精法，于脾经之募穴章门引导精气行于血脉中；如果因胃虚纳运失常，水谷精气不充，而致太阴脾机无所禀者，则于胃经募穴中脘引导水谷之精气上输于脾；如果因清浊相干而致气逆于上之霍乱者，则取足三里，从阴引阳地引导清气上升，去其上逆之浊气，使清气上升，浊气下降，气归于平衡。这充分体现了东垣对《内经》的透彻理解和丰富的临床经验，反映出他在针刺施治中，重视温补脾胃的学术思想。

由此可见，东垣在其《脾胃论》中，不论是阐发有关脾胃的生理和病理，还是论述有关脾胃的辨证和治法，都引用了《内经》中不少精辟的论述，并以之作为其学术的主要观点和理论依据。在此基础上，他又结合自己长期的医疗实践，进行理论上的发挥，从而形成了其独特的"脾胃学说"，为我们继承和发展《内经》理论，用于指导临床实践，树立了楷模。

（二）揭《内经》之奥旨，重视调理阴阳

《内经》中有许多医理，多叙述简略，未尽其意，使后人难于理解，不便应用。东垣有鉴于此，在多年研习《内经》的基础上，结合自己长期医疗实践的经验，对《内经》中一些深奥的理论，进行阐述和发挥，揭《内经》中未明之奥旨，发《内经》之所未发，阐发透彻，丰富和发展了中医学理论，为后世医家研究运用《内经》理论，奠定了基础。如东垣根据阴阳升降、协调平衡的理论，从病因、病理、病候、治法诸方面，具体阐发了《素问·阴阳应象大论》"阳病治阴，阴病治阳"的意义，说明了"从阴引阳，从阳引阴"的具体针刺方法。

他认为"阴病治阳"有两种不同情况。一种是外感阴寒之邪侵犯阳位，治以从阳位引导阴寒之邪外解的阴病治阳法。其曰："夫阴病在阳者，是天外风寒之邪乘中而外入，在人之背上腑俞、脏俞。是人之受天外客邪，亦有二说：中于阳则流于经，此病始于外寒，终归外热。故以治风寒之邪，治其各脏之俞，非止风寒而已……中八风者，有风论；中暑者，治在背上小肠俞；中湿者，治在胃俞；中燥者，治在大肠俞。此皆六淫客邪有余之病，皆泻

在背之腑俞。"东垣认为天外风寒之邪，为"阴寒之邪"，人体背为阳，足太阳之所循，脏腑之俞皆在足太阳经。太阳主表而卫外，阴寒之邪侵袭人体，太阳首当其冲，故曰邪在背俞。所以，天外风寒之邪侵袭卫表，归属"阴病在阳"的范畴。治以脏腑之背俞穴，以从阳位引导阴寒之邪外出，即"阴病在阳，从阳引阴"是也。另一种是"阴火"侵犯阳位，治以从阳位引导阴火下归于本位的阴病治阳法。他说："另有上热下寒。《经》曰：阴病在阳，当从阳引阴，必须先去络脉经隧之血。若阴中火旺，上腾于天，致六阳反不衰而上充者，先去五脏之血络，引而下行。天气降下，则下寒之病自去矣，慎勿独泻其六阳。"东垣认为此"上热下寒"证，是由于下焦阴火侵犯上焦阳位，助六腑热盛所致。治当先去五脏络脉之瘀血，从上焦阳位引导阴火随血液下行，即"从阳引阴"法。如此则络脉通利，阳升阴降，阴火下归于阴位，上热下寒之证除矣。以上是"阴病在阳"的病理病候和"从阳引阴"的具体针刺方法。

对"阳病治阴"，东垣也认为有两种不同的情况。一种是清阳不升，下陷阴位，治以从阴引导清阳之气上归于阳位的"推而扬之"法。他说："阳病在阴者，病从阴引阳，是'水谷之寒热，感则害人六腑'。"又曰："饮食失节及劳役形质，阴火乘于坤土之中，致谷气、营气、清气、胃气、元气不得上升，滋于六腑之阳气……下流伏于坤土阴火之中……当从胃合三里穴中推而扬之，以伸元气，故曰从阴引阳。"东垣认为脾胃为后天之本，主受纳腐熟水谷，以濡养五脏六腑。如果饮食失节，劳倦过度，损伤脾胃，使清阳之气不得上升，下陷助阴火上乘之势，则元气越伤。所谓"火与元气不两立，一胜则一负"，故治当扶元气以抑阴火，于足三里穴中推而扬之以伸元气。元气充沛，则阴火自敛。另一种是由于阳气不足，阴气有余，而表现出一系列阳不胜其阴的证候，治当扶阳抑阴，从阴引阳。他说："若元气愈不足，治在腹上诸腑之募穴。若传在五脏，为九窍不通，随各窍之病治其各脏之募穴于腹……凡治腹之募，皆为元气不足，从阴引阳勿误也。"以上是"阳病在阴"的病理病候和"从阴引阳"的具体针刺方法。

纵观东垣所论的"从阴引阳，从阳引阴"的针刺方法，不过两种：一种是"治以脏腑背俞"的从阳引阴法和"治以脏腑腹募"的从阴引阳法；另一种是"引而去之"的从阳引阴法，和"推而扬之"的从阴引阳法。这种以调理人体阴阳升降、协调平衡为首务的思想，不仅表现在其针刺施术中，而且贯穿东垣各科治法中，如其创立的升阳除湿汤，就是升阳于除湿之中，湿浊化而清阳升，"推而扬之，即"从阴引阳"之法也。而除湿益气汤，则是以除湿为主，使湿浊自小便而解，自上而下，"引而去之"，即"从阳引阴"之法也。这体现了东垣重视脾胃（阴阳）升降的思想，和其"内伤脾胃，（阴阳）升降失常，百病由生"的学术主张，反映了他重视调理阴阳的治疗规律。他在继承阐发《内经》理论的基础上，又立论创新，自成体系。

（三）发《内经》之新义，活用刺血疗法

东垣在长期医疗实践中，体会到脾胃在人体生理活动和病理变

化方面的重要性，倡"内伤脾胃，百病由生"说，在治疗上重视温补脾胃。不仅善于应用温补法，而且对泻火或散火之法，在某些情况下，（如虚中夹实证）也不放弃。他认为泻火散火之目的，也是为了顾护元气，是祛邪以扶正。不过在运用上，温补是主要的、基本的，泻火是次要的、权宜的，是为温补脾胃提供条件。这一主导思想也充分体现其针刺施治中。在"东垣针法"中，他不仅重视应用足阳明胃经之合穴足三里和脾胃之募穴，以及导气同精的针刺方法以温补脾胃，保护元气，而且还善于应用刺血疗法，以祛邪扶正。如治疗因脾胃虚弱复感暑湿之邪，湿热困阻脾胃所致汗大泄者，就采用了刺血疗法，以泄湿热，养胃气。他说："若虚损脾胃，有宿疾之人，遇此天暑，将理失所，违时伐化……必大汗泄。""汗大泄者，津脱也，急止之……三里、气街，以三棱针出血，若汗不减不止者，于三里穴下三寸上廉穴出血。"这种以针刺出血来祛邪扶正，调和营卫，达到止汗目的的独特方法，不仅一反前人"夺汗者勿血"的观点，而且也有别于《内经》刺血疗法的应用。众所周知，刺血疗法始于《内经》，但是在《内经》中，主要用其治疗瘀血实热之证。而东垣根据自己临床实践经验，将刺血一法广泛应用于各科治疗中，以之作为祛邪扶正的主要手段，丰富和发展了刺血疗法，既继承了《内经》的理论，又发挥了其说，独树一帜。同时应指出的是，东垣在治疗汗大泄时，不拘藩篱，独取胃经之足三里、气冲和大肠经之上巨虚，既体现了其重视脾胃的学术思想，又充分反映了《内经》"然五谷与胃为大海也"的临床意义。"五谷与胃为大海"出于《灵枢·决气》，其文在详细论述了六气（精、气、津、液、血、脉）的概念、病因病理后，于篇末提出了"六气者，各有部主也……然五谷与胃为大海也"，未言六气为病的治疗方法。东垣基于对《内经》的精细研究和深刻理解，阐明了"五谷与胃为大海"的含义，用于指导临床。他说："《黄帝针经》云：手阳明大肠、手太阳小肠皆属足阳明胃。小肠之穴在巨虚下廉，大肠之穴在巨虚上廉，此二穴皆在足阳明胃三里穴下也。大肠主津，小肠主液，大肠、小肠受胃之荣气，乃能行津液于上焦，灌溉皮毛，充实腠理。"因此，他提出在治疗脾胃虚弱夹有湿热之汗大泄者时，先用三棱针于足三里、气冲、上巨虚穴微出血，以泄其湿热，使脾不受湿困热扰。"乃能行津液于上焦，灌溉皮毛，充实腠理"既遵循了《内经》的原理，又不被其所拘泥，透过了"汗大泄"的疾病现象，看到了疾病的本质，领会了《内经》"然五谷与胃为大海也"的意义，发展了其说，创立了新义，丰富和发展了《内经》的医学理论。

总之，通过本文对"东垣针法"的分析，我们可以看出东垣不仅继承了《内经》的理论原则，而且更通过自己的长期医疗实践，补充和发展了《内经》的医学理论。他师古而不泥于古，别开一家之言，不但创立了"脾胃学说"，制定了治疗脾胃病的诸法、诸方，而且在针法的运用上，也独具匠心，使针灸调治脾胃病独树一帜，从而形成了独特的"东垣针法"，影响极大，体现了东垣学术思想的特点。了解这些对我们继承和发展中医学理论，指导临床实践，具有重要的参考价值。

二十三 "司揣内外"的意义与临床应用

"司揣内外"见于《灵枢·外揣》。"外揣"就是从身体外部所表现的症状和体征，以推知内脏的变化。本篇举例说明人体是一个有机的整体，内脏有病可以反映于体表，从体表的变化可测知内脏的病变，反复论述了自外揣内、自内揣外的道理，故以"外揣"命篇。其云："夫日月之明，不失其影，水镜之察，不失其形，鼓响之应，不后其声，动摇则应和，尽得其情……昭昭之明不可蔽，其不可蔽，不失阴阳也。合而察之，切而验之，见而得之，若清水明镜之不失其形也。五音不彰，五色不明，五脏波荡，若是则内外相袭，若鼓之应桴，响之应声，影之似形。故远者司外揣内，近者司内揣外，是谓阴阳之极，天地之盖。"其以日月与人为影、水镜与形等自然现象类推，认为在外之声色诸征皆可反映内在脏腑的功能状态，即"司外揣内"；反之，掌握内脏的变化，也可推测可能显现在外的形征，即"司内揣外"之意。总之，在没有现代科学手段的古代，我们的祖先从大量的自然现象观察中得到一个结论，即事物的表与里、标与本之间有着紧密的联系，而这种联系只有在活体上才能表现出来，为了研究说理的方便，才借助于自然界的一些现象发明了"司外揣内""司内揣外"的观察说理方法。其实，这就是近人所说的"黑箱理论"。这种理论便于对"活体"的观察分析，有时只要抓住一个或几个典型的症状或体征，就能比较准确地认识疾病的本质，提供治疗的原则与方法，甚至能解决一些难治的疾病。今仅就其意义与应用略陈于下。

（一）"司揣内外"的意义

"司揣内外"的思想源于《黄帝内经》，如《灵枢·本脏》曰："视其外应，以知其内脏，则知所病矣。"《灵枢·外揣》云："五音不彰，五色不明，五脏波荡，若是则内外相袭。"这些都明确地指出了外表的症状与内脏的病变之间是互相关联的，有着内外相袭的因果关系。正所谓"欲知其内者，当以观乎外；诊于外者，斯以知其内。盖有诸内者形诸外……诚能察其精微之色，诊其微妙之脉，内外相参而治之，则万举万全之功，可坐而致矣"（《丹溪心法·能合色脉可以万全》）。由此说明了"司揣内外"的意义和重要性。

1."司揣内外"的"司"———认识过程

"司"有掌握、观察之义，指中医学对"脏和象、生理和病理"的观察、分析和归纳，在中医理论指导下，获取科学事实，形成感性和理性认识的过程。

2."司揣内外"的"揣"———逻辑思维过程

"揣"即量、揣测，是指根据人体生理、病理现象，揣测生命运动所处状态的逻辑思维活动，是将长期观察得到的现象与生命运动的规律性联系，形成概念，并加以巩固、规范，然后由概念展开判断和推理活动。这是一个以生命"现象"为认识的出发点，经过逻辑思维（概念、判断、推理活动）之"揣"，达到对生命本质的理解和把握的过程。

3."司揣内外"的"内"———把握状态

"内"指中医学通过对生命现象的观察、研究，经过理性思维来认识和把握生命、疾病所处的状态。然而所把握的生命和疾病的本质，不是脏腑组织结构与功能层面，不是基因与遗传层面，而是人体的生理和病理状态。

4."司揣内外"的"外"———研究现象

"外"即人体外在的各种表现和自然环境等，中国古人擅长于对"象"的观察、研究。中医学就是充分发挥了人体感知系统的潜能，利用视、嗅、触、听，四诊合参，最大限度地寻找并发现人体生命运动的生理、病理现象与生命运动所处状态间的内在联系，将事实之"象"形成科学概念，将感性认识上升为理性认识。

综上所述，中医学通过对生命现象的观察、辨认，形成感性认识，进而发现并归纳本质属性的生命状态与表现于外在现象的固定联系，形成概念，即"司"的阶段。然后，由概念展开判断、推理，进入"揣"的阶段，根据已掌握的现象与状态的可靠关系，取象比类进行归类判断，将未知代入推理模式，推测出未知的生命状态，完成了由现象把握本质，由感性上升到理性的认识过程，有效地认识了生命现象与生命状态的关系，使中医学能够通过现象抓住生命和疾病的本质规律。所以"司揣内外"是为实现认识人体的"现象—状态"层面生命规律而采取的手段和思维途径，是中医学别具特色的研究方法。

（二）"司揣内外"的功用

1. 纯真的观察诊断方法

由于中医学是通过人体感官的自然功能来获取信息的，而且其症状和体征信息也是源于患者个体的自然流露，未受仪器干扰，所以保真性好。"司揣内外"就是在"整体观和内外相袭"思想的指导下，确立考察人体内部脏器和外部体征的方法为"合而察之，切而验之，见而得之"。

（1）功能观察法："切而验之"就是"司外揣内"，与"外可度量切循而得之"相呼应，用于考察活人的生命活动，即功能观察法。首先利用视觉观察人体脏腑的生理、病理征象，如察五色、识五体以推测、认识五脏的生理、病理状态。《灵枢·五色》通过观察面部不同部位的色泽变化推知脏腑的情况，"五变""通天""阴阳二十五人"等篇对体质进行观察，来判断五脏状态等；其次利用触觉，通过切按等方法观察脏腑的生理、病理状态。如"平人气象论"的切脉以测四时五脏的功能状态，扪虚里以了解宗气及心肺的状态；再次通过嗅闻等方法，根据气味、声音的变化推测脏腑功能的常异。

（2）形态观察法："见而得之"为"司内揣外"，与"其死可剖而视之"相应，用于考察尸体，即形态观察法。《灵枢》的"经水""肠胃""骨度""经筋""论勇""血气形志"等篇均有比较详细的记载，在对人体外表度量切循的同时，对尸体则可以解开来观察。观察的内容包括五脏的坚脆，六腑的大小，血脉的长度，经筋的起止，血气的清浊与多少，骨与内脏大小、广狭的关系等，反映了《黄帝内经》藏象理论的解剖形态基础。

（3）综合观察法：将诸种观察方法结合使用，以便全面、准确地观察人体的生理、病理变化，包括"切而验之"的功能观察法和"见而得之"的形态观察法，即"合而察之"。"合而察之"统帅这两种方法，彼此反观，异同互证，通过去粗取精、去伪存真的综合分析，以保证诊察内容的全面性、可靠性，为判断病变本质提供基础资料。

2. 特异的病机研究方法

研究疾病机理，一般都必须探究其致病原因和内部脏腑气血的病变情况，但致病因素往往一过即逝，脏腑气血亦居于躯体内部而难以直接察知其病变情况，如何才能确定其致病原因，了解内部病变情况？《黄帝内经》基于人体生理上表里相通、病理上内外相应的整体观念，运用了类比推理，以外测内的病机研究方法，即《灵枢·外揣》"五音不彰，五色不明，五脏波荡，若是则内外相袭，若鼓之应桴，响之应声，影之似形，故远者司外揣内"。它从整体观的前提出发，以阴阳五行为主要类比中介，把自然界的变化、人的实践活动，与病理现象联系起来，通过类比以获取关于病理变化的规律性认识，推论出外因相同而发病情况不同的原因在于机体内部的差异。这一方法与"黑箱方法"有所相似，皆是在没有打开黑箱，不太了解内在结构变化的情况下进行研究的，故它在保持人体整体性、运动性的前提下，从总体上准确地把握了人体生命活动的规律性变化，在病机研究中变不可知为可知，变不可能为可能，对解决那些只能知道表露于外面的性质特征而无法深入了解其内部结构的问题，是一种颇有创造性的研究方法。《黄帝内经》运用这一方法于病机研究之中，阐明某些疾病的复杂机制，解决了不少病机研究中的难题。

3. 因果关系的辨证方法

"司外揣内"的辨证方法是中医学整体观念的集中体现。中医整体观认为天人合一，人体是一个有机的整体，当体内受到某种刺激使脏腑功能发生异常变化时，便可通过经络的传导作用而反映于相应的体表部位。由于受到科学技术水平的限制，当时的古人尚不能探明体内深层次的病理变化，只能宏观地研究人体的病变，所以在"藏居于内，象见于外"的整体观念指导下，通过长期而反复的临床实践，不断总结出各种"司外揣内"的辨证方法。这种辨证方法就是从唯象理论出发的形象思维模式，即着眼于对现象规律性的描述，并借助大脑中储存的具体客观事物，对其机制做生动、直观的联想、类比和演绎，试图通过形象性构想去由此及彼，由表及里，从而把握病理变化的内在规律，寻求其致病的根本原因。如木喜升发和舒展，而肝主疏泄恶抑郁，故肝与木性相通，若患者出现心情压抑、多愁善虑、闷闷不乐等现象，多为肝木之气失于调畅所致。因此，"司外揣内"的辨证方法可以说是感官技艺与形象思维互相结合的经验积累，体现了传统中医形象思维的辨证特点。总之，"司外揣内"是中医学理论形成的特定环境下所采用的辨证方法。这种辨证方法以不破坏对象的整体性为前提，侧重于从综合辨证的角度来认识人体疾病的内外联系，符合客观事物变化的一般规律。它既是"黑箱理论"的灵活运用，又包含着许多信息论、系统论、控制论等科学的思想萌芽，形成了独具特色的辨证风格。

（三）"司揣内外"的应用

1. 以外知内

中医学把人体立足于整体上把握，在活体的运动中来研究，从各组织器官在功能上的联系探究人体内部的结构关系。"精于气化，略于形质"，这就忽略了组织器官的物质构成，着重于它的功能作用。由于纯直观方法对认识体内脏腑气血病变的作用是极其有限的，必须领先辨证思维方法，于是《黄帝内经》提出"视其外应，以知其内脏，则知所病"的察象识病思路。依据内外整体联系的观念发挥医者视、听、嗅、触等感官作用，全面收集患者外观病象，经过由表及里、由此及彼的联系思索，透过现象认识藏于内的本质。如见喘息鼻张而知肺病；印堂色青则知小儿欲发惊风；龈交处有结节可知有痔疮；耳部结石证明有痛风。它所制定的四诊规范及其获得的整体综合性病变信息，是任何现代诊察方法都不能取代的。

2. 知常达变

中医学立足于活体运动的生命体，探讨人体生理、病理的变化转归，并结合人所处的自然、社会环境，情志因素综合思考，认为人的正常生理特征是衡量异常病理现象的标准或参照物。"平人者，不病也，常以不病调病人，医不病，故为病人平息以调之为法"（《素问·平人气象大论》），只有掌握正常的生理特征，才能发现异常的病理现象，从而认识疾病的性质和发展规律。"天下至数，《五色》《脉变》《揆度》《奇恒》，道在于一。(《素问·玉机真脏论》)"如中医的舌诊、脉诊必须知其常才能达其变，关键在于掌握人体内外和谐统一之道。色随寒暑而变化，脉随四时而沉浮，情志与社会人事相和谐，饮食口味、声音气息等均有其常，相宜则平，相失则病，相逆则死。这种从天人、形神、心身关系整体和谐与失调确立健康、疾病标准的思路值得重视。

3. 以点治面

机体局部的变化，蕴含着整体的生理、病理信息。因此，通过患者身体各个分界完整的局部细微的变化，可以测知整体的信息情况。如《灵枢》诸篇中，详尽论述了五脏六腑、形体肢节的病理变化在面部的不同反应，以及如何根据面部的色泽及其沉浮、清浊、泽夭、散抟和上下等情况，辨别疾病的病理、病位、病程，推断疾病的进展和预后。后世医家据此总结出的面针、眼针、耳针、鼻针、唇针等微针疗法就是通过刺激人体某一局部治疗多种全身性疾病的有效方法，如用眼针治中风，用耳针治胆结石等。

4. 标本治则

标本缓急是诊治的基本原则。"知标本者，万举万当，不知标本，是为妄行"（《素问·标本病传论》）。一般来说，"本"指矛盾的主要方面或主要矛盾，是对疾病性质的概括；"标"指矛盾的次要方面或次要矛盾，是对疾病现象的反映，"标"和"本"的具体所指是随着疾病的发生、发展过程中的具体情况而定。究竟是先治标还是先治本，或者标本同治，则依据病情的不同而灵活处置。对于"司揣内外"来讲，"标"就是"外"，"本"就是"内"，治病应透过现象取本质，只要抓住"原根"而治，病象无论如何"多变"，均可迎刃而解。为此，《内经》提出"治病求本，伏其所主"的治疗原则，以及"病有标本，刺有逆从""谨察间甚，以意调之"的思想。如针刺治疗三叉神经痛的一叉取至阴、二叉取内庭、三叉取合谷，腰背痛针睛明，头风针至阴；以及针刺反应点治疗内脏疾病，如针刺龈交结节治疗痔疮，针刺耳上结节治疗痛风等，都是"司揣内外"、标本治则的体现。

5. 经穴 - 脏腑相关

针灸学十分注重经穴 – 脏腑相关。归纳起来，经穴 – 脏腑相关有三方面内容：一是经脉与相关脏腑在生理功能上有密切联系；二是脏腑病理变化在经穴上有反应，可通过这种反应，"司外揣内"而推断出内脏疾病；三是经脉上的理化刺激能对相应脏腑功能有调节作用，这是针灸治疗的核心机制。经穴 – 脏腑相关理论把人体上下内外联系起来，构成一个整体，可以说"经穴"是"外"，"脏腑"是"内"。从针刺的治疗过程来看，作用点是穴位，通过对穴位的刺激，起到疏通气血、调整脏腑功能的作用，以及产生循经感传等现象，所有这些都是从刺激穴位开始的。另外，经络学的核心是以经穴的临床应用为依据，阐述体表之间、内脏之间，以及体表与内脏之间的联系通路，而经穴的临床应用依据就是经穴 – 脏腑相关性。临床按压经穴以推测脏腑病位，并据此反应穴点针刺治疗相关脏腑疾病，如胆囊炎于阳陵泉下有压痛，针之能治胆囊炎；胸痹于至阳有压痛，针之可疗胸痛等，都是"司外揣内"在临床应用的实例。

总之，不论是"司外揣内"或"司内揣外"，其实质都是从整体上把握证的本质；从整体观念出发，病证、方药、穴一体；从整体上认识调节人体功能，达到"活人"之目的。这是中华民族在长期对人体生命运动及疾病的观察、探索过程中，积累大量医学经验知识的基础上，汲取先秦哲学思想和逻辑思维方法，形成的独特的医学科学方法，具有非常重要的临床指导意义和应用价值，诚所谓"知其要者，一言而终"。

二十四 《诸病源候论》学术思想探微

《诸病源候论》为隋·巢元方奉诏编撰，成书于公元 610 年，共 50 卷 67 门，乃巢氏与诸医共论众病所起之源及九候之要，其论理精详，列证广泛，被誉为"论理之本源，证治之津梁"，自问世至今，影响巨大，今仅就学习之所获，略言其学术思想于下。

（一）从虚立论，倡虚生百病说

虚生百病是本书论病之主要观点。其源于《黄帝内经》"正气存内，邪不可干""邪之所凑，其气必虚"。此说贯穿全书之中。如对中风发病，认为"风偏枯者，由血气偏虚，则腠理开，受于风湿，风湿客于半身，在分腠之间，使血气凝涩，不能润养，久不瘥，真气去，邪气独留，则成偏枯，其状半身不遂""半身不遂者，脾胃气弱，血气偏虚，为风邪所乘故也"。对消渴，其认为是"由少服五石诸丸散，积经年岁，石势结于肾中，使人下焦虚热，及至年衰，血气减少，不复能制于石，石势独盛，则肾为之燥，故引水而不小便也"。书中还论述"水病者，由肾脾俱虚故也""呕吐者，皆由脾胃虚弱，受于风邪所为也""小便数者，膀胱与肾俱虚""大便难者，由五脏不调，阴阳偏有虚实""妇人月水不调，由劳伤气血，致体虚受风冷，风冷之气客于胞内，伤冲脉、任脉，损手太阳、少阴之经也"。此外，如心腹痛者由腑脏虚弱，风寒客于其间而发；水谷痢者由体虚腠理开，血气虚而伤于风邪，又遇胃肠虚弱而发；积聚者由阴阳不和，腑脏虚弱，受于风邪而发；九虫病由诸虫依肠胃之间，若腑脏气实则不为害，若虚则能侵蚀，随其虫之动而发等。纵论疾病之因，无不从虚立论，并专门论虚劳所致诸候，诚可谓无虚不发病，虚则生百病。

（二）外邪致病，崇伤寒风冷说

本书认为脏腑虚损是疾病发生的内因，而风、寒、暑、湿、燥、火都为外界致病因素，其云："人以身内血气为正，外风气为邪，若其居处失宜，饮食不节，致脏腑内损，血气外虚，则为风邪所伤。""四时之气皆能为病，而以伤寒为毒者，以其最为杀厉之气也。"六淫之中尤重伤寒风冷。如本书载："腹胀者，此由风冷邪气在腹内不散，与脏腑相搏，脾虚故胀。""诸疝者，阴气积于内腹，复为寒气所加，使荣卫不调，血气虚弱，故风冷入其腹内而成疝也。""心痛者，风冷邪气乘于心也。""带下者，由劳伤过度，损动经血，致令体虚受风冷，风冷入于胞络，搏其血之所成也。""咳逆由乳哺无度，因挟风冷，伤于肺故也。""转筋者，由荣卫气虚，风冷气搏于筋故也。"此外，肾经虚损，风冷乘之，故腰痛；肺脏为风冷所乘，鼻气不和，津液壅塞，则为鼻息肉；阳明脉虚，不能荣于牙，齿为风冷所伤，故牙痛；劳伤肾气，风冷客之，与正气相搏，经气不通，故耳聋；荨麻疹原有邪气客于皮肤，复感风寒相折，则起风瘙瘾疹；黄病为寒湿在表；脚气病皆由感风毒所致；癣病则因风寒湿与血气相搏而发等。这些都认为风寒是外邪致病的主要因素，倡"伤寒风冷说"，为其论述病因又一特色。

（三）辨治疾病，当病症结合论

本书既重视辨病，又重视辨证，既有对某一病全过程的叙述，又有不同阶段证候的辨证，以及兼变证、证与症之间的相互鉴别。如论痢疾，一论分类，二论兼变证，三论痢疾候诸证，论述详细，条理清楚，便于论治。这种病证结合的论述方法，贯穿临床各科诸病之中，分门分证，有分有合，前后贯通，系统全面，纲举目张，极大地发展了《内经》《伤寒论》的学术思想，成为中医辨病与辨证相结合的典范。

（四）逆时纠偏，重论病与养生

本书重在论述疾病之源、证候之辨，所以不附方药，只言别有正方，意在突出"诸病源候"，专释阐发医理，有模仿《内经》《难经》而作之义。诚如《四库全书总目提要》所云："其书但论病源，不载方药，犹素问、难经之例。"虽不载方药，但在论证之后，大量引用了古代医学著作的养生方、导引法，反映出当时社会道教、佛教之说盛行，儒、释、道合流，作者深受其影响，将三者思想融入书中；同时反映出作者强调内虚病生，重视养生增强体质，以抗御外邪侵袭的学术思想。通过本书，不仅可以看到作者对病证的论述，而且可以看到当时的哲学气息；从另一个方面，也反映出当时医界方书众多，重方轻理之风。而《诸病源候论》正是逆时纠偏而动，重视论述医理，强调养生导引，成为划时代的巨著，被尊列为七经之一。

总之，本书在宗《内经》《难经》《伤寒杂病论》之说的基础上，有继承有创新，发前人之所未发，是一部不朽的证候学、病理学专著。

二十五 如何有效活血化瘀

血瘀证是临床常见的证候，是多种疾病的共同病理基础。历代中医典籍关于血瘀证的病机有诸多论述，如气滞致瘀、气虚致瘀、寒凝致瘀、血热致瘀之说等，而活血化瘀法为贯穿血瘀证治疗始终的基本治法，所以如何有效地活血化瘀是治疗血瘀证的关键。

（一）万事有道，道法自然

《素问·调经论》言："人之所有者，血与气耳。"气血是人体生命的物质基础，而经脉是气血运行的通道。《灵枢·经水》曰："经脉十二者，外合于十二经水，而内属于五脏六腑。"人体的血液循环系统犹如古代支撑国家运转的运河，奔腾不息地为全身输送营养物质。舟船能否在运河中正常运行，取决于河道、河水、舟船、风力之间的平衡关系。人体血液循环亦是如此，血液循行于脉中，受到诸多因素的影响。若某一因素失常，均可导致"气血不和，百病乃变化而生"。故欲保证血液在脉内营运不息，环布周身，必须解决道路问题、动力问题、质量问题、牵引力问题。

1. 道宽水阔则舟通畅

任何物体的运行，首先要解决的就是道路问题。推之自然界，如日常所见，若欲泛舟江上，行于江河，必得河道宽阔，则上下通畅。若河道狭窄甚至拥挤闭塞，就会船行不畅，交通瘫痪。比之人体，血行脉中，脉为血府，具有"壅遏营气，令无所避"的功能。脉道完好无损和通畅无阻，是保证血液正常运行的重要因素。若人体因寒冷等原因，使脉道拘急而收缩，血气敛束而不伸，则瘀血内停，血脉就会闭阻不通；若久病体虚、失血等，脉道血少津亏，津亏液少，脉道就会干涩，则血行不畅。治疗时就应解痉通络，使道宽血行；养血滋阴，使血盈通畅。

2. 风顺水推则舟行速

物体欲运行速畅需要足够的动力。推之自然，船行必须有帆，航行主要依靠调节帆的角度，舟行江中，遇水则浮，借风力推动而行。若河宽水阔，顺风顺水，则舟可日行千里。比之人体，气为血之帅，血液在脉中运行，需要阳气的温煦推动。《格致余论》有云："血为气之配，气热则热，气寒则寒，气升则升，气降则降，气凝则凝，气滞则滞……往往见有成块者，气之凝也。"《温病条辨·治血论》更是直言："人之血，即天地之水也……善治水者，不治水而治气……血虚者，补其气而血自生；血滞者，调其气而血自通。"故临床上常见气滞而血行不畅，或是气虚而推运血行无力，以致血脉瘀滞，形成瘀血，治疗时应行气活血，使气行血行，益气生血，使气盛血旺。

3. 轻舟畅水则舟宜行

物体的性质和重量决定了其运行速度，这就是质量问题。推之自然，河道使用日久，淤泥积滞，河床上抬，会影响船舶运行，故清理淤泥对于航运十分重要。舟船浮沉的定律是"作用于船的浮力的大小等于船所排开水的重量"。若舟身沉重，需吃水较深，但水位有限，就需减轻质量，方能前行。比之人体，形成瘀血的原因很多，先是前面提到的气滞、气虚而致血瘀的动力问题；再者就是外伤、跌仆及其他原因造成的体内出血，离经之血未能及时排出或消散，蓄积而为瘀血；或是血寒而使血脉凝滞；或是血热而使血行壅聚或血液受煎熬；或是湿热、痰火阻遏，脉络不通，导致血液运行不畅而形成瘀血。后面两个方面就是质量问题，治疗时应针对性地破血散结，温阳化瘀，清热凉血，消除血液之瘀积，使血清宜行。

4. 趁风使帆则舟到地

物体欲快速到达目的地，就应按轨运行，不能偏离方向，这就是牵引力问题。推之自然，逆风行舟，并非只能船退收帆，而需借助舟楫，采取"之"字形路线，按既定方向，抢风行船，也可乘风破浪，使船到终点。比之人体，治疗时若经气药效难达病所，可借助引经药、使药和远近配穴法，瞄准方向，走"之"字形路线，以达病所。张元素依据《黄帝内经》理论，对药物的引经进行了深入探讨，创立了"引经报使"理论。他认为取各药性之长，使之各归其经，则力专效宏。故活血化瘀时，如遇到针感药效难达病所，可使以引经药、远近配穴，标明方向，一击即中。

（二）格物致知，药用法象

在临床治疗血瘀证时，可师法自然意象思维针对上述道路、动力、质量、牵引力问题，在辨证基础上，分别施以解痉养血滋阴以阔其路，行气益气活血以动其力，破血温脉凉血以减其重，引经报使以定其向。活用巧用各类活血化瘀药，随药之性组方施治，以药尽其用。

1. 解痉通络，养血滋阴

欲要畅其行，必先修其路。针对脉道拘急（斑块、狭窄）、血亏津少的问题，当运用解痉通络、养血滋阴类药物以畅血行。临床常用虫类药以动其瘀、通其闭、扩其脉，如地龙、水蛭、全蝎等虫类药善于钻剔，可用于解痉通络。地龙别名蚯蚓，咸寒而善钻，居湿洼之处，有钻土之能，性喜下行降泄，功善通利经络，利尿平喘，清热止痉，为化瘀通络之要药。其长于通行经络，可用于多种原因引起的经络阻滞、血脉不畅、肢节不利等证。例如补阳还五汤中用地龙为佐药，即是选中其力专善走，有周行全身以行药力之功。水蛭别名蚂蟥，咸平，逐恶血，破血瘕，利水道，以其最善吸血逐瘀，长于解痉通络，而常用于治疗一切血结癥瘕积聚之证。针对临床血亏少津证，常用养血滋阴类药以维持营血津液的充足，润滑脉道。其中首推血病第一要药——当归。当归辛甘而温质润，为血中气药，其长于补血，胜在活血补血，活血而不走，兼能行气止痛，起经脉之细微，温经最效，为血证之要药。张景岳在《本草正》中记载："当归，其味甘而重，故专能补血，其气轻而辛，故又能行血，补中有动，行中有补，诚血中之气药，亦血中之圣药也。大约佐之以补则补，故能养营养血，补气生精，安五脏，强形体，益神志，凡有形虚损之病，无所不宜。"此外，临床运用活血化瘀药物时，常言"欲先化其瘀，必先滋其干"。推之自然，对道路沉积之污浊，先以水润之，则积易祛。"其除痹者，血和则结自散，阴润则闭者通。"临证滋阴化瘀之品非生地黄莫属。生地黄甘咸而寒，质沉而降，性禀至阴，性滑去浊，功专清热凉血，滋阴化瘀，逐血痹，填骨髓，为血热、血瘀、血痹之常用要药，凉血之上品。凡热入营血，或热炼阴液而致瘀热，以及血热妄行诸证均可应用。

2. 行气活血，益气生营

气为血之动力，气能行血，气能生血，临床治疗血行失常，首当调气，以气为血之帅故也。诚如《温病条辨·治血论》所言：

"善治血者，不求之有形之血，而求之无形之气。"临床常用血中之气药——川芎以活血散瘀。川芎辛温香窜，为血中之气药，功用专在气分，善于疏通，走而不守，上能行头颠，引清阳之气，下能达血海，养新生之血，外能彻皮毛，旁可通四肢，行经脉之闭涩，通达气血，为血证之常用要药。无论寒热虚实之瘀，只要配伍适当，均可应用。再如姜黄，形似生姜而色黄，入脾经治腹胀，为脾家血中气药。其辛苦而温，"破血者，辛苦行血也"，辛温相合，内行气血；苦温相合，能外胜寒湿，故有行气活血、通络止痛之功。凡气滞而血瘀者均可应用。另外，行气药中还常用香附。行气药多辛苦温，唯香附辛苦甘平，辛能散，苦能降，甘能缓能补，芳香性平而无寒热偏胜，通行三焦，为气中之血药。气为血之帅，不仅是因为气能行血、摄血，还因为气主化生，气能生血。故治疗血虚、血瘀证时常予培补中气之药以化生营血。临床常用上中下内外三焦药——黄芪以补虚。黄芪甘微温，"温之以气，所以补形不足也；补之以味，所以益精不足也"，其具升发之性，性善走肌表，走而不守，"入肺胃而补气，走经络而益营"，故能补气活血，以通痹滞，气虚血瘀者尤宜。《本经逢原》载："黄芪甘温，气薄味厚，升少降多，阴中阳也，能补五脏诸虚……性虽温补，而能通调血脉，流行经络，可无碍于壅滞也。"

3. 破血散结，温脉凉血

针对临床寒凝热郁、痰瘀互结而致血瘀不行的问题，临床常予以破血散结、温脉凉血之品。在临床用药时破血逐瘀首推桃仁。桃仁苦甘而平，质润入血分，散而不收，泻而无补，为破诸经瘀血常用之品、蓄血必用之药。《本草经解》云："血者阴也，有形者也，周流乎一身，灌溉乎五脏者也。一有凝滞，非瘀即闭矣，至有形可征即成癥，假物成形则成瘕，盖皆心脾不运故也，桃仁甘以和血，苦以散结，则瘀者化，闭者通，而积者消矣。"《本经逢原》言："桃仁，为血瘀血闭之专药。苦以泄滞血，甘以生新血。毕竟破血之功居多。"故化瘀之代表方桃核承气汤、抵当汤皆非桃仁不舍，取其破血之用，凡瘀血积滞之经闭、痛经、蓄血之发狂、跌打损伤之瘀痛等证，皆其正治。破血逐瘀之品临床亦多用三棱。三棱味苦性平，能破血中之气，散血中之结，通肝经积血，行气消积而止痛，为一切血瘀气结证之常用药。其与血药同用，则于血可通；与气药同入，则于气可治。其对血瘀之经闭、腹中包块及血瘀气结、胸腹胀痛等，均可应用。散结药中喜用莪术配以三棱。莪术苦辛而温，性峻善消，能破气中之血，行血中之气，兼能消积止痛。其功专化瘀散结，破滞攻坚，为治疗癥瘕积聚之常用药。细核两药之区别，化血之力三棱优于莪术，理气之力莪术优于三棱。临床如遇血寒而使血脉凝滞、瘀阻不通者，常用桂枝温脉通经。《本草崇原》载："桂木凌冬不凋，气味辛温，其色紫赤，水中所生之木火也……今以枝为桂枝。"桂枝辛温，形似脉络，其辛散温通，入血脉而行血，走经络而通瘀，舒筋脉之挛急，利关节之壅阻，通经络而开痹涩。横行而为手臂之引经，直行兼为奔豚之向导。若遇血热而使血行壅聚者，常用牡丹皮凉血活血。牡丹皮辛苦而寒，能清血热，散瘀血，清芬又能透达，入血善透阴分伏火，故为血分要药。因其寒凉辛散，既清凉又流通，凉血而不致瘀滞，活血又不致妄行，行瘀血而清血热，故为血分有热有瘀常用之品。

4. 引经报使，直达病所

药之性是引经报使的基础，药物的性能即指各药物的归经、寒热温凉、四气五味、升降走守、质地轻重等。不同的药物有不同的药性，所以并不是所有的药物都能成为引经药。某些药物因其性作为"向导"，而能引导其他药物之药力直达病所，从而增加药物的功效。在治疗血证时，头面部常用川芎、颈项部用葛根、上焦部用桔梗、下焦部用牛膝、腰背部用狗脊、上肢用桑枝、下肢用鸡血藤等引经，做活血药之舟楫，使药力直达病所。其中桔梗，《本草约言》载其："一诸药之舟楫，一肺部之引经。"《本草求真》亦言："系开提肺气之圣药，可为诸药舟楫，载之上浮。"均指明桔梗能作为引经药，引导方中药物的药力上行。牛膝，朱丹溪谓："牛膝引诸药下行，宜入足少阴以理诸疾，妇人得之，应归血之海，故行血有功。"《本草新编》言："牛膝味甘酸、气平……善走十二经络……引诸药下走……盖牛膝性善走，气亦善走，两相合则气无止遏，而血无凝滞，自然血易生而气易旺，又安有不成功者哉。"这都是因其药性而"引经报使"，引导其他药物直达病所，发挥药物的最大功效。

此外，临证使用活血化瘀方法时，针灸推拿等外治法，也是不可或缺的活血化瘀之力。对于气血瘀滞、筋脉失养所致疾病，如颈椎病、肩周炎、腰椎病、软组织损伤等，依据"其瘀滞者，走而不守"的原则，可采用走罐法活血通络，舒筋缓急，改善机体瘀滞状态。对于血瘀经脉日久，或热毒血瘀互结所致疾病，如痈肿、丹毒、咽喉肿痛、痤疮、带状疱疹、面瘫日久、静脉曲张等，依据"其瘀毒者，刺而拔之"的原则，采用刺络拔罐法清热解毒，祛瘀生新。对于虚寒凝滞，脉道不通所致疾病，如痛经、类风湿关节炎、慢性胃炎、慢性腰肌劳损等，依据"虚寒致瘀者，温而通之"的原则，采用艾灸法温经散寒，活血通络。对于血瘀证患者，在针刺中还常取血海、地机、三阴交、足三里、支沟作为基本方，功同桃红四物汤。其中血海为血液归聚之海，有祛瘀生新、引血归脾之效，为血证必取之穴；地机为足太阴脾经气血深聚之郄穴，功善活血理血；三阴交为足太阴、足厥阴、足少阴三经交会之穴，寓藏着肝、脾、肾三脏之阴阳，既能补脾养血，又能补肾滋阴，养血柔肝；足三里为足阳明胃经之合穴，土中之真土，有升清降浊之功、化积行滞之力，补之则升，泻之则降，为调理脾胃、补益气血之强壮要穴；支沟为手少阳三焦经经气所行之经穴，功善调理周身气机，调气通腑，为行气之要穴。五穴相伍，补之则能补脾统血，养血和血，补血虚之本，滋阴亏之质，以期气血充和，本固邦宁，主治阴精亏虚、气血不足所致经闭、崩漏、月经不调、贫血、筋脉失养拘急血痹等；泻之则能疏通气血，祛瘀调经，清血分热，主治血热血瘀所致崩漏、痛经、经闭、月经不调及皮肤瘙痒、丹毒、风疹、腿膝肿痛痹证等。

总之，"人之所有者，血与气耳"。气血作为人体生命活动的物质基础，其贵在充盈流通，"气血不和，百病乃变化而生"，"疏其气血，令其条达，而致平和"。所以，临床掌握有效的活血化瘀方法，是我们临证立术之本，不可不通！

二十六 常用活血类药之临床辨析

随着社会的变迁，人们生活环境、饮食结构的改变，疾病谱发生了很大变化。痰湿血瘀为病者日益增多，活血化瘀药应用日益普遍，受到医家的广泛重视。然多有以现代药理统中药之用，不知"古之用药，悉从物理勘出，岂有他谬奇巧于其中者哉"（《本草求真》）。今将常用活血药，以其性能分门别类，以其性味述其特点，以彰其用。

（一）活血化瘀类药

活血化瘀类药指具有活血化瘀作用的一类药，包括川芎、红花、郁金、延胡索、五灵脂、乳香、没药、益母草、泽兰、王不留行、姜黄、牛膝、皂角刺。

1.川芎

川芎辛温香窜，入肝、胆、心包经。走而不守，能上行头颠，下达血海，外彻皮毛，旁通四肢，功善活血散瘀，祛风止痛，为血中之气药、血证之常用要药。不论风、寒、湿、热、虚、气郁而血行不畅所致诸证，只要配伍适当，均可应用。因其止痛之力尤强，而为治头痛、风寒湿痹、痛经、闭经之良药。由于辛温走泄，故阴虚气弱、劳热多汗者，不宜使用。

2. 红花

红花辛散温通，质轻色红，入心、肝血分，功善活血化瘀，通络止痛，为活血化瘀之要药。故凡一切血瘀之证，均可应用。临床应用时，养血活血量宜小，活血祛瘀量宜大。因其能刺激子宫收缩，孕妇忌用，有出血倾向者，亦不宜用。

3. 郁金

郁金质轻上扬，芳香宣达，辛开苦降，性寒清热，入心、肺、肝、胆经，能入气分以行气解郁，入血分以凉血散瘀，为血中之气药、心家之血药。故凡气血凝滞引起的胸胁脘腹胀闷作痛、痛经，以及血热瘀滞引起的吐血、衄血、尿血、妇女倒经等，皆其所宜。郁金又有清心解郁之功，亦常用于治疗心经瘀热之神昏、癫狂及癫痫等，虚者忌之。

4. 延胡索

延胡索辛散苦降温通，入肝、脾、心经。味辛则于气血能润能散，性温则于气血能行能畅。延胡索既入血分，又入气分，既能行血中之气，又能行气中之血，功善通经化瘀，为活血利气止痛之第一良药。故凡一身上下诸痛之属于气滞血瘀者，均可用之，又常用于治疗胸胁脘腹疼痛等。虚证血热无瘀滞者，不宜使用。

5. 五灵脂

五灵脂味甘，性温而气浊，入肝经血分，功善活血散瘀止痛，为血分行气必需之品，故凡一切血瘀气滞作痛之证皆其所宜。其止痛之功甚强，与乳香、没药相仿，尤常用于治疗冠心病、心绞痛及胃与十二指肠溃疡病出血疼痛等。炒炭有祛瘀止血之效，可治瘀血所致妇女崩漏。煎服有不良气味，凡胃气虚弱、血虚无瘀滞者，不宜服。

6. 乳香、没药

乳香、没药均以散瘀止痛为用。因二者辛香走窜善行，苦泄温通十二经，既能行气活血通络，又能化瘀消肿止痛，故为止痛专药。凡瘀血阻滞所致心腹诸痛、痹痛筋挛、跌打损伤作痛诸证，皆可用之。两药同用，其活血止痛作用益增。乳香辛温香润，能于血中行气，兼能舒筋活络；没药苦泄力强，散瘀行血，独善其长，然无伸筋之功。二者一偏于调气，一偏于行瘀，常相伍应用。《医学衷中参西录》云："乳香、没药，二药并用为宣通脏腑，流通经络之要药，故凡心胃胁腹肢体关节诸疼痛皆能治之。"无瘀滞者及孕妇均不宜服，又痈疽已溃勿服，脓多勿服。

7. 益母草

益母草辛开苦泄，寒凉清热，专入心、肝血分，功专利水活血，祛瘀调经，为妇科经产之要药，常用于治疗女性血瘀之月经不调，痛经，产后血滞腹痛、恶露不尽及跌伤内损瘀血作痛等。因本品兼能利尿消肿，又可用于治疗糖尿病肾病、急慢性肾小球肾炎、水肿、血尿。其生药有效成分含量较低，故治病用量宜大。

8. 泽兰

泽兰苦泄甘和，辛散香疏，性温通达，功善疏肝脾之郁，活血祛瘀行水，有通经散结而不伤正的特点，为妇科常用要药。泽兰能化瘀血，祛癥瘕，调月经，消水肿（血不利则为水，如产后水肿、肝硬化腹水），常用于治疗血脉瘀滞，如月经不调、经闭、腹中包块及产后血滞腹痛等。

9. 王不留行

王不留行苦甘，性平，入肝、胃经，走血分，行而不住，走而不守，专主通利血脉，能上通乳汁，下通经闭，功善通乳消肿，活血通经，为阳明、冲任之药，尤为乳痈之要药。现临床多用其作下乳专剂，耳穴按压，亦可用于痈疽肿毒。因血乳同源，血滞则乳闭，血行则乳下，乳汁流畅，血脉通利，则痈肿自消。

10. 姜黄

姜黄辛苦而温，入脾、肝经。辛温相合，能外散风寒，内行气血；苦温相合，能外胜寒湿，内化瘀血。姜黄功善活血通经，行气止痛，祛风疗痹，为脾家血中之气药。故凡气滞血瘀而致的胸胁脘腹疼痛、经闭腹痛、产后恶露不尽之少腹刺痛，以及跌打损伤瘀肿、肢体窜痛等，均可应用。以其辛散横行，尤长于行肢痹而通利筋脉，而为风湿痹证常用之品。本品活血行气之力较强，虚性疼痛则不宜应用。

11. 牛膝

牛膝苦酸，性平，入肝肾经，性善下行，既能活血通经，舒筋利痹，用于治疗女性血瘀经闭痛经、月经后期，以及风湿痹痛、腰膝关节疼痛、扭伤闪挫瘀血作痛等。其又能补肝肾强筋骨，用于治疗肝肾不足腰膝疼痛、筋骨无力等症。此外，其还能引血下行，可用于治疗肝阳上亢所致头痛或血热炎上之咽喉肿痛、口舌生疮、齿痛、吐血、咯血、衄血等症。

本品有川、怀之分。活血通经，舒筋利痹，消肿止痛，宜用川牛膝；补益肝肾，强壮筋骨，宜用怀牛膝。本品以宣导下行为主，其补益肝肾之力不同于川续断、杜仲，故女性月经过多及孕妇均不宜用。

12. 皂角刺

皂角刺味辛，性温，入肝、胃经，辛散温通，性极锐利，能攻走血脉，直达病所，攻散之力较强，故功善通窍祛风，化瘀消肿，为外科常用之药。用此吹之导之，则通上下之窍；煎之服之，则治风痰喘满；涂之擦之，则能散结消毒，以去面上风气；熏之蒸之，则通大便秘结；烧烟熏之，则治臁疮湿毒。所以，皂角刺多用于凡痈疽肿毒，未成能消，已成能溃，以及瘰疬痰核、麻风、皮癣等。其走窜之力过强，故痈疽已溃者及孕妇均忌服。

（二）破血逐瘀类药

破血逐瘀类药指有破血消瘀攻坚作用的一类药，包括桃仁、三棱、刘寄奴等药。

1. 桃仁

桃仁苦重甘微，气薄味厚，性平下降，入心、肝、大肠经，质润入血分，散而不收，泻而无补，功善破血逐瘀，为破诸经瘀血常用之品、蓄血必用之药。故凡瘀血积滞之经闭、痛经、腹中包块、产后瘀阻之块痛、蓄血之发狂、跌打损伤之瘀痛等症，皆其所治。因其质润通便，又可用于津枯肠燥之便秘。本品易伤阴耗血，故血枯经闭者及孕妇均忌用。

2. 三棱

三棱苦平泄降，入肝、脾血分，功善破血逐瘀，行气消积而止痛，为一切血瘀气结证之常用药。其与血药同用，则于血可通；与气药同入，则于气可治，对血瘀之经闭、腹中包块、产后瘀滞腹痛及血瘀气结、胸腹胀痛、食积不消等，均可应用。因药力较峻，能伤正气，又能堕胎，故体虚无瘀滞及月经过多者和孕妇忌用。

3. 刘寄奴

刘寄奴味苦而温，性善走窜，苦能降泄，温能通行，入心、脾经，功善破血消瘀，通经止痛，下气除胀，为破血逐瘀下气之品。故凡妇女血滞经闭、产后瘀阻及胸腹结痛之属于血滞者，每多用之。用治跌打损伤、瘀血作痛，是取其活血消肿止痛之效。因本品专于攻破，非实证不可妄用，且多服令人吐利，不可不知。

（三）化瘀散结类药

化瘀散结类药指具有化瘀通络、软坚散结作用的一类药，包括莪术、干漆、穿山甲。

1. 莪术

莪术辛散苦泄温通，入肝、脾经，性峻善削，能破气中之血，行血中之气，兼能消积止痛，功善化瘀散结，为治疗癥瘕积聚之常用药，故可用于治疗气滞血瘀之心腹胁下胀痛、妇女经闭、腹中包块及跌打肿痛和饮食积滞、胸腹胀满作痛、呕吐酸水等症。《神农本草经疏》："蓬莪术行气破血散结，是其功能之所长。"

三棱与莪术均为破血行气、消积止痛之品，但三棱苦平不香，入肝、脾血分，能破血中之气，长于破血通经；而莪术苦辛温香，入肝、脾气分，能破气中之血，偏于破气消积。故凡气血阻滞、有形坚积之证，两药常相配使用，疗效更佳。但因二药具有攻坚消积之力，用之不当，易伤正气，故对虚中夹实之证，或体质较弱者，应与补药同用。

2. 干漆

干漆辛散苦泄温通，有毒，入肝、胃经。其气味俱厚，性善下降而攻坚，专破日久凝结之血，善削年深坚结之积，功善化瘀散结，燥湿杀虫，为治疗癥瘕虫积之常用药，故适用于癥瘕积聚、月经闭止、诸种虫积等。久服能损新血，故虚人及惯生疮疡者忌用，且气味厚浊，最伤胃气，胃虚人服之往往作呕，故癥瘕无虫积者，常以莪术等代之。

3. 穿山甲

穿山甲味咸，微寒，入肝、胃经。咸能软坚，性善走窜，可透达经络直达病所，功能化瘀散结，消肿排脓，为治疗癥瘕顽痹之要药、外科之良药，常用于风寒湿痹、肢体拘挛强直、疼痛不得屈伸，以及瘰疬结核、痈肿初起，或脓成不溃等。未成可消，已成可溃，尤以脓成将溃之际最为适用。穿山甲又能通经下乳，治疗妇女经络阻滞，乳汁不下，瘀血经闭等症。但行散之力甚强，使用不宜过量，痈疽已溃者忌用。《医学衷中参西录》载："气腥而窜，其走窜之性，无微不至，故能宣通脏腑，贯彻经络，透达关窍，凡血凝血聚为病，皆能开之。"穿山甲为国家一级保护野生动物，在 2020 年版《中国药典》中未被继续收载，临床应用时可用其他药物替代。

（四）化瘀止血类药

化瘀止血药指具有活血化瘀作用，并能达到止血目的的一类药，包括蒲黄、降香、三七、茜草根等。

1. 蒲黄

蒲黄味甘，性平，甘缓不峻，性平，无寒热之偏，入肝、心包经。生用性滑动血而长于行血，炒用收涩而善能止血，功善化瘀（生用）止血（炒用）。故凡失血之证不论属虚属实，皆可配用，但以实证出血较为适宜。治瘀血之证，宜生用；治失血诸证，宜炒炭用；若出血而兼有瘀血内蓄者，可生、炒各半同用。

2. 降香

降香辛香温通，走窜善行，入肝经，走血分，功善行瘀止血，通络定痛，为治疗血瘀心腹诸痛之要药，对跌打损伤，瘀肿疼痛，体内、外出血，无论内服、外敷均有功效，然内服止血是在行瘀的基础上达到止血目的的。因此，内出血不夹瘀滞者，不可妄用，否则不但不能止血，反有耗气伤血之弊。若大便秘结，阴虚火盛，血热妄行者均忌用。

3. 三七

三七味甘微苦，性温，入肝、胃经，功善化瘀止血，消肿止痛，为化瘀止血止痛常用要药。《本草求真》云："世人仅知功能止血住痛，殊不知痛因血瘀则痛作；血因敷散则血止。三七气味苦温，能与血分化其血瘀，诚以诸血之中入以三七，则血旋化为水矣。"故凡人体内外各部分的出血，本品不论内服、外用均有殊效；疼痛不论气滞、血瘀、风湿、寒热，用之亦捷；用于跌伤肿痛，或痈疡肿毒，其消散之功亦速。前人有谓："一味三七，可代《金匮》之下瘀血汤，而较用下瘀血汤尤为稳妥也。"可见其化瘀之功。

4. 茜草根

茜草根又名血见愁，其味苦微酸，性凉，入肝经血分，功善化瘀止血，凉血行血，有止血而不留瘀之妙。本品既能凉血止血以治吐血、衄血、便血及崩漏等，又能行血化瘀以通经闭，治疗痛经、跌打损伤肿痛等。

（五）养血活血类药

养血活血类药指具有养血活血作用的一类药，包括当归、丹参等。

1. 当归

当归因其能引诸血归经而得名。其甘补辛散，苦泄温通，性动而滑，终是行血走血之性，既能活血，又可补血，兼能行气止痛，入心、肝、脾经。气味辛散，既不虑其过散，复不虑其过缓，得其温中之润、阴中之阳，故能通心而血生，号为血中气药，为血病之第一要药、妇科之良药。故其能主治一切血证，凡女性月经不调、经闭、经痛、胎产诸证，不论血虚、血滞，皆为常用主药。本品用于外科治痈疽疮疡，可以消肿排脓；伤科用于跌打损伤，可以活血止痛；与理气药配合，可治气血凝滞之证；与祛风药配合，可治风湿痹痛。总之，凡属血虚、血滞、血枯、血燥、血闭、血脱所引起的一切病证，均可使用，而以血分有寒者最为适宜。当归属补润之品，又有活血之功，故湿盛中满、大便泄泻及崩漏经多者，不宜用。

2. 丹参

丹参苦能降泄，微寒清热，入心、肝经血分，功善养血活血，凉血清心，主要适用于血瘀兼有热象或虚象的胸腹或四肢关节肌肉疼痛、月经不调，以及产后瘀阻、恶露不尽。若纯虚无瘀或虚而夹寒者，则不宜服。前人有"一味丹参散，功同四物汤"的说法，其义为"瘀血祛则新血生"，实无四物补血功。

（六）凉血活血类药

凉血活血类药指具有清热凉血、活血化瘀作用的一类药，包括生地黄、牡丹皮、赤芍等。

1. 生地黄

生地黄甘补苦泄，性寒清热，入心、肝、肾经，功善清热凉血，滋阴化瘀，所谓："欲先化其瘀，必先滋其干。"故为血热、血瘀、血痹之常用要药。凡热入营血，或热炼阴液而致瘀热，以及血热妄行诸证，均可应用。

2. 牡丹皮

牡丹皮辛散苦泄，微寒清热，入心、肝、肾经。其气清芬，苦寒能清血热，辛散可行瘀血，清芬又能透达，既能入血清热化滞，又善透阴分伏火，功善清热凉血，活血消瘀。因其寒凉辛散，既凉血又不致瘀滞，既活血又不致妄行，故为血分有热、有瘀常用之品。凡热入营血而血热、血枯、血燥、血滞、筋脉拘急、吐衄、斑疹；或阴分伏热，低热不退，阴虚生热之血结，以及血热瘀滞之证，均可用之。因能活血行瘀，故月经过多者或孕妇则不宜用。

3. 赤芍

赤芍味苦性寒，入肝经血分，既能于土中泻木，散邪行血，活血中之滞，又清肝火，凉血消肿，散瘀血，通经脉，功善凉血活血，祛瘀止痛，为凉血活血之常用要药。故凡血热、血瘀之证，如胁痛、腹痛、目赤、痈肿，或女性经闭、痛经、产后瘀血积聚，以及损伤瘀肿等一切瘀血留滞作痛因积热而成者，皆可用之，但血虚无瘀之证及痈疽已溃者忌用。

二十七 常用虫类药之临床辨析

虫类药具钻剔之性，性善走窜，对于久病瘀甚、癥瘕积聚之疾，尤为适宜。久病久瘀入络，或久瘀形癥成瘕，单凭草木之品活血化瘀，难以奏效，必当假借虫性之走窜，虫以动其瘀，通以去其闭，搜剔络中之邪。考虫类药之应用首见于《神农本草经》，至东汉·张仲景首辨虫类药的配伍应用，如以鳖甲领带蟅虫、蜂窝、鼠妇、蛴螬四虫，配入草木之品组成鳖甲煎丸，深入脏络，飞者升，走者降，飞者兼走络中气分，走者纯走络中血分，活血破瘀，消癥除瘕，治疗疟母；以䗪虫、虻虫、水蛭、蛴螬，配入草木之品组成大黄䗪虫丸，以润剂润其血之干，以蠕动啖血之物行死血，缓中补虚，治疗干血成劳；以灵动嗜血之虻虫、水蛭为向导，飞者走阳络，潜者走阴络，引领桃仁攻血，大黄下热，组成抵当汤，破无情之血结，直抵其当攻之处，治疗下焦蓄血；以蜘蛛合桂枝通阳破结，治疗阴狐疝气。许多化瘀方中都配入了虫类药，为虫类药的运用奠定了基础。后历经数代医家的丰富发展，日臻完善，尤其是清·叶天士提出了"久病入络""久痛入络"的观点，推崇张仲景虫类药的应用。其云："考仲景于劳伤血痹诸法，其通络方法，每取虫蚁迅速飞走诸灵，俾飞者升，走者降，血无凝着，气可宣通，与攻积除坚，徒入脏腑者有间。"认为虫类药有搜剔疏拔之力，善于追拔沉混气血之邪，除络中瘀结沉痼之疾，与一般活血化瘀、攻积除坚之药不同，是治疗络病之要药，扩大了虫类药的应用范围。然虫类药虽都能搜剔络邪，活血破瘀，但同中有别，各有其长，明其性，知其长，则能药尽其用，兹辨析如下。

1. 蝉蜕

蝉蜕味甘，性寒，入肺、肝经。蝉本木余气所化，饮风露而不食，蝉蜕为其壳，体轻味甘而寒，性有善脱之意，轻浮宣散，故功善散风宣肺，清热开窍，为清疏肺卫、肝经风热之要药。临床常取其形，以皮治皮，宣肺疏风止痒，用于治疗风疹瘙疮之证。

如《外科正宗》消风散，以蝉蜕配荆芥、防风、苦参、苍术、牛蒡子、石膏、当归、生地黄等，治疗风热瘾疹、疮疥瘙痒；《朱仁康临床经验集》凉血消风散，以蝉蜕配当归、生地黄、荆芥、蒺藜等，治疗荨麻疹、玫瑰糠疹等，皆取其以皮达皮、宣肺疏风止痒之功。又因蝉声清响，声以通声，而用于治疗中风不语；以其昼鸣夜息，故能治疗小儿夜啼，如《小儿药证直诀》蝉花散；以其善脱退翳，而能治疗翳膜遮睛，如《证治准绳》蝉衣散。此外，由于本品能疏风清热，尚能治疗温病发热，如《医学衷中参西录》清解汤；其凉肝解痉，又能治疗小儿惊风，如《直指小儿方》蝉蝎散。《圣济总录》羌活散，以蝉蜕配羌活、独活、全蝎、防风、白芷、川芎、天麻等，不仅治疗皮肤瘙痒，还能治疗中风口㖞目眩、筋脉拘急等。笔者临床常取其清疏肺卫之功，以皮达皮，祛风止痒，治疗各种皮肤病之瘙痒；取其疏风清热，治疗风温高热不退。

本品以色黑而大者良，疏风止痒以 5～10g 为佳，清热解痉以 10～20g 为佳。

2. 白花蛇

白花蛇味甘、咸，性温有毒，入肝经，性善走窜，能"内走脏腑，外达皮肤，透骨搜风"，功善祛风通络，定痉止搐。凡人体内外风毒壅于血分之证，非此不能除，故为截风要药。《本草纲目》谓："能透骨搜风，截惊定搐，为风痹、惊搐、癫癣恶疮要药。"临床常用于治疗风湿、瘫痪、麻风、疥癣、破伤风及小儿惊搐等症。如《濒湖集简方》白花蛇酒，以白花蛇配全蝎、天麻、羌活、当归、芍药祛风通络，治疗风湿顽痹、筋脉拘急；《圣济总录》大活络丹，以白花蛇、乌梢蛇为主药，配天麻、全蝎、僵蚕、地龙、当归、芍药等祛风通络，治疗一切中风瘫痪、痿痹拘挛；《普济方》定命散，以白花蛇配乌梢蛇、蜈蚣定痉止搐，治疗破伤风及小儿惊搐；《医垒元戎》祛风膏，以白花蛇配天麻、荆芥、薄荷祛风解毒，治疗疥癣等。笔者临床常取其透骨搜风、祛风通络之功，治疗风湿性、类风湿关节炎、腰腿痛等顽痹。

本品以黑质白花为佳，宜去头尾与皮骨使用。然其性温有毒，如属阴亏血虚或内热生风之证，则当慎用。

3. 乌梢蛇

乌梢蛇味甘，性平，无毒，入肝经，性善走窜，功善搜风通络。功用与白花蛇相同，但较其力缓。《本经逢原》谓："白花蛇主肺脏之风，为白癜风之专药，乌蛇主肾脏之风，为紫云风之专药。两者主治悬殊，而乌蛇则性善无毒耳。"如《太平圣惠方》治紫白癜酒，以乌梢蛇配熟地黄、蒺藜、牛膝等养血祛风，治疗紫白癜风；乌蛇丸，以乌梢蛇配白附子、全蝎、僵蚕、羌活、防风、桂枝等搜风通络，治疗风湿顽痹、手足拘挛。笔者喜其性平无毒，临床常取其搜风通络之功，与藤类药相伍，治疗中风瘫痪、风湿顽痹等证。

本品以尾细能穿钱（小孔）者为佳，用量宜大。

4. 僵蚕

僵蚕味辛咸，性平，入肝、肺经，为食桑之虫，桑能祛风，蚕性近之，其辛能发散，咸能软坚，故功善祛风化痰，散结通络，为祛风化痰、温通血脉之要药。正如《本草求真》所云："僵蚕……祛风散寒、燥湿化痰、温行血脉之品……合姜汤调下以吐，假其辛热之力，以除风痰之害耳。"临床常取其辛散祛风、化痰通络之功，用于治疗小儿风痰惊痫抽搐、中风口眼㖞斜等症。如《古今医统》醒脾散，以僵蚕配全蝎、党参、白术等健脾息风，治疗慢惊风；《寿世保元》千金散，以僵蚕配全蝎、天麻、胆星等祛风化痰，治疗急惊风、风痰喘咳；《圣济总录》犀角丸，以僵蚕配犀角（现用代用品）、独活、全蝎、防风、天南星、川芎、天麻等镇肝息风，治疗中风肢体拘急、头痛眩晕；《医学心悟》解语丹，以僵蚕配全蝎、天麻、制南星、白附子等祛风化痰，宣窍活络，治疗中风不语；《杨氏家藏方》牵正散，以僵蚕配全蝎、白附子祛风通络，治疗口眼㖞斜。

此外，本品对咽喉肿痛，功效尤捷。如《魏氏家藏方》白僵蚕散，以僵蚕配天南星、生姜汁调和，热水呷下，化痰散结，治疗急性喉风喉痹；《咽喉秘集》六味汤，以僵蚕配荆芥、防风、薄荷、桔梗、甘草祛风通络，治疗风热咽喉肿痛。笔者以其感风而僵，善于祛风通络，而常用于治疗中风口眼㖞斜，风湿性、类风湿关节炎及咽痒疼痛。

本品尚可治疗风疹作痒，功与蝉蜕相近，对肝肺风热者，常相配为用，其效更佳。但蝉蜕体轻，功偏透疹退翳；而僵蚕质重，功偏化痰散结，应用自当有别。

本品以色白条直者良，宜研末为用。因僵蚕辛咸消散而无补益之功，故血虚而无风邪者忌服。

5. 全蝎

全蝎甘辛气温，有毒，色青属木，专入肝经，性善走窜，有息风止痉、通络散结之功，为治疗痉挛抽搐中风之要药。《本草正义》云："蝎乃毒虫，味辛，其能治风者，盖亦以善于走窜之故，则风淫可祛，而湿痹可利。若内动之风，宜静不宜动，似非此大毒之虫所可妄试。然古人恒用以治大人风涎，小儿惊痫者，良以内风暴动，及幼科风痫，皆夹痰浊上升，必降气开痰，始可暂平其焰。观古方多用蝎尾，盖以此虫之力，全在于尾，性情下行，且药肆中此物皆以盐渍，则盐亦润下，正与气血上菀之病情针锋相对。"临床常用于治疗惊痫抽搐、中风口眼㖞斜等症。如《普济本事方》全蝎石榴膏，以全蝎配石榴熬膏，金银薄荷汤调下，治疗慢脾惊风；《古今医统》醒脾散，治疗慢惊风；止痉散以全蝎配僵蚕、蜈蚣，治疗惊痫抽搐；《寿世保元》千金散，治疗急惊风，风痰喘咳；《太平惠民和剂局方》大省风汤，以全蝎配陈胆星、防风、独活、生附子、甘草，治疗卒中痰逆呕泄；《张氏医通》正舌散，以蝎尾去毒滚醋泡炒，配茯苓，治疗肝热生风、舌强不正；《杨氏家藏方》牵正散，治疗口眼㖞斜。

此外，本品还善搜风除痹，舒筋活络止痛，用于治疗关节挛痹胁痛。如《仁斋直指方》全蝎末方，以全蝎配麝香，治疗关节挛痹胁痛；全蝎乳香散，以全蝎配制川乌、穿山甲（现用代用品）、乳香、苍术、马蔺子，治疗风湿顽痹。笔者临床常取其走窜通络之功，治疗脉络瘀血所致瘘痹诸疾。

本品以形紧小者良，蝎尾之力尤强，宜研末为用。辛散有毒、血虚生风者慎用。

6. 蜈蚣

蜈蚣辛温有毒，入肝经，性善走窜，辛能发散，温能疗结，故功善搜风解痉，攻毒散结，通络止痛，其性最猛，止痛作用强于其他虫类药，为息风止痉、通络止痛之要药。《医学衷中参西录》谓："走窜之力最速，内而脏腑，外而经络，凡气血凝聚之处皆能开之。性有微毒，而转善解毒，凡一切疮疡诸毒皆能消之。其性尤善搜风，内治肝风萌动，癫痫眩晕，抽掣瘛疭，小儿脐风；外治经络中风，口眼㖞斜，手足麻木。"临床常取其搜风解痉、通络止痛之功，用于治惊痫抽搐、破伤风、中风口眼㖞斜等证。如《证治准绳》撮风散，以蜈蚣配全蝎、僵蚕、钩藤、朱砂，治疗小儿口撮抽搐；《医宗金鉴》蜈蚣星风散，以蜈蚣配南星、防风、江鳔，治疗破伤风；配全蝎、僵蚕、地龙、当归、川芎搜风通络，治疗中风、口眼㖞斜、痹证。笔者临床常取其通络止痛之功，治疗气血凝滞所致各种疼痛、中风瘫痪。

此外，本品尚能攻毒散结，治疗瘰疬结核、疮疡肿毒、毒蛇咬伤，内服外用，功效亦佳。

本品以赤足黑头者佳，宜研末为用。古书载去头足用，但据临床经验，以全用者力大。本品为毒烈之品，能伤正堕胎，故非重症不宜用，如血虚发痉、小儿慢惊风及孕妇均当忌服。

僵蚕、全蝎、蜈蚣，均为治风要药。僵蚕性最和平，药力较弱，只适于抽搐之轻症；全蝎性亦平和，而药力较大，故适于抽搐较重之症；蜈蚣性猛力强，适于口噤痉挛、角弓反张之重症。

所以三药在临床应用上，一般抽搐较轻者，每僵蚕、全蝎同用，重者全蝎、蜈蚣同用。

7. 地龙

地龙咸寒体滑，入肝、肾、肺经。居湿洼之处，有钻土之能，性喜下行降泄，功善化瘀通络，利尿平喘，清热止痉，为化瘀通络之要药。《本草求真》云："此物伏处洼处，钻土饮泉，是其本性，故能除其鬼疰，解其伏热。且味咸主下，处湿而以入湿为功，故于湿热之病，湿热之物，遇之即化，停瘕蓄水，触着即消，而使尽从小便而出……蚯蚓本有钻土之能、化血之力，而凡跌仆受伤，血瘀经络，又安有任其停蓄而不为之消化乎？"临床常取其化瘀通络、利尿平喘之功，用于治疗半身不遂、肢体不仁、关节痹痛、喘嗽顿咳、热结尿闭、石淋等。如《医林改错》补阳还五汤，以地龙配生黄芪、赤芍、川芎、当归等益气活血，化瘀通络，治疗半身不遂；《医林改错》身痛逐瘀汤，以地龙配桃仁、红花、五灵脂、当归、羌活等化瘀通络，治疗痹痛经久不愈；《证治准绳》地龙散，以地龙配桃仁、当归、苏木、麻黄等化瘀通络，治疗跌打损伤、瘀血疼痛。现代医家以其利尿平喘之功，加入定喘汤治疗慢性支气管炎、支气管哮喘；加入八正散治疗癃闭、石淋等。笔者临床常取其化瘀通络、解痉平喘之功，治疗中风痿痹及哮喘。

此外，本品尚能清热止痉，配金银花、连翘、生石膏、钩藤、全蝎治疗高热昏厥、惊搐烦躁，亦有良效。《本草经集注》谓其去蛔甚效；《肘后方》以治劳复卵肿或缩入腹中绞痛；《本草衍义》

肾脏风下注病，不可阙也；《本草纲目》用治木舌喉痹、秃疮瘰疬等。这些都值得今后在临床上进一步研究。

本品以老而白头者良，宜研末为用。

8. 水蛭

水蛭味咸苦，性平，有毒，入肝经，生于阴湿之处，善食人血，咸能走血，苦能降泄，入肝经血分，功善破血逐瘀，通利水道，为化瘀通络、消癥化积之要药。张锡纯谓之："破瘀血而不伤新血，专入血分而不损气分。"《本草经百种录》载："水蛭最喜食人之血，而性又迟缓善入，尽缓则生血不伤，善入则坚积易破，借其力以攻积久之滞，自有利而无害也。"临床常取其破血逐瘀之功，用于治疗血滞经闭、腹中肿块、跌打损伤、瘀血作痛、中风半身不遂等。如《伤寒杂病论》抵当汤，以水蛭配虻虫、桃仁、大黄破血逐瘀，治疗下焦蓄血闭经、癥瘕；大黄䗪虫丸，以水蛭配䗪虫、虻虫、蛴螬、桃仁、大黄、芍药、干地黄等祛瘀生新，缓中补虚治疗干血成劳；《温病条辨》化癥回生丹，以水蛭配人参、当归、白芍、桃仁、熟地黄等益气养血，化瘀通络，治疗癥结血痹痛经闭经等；《济生方》夺命散，以水蛭配大黄、牵牛子逐瘀下血，治疗跌打损伤、瘀血作痛；现代医家常以水蛭配地龙、生黄芪、赤芍、川芎、当归等化瘀通络，治疗中风半身不遂等。笔者以其最善吸血而逐瘀通络，用于治疗一切血结癥瘕积聚之证。

此外，将活水蛭外用吸血，可消痈肿、丹毒。

本品味恶，宜研末入胶囊为用。其逐瘀破血力强，非瘀血实证者不宜用，且能堕胎，孕妇忌服。

9. 虻虫

虻虫味苦微咸，性微寒有毒，入肝经。苦能泄降，咸走血分，微寒清热，色青入肝经血分，性善噬血，因其性为用。虻虫功善破血逐瘀，为化瘀通络、消癥祛积之要药，凡血结诸证皆宜。《神农本草经疏》谓其："咸能走血，故主积聚癥瘕一切血结为病……今人以其有毒多不用，然仲景抵当汤、丸，大黄䗪虫丸中咸入之，以其散脏腑宿血结积有效也。"临床常取其破血逐瘀之功，用于治疗血瘀经闭、癥瘕积聚、跌打损伤、瘀血肿痛、中风半身不遂等。如《妇人大全良方》地黄通经丸，以虻虫配水蛭、桃仁、熟地黄化瘀通络，治疗血瘀经闭，产后恶露不尽，脐腹作痛；《伤寒杂病论》抵当汤，治疗下焦蓄血闭经、癥瘕；大黄䗪虫丸，治疗干血成劳；现代医家常配以活血化瘀之药，治疗冠心病、脑血管病等。笔者临床亦取其噬血破血、逐瘀通络之功，用于治疗一切血结癥瘕积聚之证。

本品作用与水蛭相近，但药力更猛烈，服后可致暴泻，药过即止，体弱者及孕妇均禁用。

10. 䗪虫

䗪虫咸寒，有小毒，入肝经血分，咸能软坚，生于土中，伏而不出，性善攻隙穴，故能破瘀血，消肿块，通经闭，功善破血逐瘀止痛。其破而不峻，能行能和，为妇科常用要药，用于治疗妇女血滞经闭、月经不调、腹中肿块及产后瘀血腹痛等症。如《伤寒杂病论》下瘀血汤，以䗪虫配桃仁、大黄下血逐瘀，治疗瘀血闭经癥瘕、经水不利、产后瘀血腹痛；大黄䗪虫丸，以䗪虫配水蛭、虻虫、蛴螬、桃仁、大黄、芍药、干地黄等祛瘀生新，治疗干血成劳；鳖甲煎丸，以䗪虫配鳖甲、蜂窝、鼠妇、蜣螂、桂枝、小柴胡汤、大承气汤破瘀消癥，治疗疟母等。

本品以刀断之，斗接即连，复能行走，故有续筋接骨之效，能治折伤筋骨，又为伤科所常用。如《杂病源流犀烛》接骨紫金丹，以䗪虫配骨碎补、自然铜、乳香祛瘀接骨，消肿止痛，治疗骨折肿痛；《伤科大成》壮筋续骨丸，以䗪虫配续断、杜仲壮筋续骨，治疗折伤筋骨日久。

现今临床取其软坚逐瘀之力，治疗肝肿大属慢性肝炎或早期肝硬化，久而不消者，以及宫外孕有包块与蓄血者。但性较和缓，虚证夹瘀者亦可用之，适于久服，孕妇忌用。《长沙药解》云："善化瘀血，最补损伤。"笔者临床常取其软坚逐瘀之功，治疗瘀血癥瘕之疾。

水蛭、虻虫、䗪虫都属虫类药，具有毒性，是破血消癥较为猛烈的药物。《伤寒论》中蓄血证，见如狂而少腹急结者，但用桃仁、大黄泻下为主即可；见发狂而少腹硬满者，则必用水蛭、虻虫破血为主。因为发狂少腹硬满较之如狂而少腹急结，其血结的程度更为严重，但用桃仁、大黄不能胜任，故以水蛭、虻虫为主。由此，可领会水蛭、虻虫攻破作用的强大。

水蛭、虻虫作用虽同，但各有特点，虻虫性刚而猛，服后可立致泻利，药过即指；水蛭性阴而缓，服后虽不即泻，但其毒性在人体内持续较久，效果比虻虫为好，这是二者不同之点。至于蛋虫的功用，虽同于二者，但性较和缓，故常用于一般的体腹瘀血之证。

二十八　常用藤类药之临床辨析

藤类药以其分属不同科植物，性味有别，而功效各异，然其均具有缠绕蔓延、纵横交错之形，如人之经脉网络周身，似人之筋脉联系关节。按中医学取类比象、以形治形之理，则藤类药均能治疗经络筋脉之病。正如《本草便读》所言："凡藤蔓之属，皆可通经入络，此物味苦，平，善治风疾。"《本草求真》亦云："藤类象筋，故抽掣病由筋生者，必为之用。"然藤类药虽均能治疗经络筋脉病变，但散见于各类药中，或归入活血化瘀，或清热解毒，或养心安神，或平肝息风，或祛风湿，只言其专攻，未及同功，不便于辨析应用。要知"古人立药治病，何在不有义存，唯在人细自审用耳。(《本草求真》)"只有知其所长与不长，才能物尽其用，事半而功倍矣，今将常用藤类药容于一处，细审详辨，以彰其功，明其用耳。

1. 钩藤

钩藤味甘而微寒，入肝、心包经，功善清肝息风，通络解痉，既能清肝热，又能平肝阳，但清热之力逊于息风通络，为息风通络之要药。《本草新编》谓："钩藤……祛风甚速，有风症者，必宜用之……但风火之生，多因于肾水不足，以致木燥火炎，于补阴药中，少用钩藤，则风火易散，倘全不补阴，纯用钩藤以祛风散火，则风不能息，而火且愈炽矣。"临床常取其清肝息风、通络解痉之功，治疗肝风内动、风火相煽所致的惊风抽搐、头晕目眩等病。如《通俗伤寒论》羚角钩藤汤，以钩藤配羚羊角、桑叶、菊花、生地黄、白芍等清肝息风，通络解痉，治疗肝热动风、惊风抽搐；《小儿药证直诀》钩藤饮子，以钩藤配天麻、全蝎、僵蚕、蝉蜕等清肝息风，通络解痉，治疗小儿热盛惊风抽搐；《杂病证治新义》天麻钩藤饮，以钩藤配天麻、石决明、首乌藤、栀子、杜仲等清肝息风，治疗阳亢风动、头晕目眩。笔者常取其息风通络之功，治疗中风半身不遂、眩晕等病。

本品以藤细多钩者良，无热者不宜服，久煎则无力，故宜后下。

2. 鸡血藤

鸡血藤苦甘而温，入肝、肾经，功善行血补血，舒筋活络，其活血之力强，活血而能补血，为治疗血瘀风湿之要药。《饮片新参》谓其："祛瘀血，生新血，流利经脉。"临床常配伍怀牛膝、桑寄生、当归、羌活、独活等养血活血，舒筋活络，治疗气血亏虚之慢性风湿痹痛、腰膝酸痛、筋骨麻木、骨性关节炎等；配当归、生地黄、赤芍、川芎等养血活血，治疗血虚之月经不调、闭经。笔者临床取其养血活血通络之功，治疗偏于血虚、血瘀之中风半身不遂、筋脉拘急，以及糖尿病周围血管病变。

此外，笔者临床常重用鸡血藤120g治疗肿瘤患者因放化疗所引起的白细胞减少症，收效甚佳。

3. 常春藤

常春藤味辛，苦而甘，性平，入肝、肾经，功善祛风湿，通经络，强腰膝。临床主要应用其治疗偏于体虚的风湿痹痛、四肢拘挛、腰膝酸痛等，常与五加皮、续断、桑寄生等同用，以加强其功效。

4. 青风藤

青风藤味辛苦，性温，入肝、脾经，辛温疏达，苦味燥湿，故功善祛风除湿，活血通络，为风湿麻痹瘙痒之要药。《本草汇言》谓："青风藤，散风寒湿痹之药也，能舒筋活血，正骨利髓。"凡一切风湿流注、关节疼痛、麻痹瘙痒等症，皆可治之。笔者临床常取其祛风除湿、活血通络之功，治疗中风半身不遂，筋脉拘挛，风湿性、类风湿关节炎，糖尿病周围神经病变等，以血虚者为宜，需与养血和血药同用。

5. 海风藤

海风藤味辛苦性温，入肝、脾经，辛能散风，苦能燥湿，温能通络，功善祛风湿，通经络，为祛风通络止痛之要药。《本草再新》谓其："行经络，和血脉，宽中理气，下湿除风。"临床常用于治疗风寒湿痹、肢节酸痛、关节不利、筋脉拘挛等。如《医学心悟》程氏蠲痹汤，以海风藤配羌活、独活、秦艽、当归、桑枝等祛风湿，通经络，治疗风寒湿痹。笔者临床常取其祛风通络之功，治疗中风半身不遂，筋脉拘挛，风湿性、类风湿关节炎，糖尿病周围血管病变及周围神经病变等无明显热象者。

6. 络石藤

络石藤味苦微寒，入心、肝经，功善祛风通络，凉血消肿，为风湿痹证之要药。《要药分剂》云："络石之功，专于舒筋活络。"临床常用于治疗风湿热痹、关节肿痛。《本草纲目》谓："其功主筋骨关节风热痛肿。"笔者临床常取其祛风清热通络之功，治疗中风半身不遂，筋脉拘挛，风湿性、类风湿关节炎，糖尿病周围血管病变及周围神经病变等有热象者。

7. 忍冬藤

忍冬藤味甘性寒，入心、肺、胃经。其秉承金银花甘寒清热之性，功善清经络风热，通络止痛，为风热痹痛之要药。《医学真传》谓："银花之藤，至冬不凋，乃宣通经脉之药也……通经脉而调气血，何病不宜，岂必痈毒而后用之哉。"临床常用于治疗风湿热痹，关节红肿热痛、屈伸不利，以及咽喉肿痛、痈肿疮毒等。如《乾坤生意秘韫》忍冬膏。笔者临床取其疏风清热通络之功，治疗中风半身不遂，筋脉拘急，风湿性、类风湿关节炎，以及糖尿病周围血管病变等偏于热象者。

8. 天仙藤

天仙藤味苦性温，入心、肺、脾、肾经，苦主疏泄，温以通活，功善活血通络，祛风行水，为止痛之要药。《本草汇言》谓："天仙藤，流气活血，治一切诸痛之药也。"临床用之水无不利，风无不除，血无不活，痛与肿均无不治。所以能治疗风湿痹痛、四肢酸楚、关节不利、痰注臂痛及胸腹诸痛等症。如《仁斋直指方》天仙散，以天仙藤配羌活、白芷、姜黄等祛风化湿，治疗风湿痹痛，痰注臂痛。

此外，本品尚能利气行水，故可用于妊娠水气肿胀。如《证治准绳》天仙藤散，以天仙藤配香附、乌药、陈皮、木瓜等活血行水，治疗妊娠水肿、胸腹胀痛。笔者临床常以之治疗肢体筋脉疼痛之证。

9. 雷公藤

雷公藤味苦、辛，性寒，有毒，入肝、脾经，并可通行十二经，功善祛风通络，消肿止痛，为治疗风湿顽痹之要药。笔者临床常以雷公藤配羌活、独活、秦艽、知母、赤芍、乌蛇、威灵仙、鸡血藤、当归、生黄芪等祛风消肿，活血通络，治疗风湿性、类风湿关节炎；配土茯苓、山药、益母草、白花蛇舌草等清热化湿，化瘀通络，治疗蛋白尿，疗效甚佳。

10. 首乌藤

首乌藤为何首乌之蔓茎，而承其性，味甘，性平，入心、肝经，功善养心安神，治疗虚烦不眠；通络止痒，治疗血虚瘙痒、肢体酸楚，为养心安神之常用药。

11. 红藤

红藤味苦，性平，入胃、大肠经，功善清热解毒，消癥散结，为肠痈腹痛之要药，又可祛风活血，治疗筋骨酸痛、跌打损伤等症。

二十九 石斛说

世人咸知石斛养胃生津，远不止此。《本经》谓之除痹补虚，强阴益精，久服厚肠胃，轻身延年是也。

石斛者，石、岩石也。其缘石而生，顾山之有石，若人之有骨，根盘结甚繁，亦若人之筋膜聚络骨节也。斛，古时量器之名，其用能入能出，宛如胃腑，运化精微，散精于肾，淫气于骨；散精于肝，淫气于筋膜；从脾淫肌肉，从心淫血脉，从肺淫皮毛，何莫非水谷之源。石止而不动，斛受而量满，具土德化，有杜而不出，受而不施，成而不生。凡五味各有所属，甘味属土，然土实无味也，无味即为淡，淡者无味之所从出，即土之正味也。石斛味甘而实淡，得土味之全，合乎胃为戊土而属阳明燥金，与肺皆职司下行，故其为用，以肺胃相连而著。

石斛者，借水石而生，若石挹水以溉斛，斛因石以吸水。石属金，内应于肺，性平亦入肺；水则内应于肾。石斛得金水之精，用于温而温者寒，如逐皮肤邪热痱气；用于寒而寒者温，如疗脚膝痛冷痹弱。要在不出《本经》除痹补虚两端，痹何以除？运清虚之气，使肾阴上济于肺，肺得之而通调下降，若雾露之溉，扶正除痹也；虚何以补？布黏腻之汁，而使撼者遂定，豁者遂泳。是故肺胃得之则下气平气，脾得之则长肌肉，肠得之则厚肠，肾得之则益精。敷布于神藏，满溢于形藏，补五脏虚劳羸瘦，强阴益精壮骨是也。大凡证之恰合夫斛者，必两收除痹补虚之益，是谓清中有补，补中有清，调理之用，最妙之品也。

石斛绝壁生长者最佳，其五月生苗，似竹节间出碎叶，七月开花，色淡而红，十月结实，节旁自生根须，折之悬挂屋下，时灌以水，经年不死，俗称之为"千年润"。以夏秋采之，色如金者，入药为佳，鲜者采收后，载于沙石内备用。新出土时而味甘，治病除邪，每相宜于时证；干者稍变而味苦，气清味薄，究功用之平常。

石斛石生之草，品类繁多，其说不一。鲜者折之有肉而实，咀之有腻涎粘齿，味甘淡者最佳。每日咀嚼一根，或夏月代茶饮久服；干者体瘦无汁，味淡难出，置之煎剂，猝难见功，必须久煮，以熬膏用之为良；或以酒浸一宿曝干，以酥拌蒸五时，徐徐焙干为用；或去头根浸酒为用，或为煲汤。

石斛今人多以木斛浑行，医工亦不能明辨。石斛古人谓畏僵蚕、雷丸；恶寒水石、巴豆。今人谓能促进唾液、胃液分泌，助消化，增强肠蠕动，不可不知。

三十　中医方剂之美

天下万物，皆有其美，为医之道，尽善尽美。中医学蕴含中国传统文化之美学。中医学在发展的历史长河中，融入了易学、儒家文化、佛家思想、道家方法。如《易经》的阴阳学说，儒家的中庸之道、和谐精神，佛家的慈悲为怀、万物皆空思想，道家的道法自然等。而方剂是历代医家学术思想的载体，是实现辨证论治的重要工具，是中医理论美的体现，具有独特的美学特点。研究方剂美学，对我们正确理解方剂、运用方剂，甚至创造新方均具有重要意义，让我们深刻体会出中医学的博大精深。

（一）中医方剂之文学美——智美

1. 从方剂命名看其文化之美

在中国社会发展的历史长河中，儒家、道家、佛家等文化思想影响深远，源远流长，也为方剂的命名打上了深深的烙印。儒家崇尚"中正和谐"，"中和"思想是儒家思想的核心。《礼记·中庸》认为："不偏之谓中……中者天下之正道。""中也者，天下之大本也。和也者，天下之达道也。致中和，天地位焉，万物育焉。""和"对社会、自然界中的一切差异、分歧、矛盾都具有化解的能力。这种思想长期以来一直影响着中国社会各阶层，中医学也不例外，在治法中的和法，尤其体现这种思想，特别是和解剂中的各种方药都表现出儒家"和而不同"思想。因此，方剂命名之有"和"字者，意在法取中庸，以和为主，以缓济急，以巧取胜，以药性不偏不倚组成的"有制之师"，以和其不和之处，重新调整机体的阴阳平和。如治疗六腑不和者，用六和丸、六和散；脾胃不和者，用和中丸、和中散；气血不和者，用和气饮等。儒家这种崇尚圣贤君子"中和"之德及忠君孝亲之道德观，均对方剂命名产生了深远影响。如治疗脾胃气虚之基础方剂四君子汤（《太平惠民和剂局方》），方由人参、白术、茯苓、炙甘草四味组成，四物皆平和之品，不偏不盛，不热不燥，补而不峻，益而无害，有君子中和之德，因此得名。吴鹤皋《医方考》注解云："是方也，人参甘温质润，能补五脏之元气；白术甘温健脾，能补五脏之母气；茯苓甘温而洁，能致五脏之清气；甘草甘温而平，能调五脏怹和之气。四药皆甘温，甘得中之味，温得中之气，犹之不偏不倚之君子也，故曰四君子。"再如治疗痰壅气逆之名方三子养亲汤（《韩氏医通》），以紫苏子、白芥子、莱菔子3种果实组方，以治老人喘嗽之疾，《医方考》谓："奚痰之有飞？飞霞子此方，为人子事亲者设也。"寓有"子以养亲"之意，故而得名。

道家奉黄帝、老子、庄子为始祖，推崇"人法地，地法天，天法道，道法自然"。中医学中道家之道教痕迹无处不在，无疑影响到方剂的命名，如有以四方之神命名的经典名方，以东方之神青龙命名的大、小青龙汤；以西方之神白虎命名的白虎汤；以北方之神玄武命名的玄（真）武汤；以南方之神命名的朱雀汤。其中青龙汤都具有发汗解表的作用，因其发汗之强弱而分为大小。青龙为东方之神兽、水族之王，大则行云布雨，小则祛邪治水，而取物类比，大青龙汤发汗犹如下雨，故取名曰大青龙，而小青龙汤能温肺化饮，故取名小青龙汤。张秉成《成方便读》谓："名青龙者，以龙为水族，大则可兴云致雨，飞腾于宇宙之间；小则亦能治水驱邪，潜隐于波涛之内耳。"白虎为西方之神兽，主杀伐，应秋寒凉肃杀之气。白虎汤是退热之经典方剂，以白虎命名者，喻其退热之快，犹如秋临大地，暑热之气迅速退去，人遇猛虎，毛骨悚然，一身冷汗。王孟英《温热经纬》云："白虎者，西方之金神，司秋之阴兽。虎啸谷风冷，凉风酷暑消神于解热，莫如白虎。"玄武为北方之神兽，北方属水，色黑。玄（真）武汤因有扶阳驱寒镇水之功，故名为玄武汤。据宋·赵彦卫"祥符间，避圣祖讳，始改玄武为真武"之说，真武汤即为玄武汤。如赵羽皇《名医方论》言："真武者，北方司水之神也，以之名汤者，赖以镇水之义也。"朱雀为南方之神兽，《伤寒论》以四方神兽命名的方剂，唯缺朱雀一方，是原书既无此方，还是串抄遗漏，或者转誊误写，如今不得而知。对于此方之存废，历来医家多赞同确有此方，有人认为是十枣汤，亦有认为是黄连阿胶汤，然其究竟是何方则莫衷一是（在此不做赘述）。庄子《逍遥游》有"逍遥于天地之间而心意自得"之说，发挥了不受任何约束的思想，而中医学取其摆脱拘束之意，命名了逍遥散一方。该方具调和肝脾之能，服后可使肝气畅达，郁结消解，气血平和，神情怡悦，意在遂肝脾之性而自逍遥，故而名之。

慈悲是佛法之根本，古代许多医家用佛教之道德观来鞭策自己。唐·孙思邈《大医精诚》就告诫医者要"先发大慈恻隐之心，誓愿普救含灵之苦"。一些方剂命名中用"普济""普救"等字词。如李东垣所创普济消毒饮，以此治疗大头瘟，普救众生，济世活人。

由此，从方剂之命名，可窥儒、释、道对中医学的影响，体现了中医学是中国传统文化的代表、中医方剂文化之美。

2. 从方剂功用看其思辨之美

方剂是中医临床治疗疾病的重要手段，是在辨证、立法的基础上，依据治法进行合理恰当的选药配伍而成的。治法和方剂，都是中医学理、法、方、药体系的重要组成部分。临床辨证论治是一个由分析问题到解决问题的连续过程，只有辨证准确，治法的针对性才能明确和具体，根据治法遣药组方才获得预期的疗效，理-法-方-药一脉相承。治法是组方的依据，方剂是治法的体现。

方剂功用、主治必须而且一定是与治法相一致的。所谓方随法出，法因证立，以法统方是也。如情志不遂，抑郁不舒，胁肋胀痛，证属肝气郁结者，法当疏肝解郁，治以四逆散。四逆散是疏肝解郁的基础方，其谨遵《内经》"肝欲散，急食辛以散之，用辛补之，酸泄之""肝苦急，急食甘以缓之"，以柴胡辛散、枳实辛补、芍药酸泻、甘草甘缓，组成和解之祖方。如此，方剂的功用与主治相同，治法与病证相符，则能邪去正安，药到病除。否则，治法与辨证不一，用方与治法相悖，或辨证不清，治法不详，方剂不当，非但失去了辨证论治之意义，而且必然治疗无效，甚至使病情恶化。由此可见，在临床辨证论治的过程中，辨证的目的在于明确病机，论治的关键在于确立治法，治法是针对病机产生，而方剂必须体现治法之旨。诚如李中梓所言："先哲熟晓阴阳，故其处方良有精理，不解其理，妄试之用，是弈者执势之故，智也。所以智者用方，如支道人相马，略其玄黄，取其神骏。愚者用方，如猎不知兔，广络原野，术亦疏矣。"

（二）中医方剂之体统美——完美

1. 从方剂组方原则看其整体之美

古人云："医之用药，譬犹将之用兵，兵贵精而不在多，药贵效而不在繁。攻敌之坚，必用重兵，袭敌之虚，轻兵即可，坚处而用轻兵，势必不克；虚处而用重兵，得不偿失。"《慎斋遗书》亦云："用药如用兵，医之有方法，如兵之有军法也。医用药而无准绳，犹将之用兵而无纪律也。"疾病治疗过程，就是正邪交争的过程，欲克敌制胜，必须提供有规矩的部队，用药如用兵。方剂的组成不是药物随意的堆砌、主观的选择，而是必须遵循一定的组成原则。组方是在辨证立法的基础上，针对病因病机，以药物的性味、归经、功用为依据，所用药物与其病证的病机丝丝入扣，使药物配伍后的综合疗效与其治法高度统一。所以方剂的组方必须"依法选药，主次有序，辅反成制，方证相合，各司其职，药尽其用"，组成有规矩的有制之师，体现方剂的整体作用。每一首方剂，固然要在辨证立法的基础上选择合适的药物配伍而成，但在组织不同作用和产地的药物时，还应符合严密的组方基本结构，即"君、臣、佐、使"的组方形式。这样才能做到主次分明，全面兼顾，扬长避短，提高疗效。关于"君、臣、佐、使"组方基本结构的理论，最早见于《黄帝内经》。《素问·至真要大论》云："主病之谓君，佐君之谓臣，应臣之谓使。"其后著名医家张元素、李东垣、何伯斋等均有论述。如张元素主张"力大者为君"之说。李东垣在其《脾胃论》中言："君药分两最多，臣药次之，使药又次之。不可令臣过于君，君臣有序，相与宣摄，则可以御邪除病矣。"何伯斋《医学管见》进一步说："大抵药之治病，各有所主。主治者，君也；辅治者，臣也；与君相反而相助者，佐也；引经及治病之药至于病所者，使也。"所以方剂就是按君、臣、佐、使组方原则构成的主次分明、各司其职的统一整体，体现了中医方剂"有制之师"的整体美。

2. 从方剂组方之法看其系统之美

中医方剂是个"有制之师"，其部队建制有小、中、大和奇、偶之分，作用各有优劣，临床应用尽展其姿。《素问·至真要大论》云："君一臣二，制之小也；君一臣三佐五，制之中也；君一臣三佐九，制之大也。""君一臣二，奇之制也；君二臣四，偶之制也；君二臣三，奇之制也；君二臣六，偶之制也。""近而奇偶，制小其服也；远而奇偶，制大其服。大则数少，小则数多，多则九之，少则二之。奇之不去则偶之，是谓重方。"《内经》强调规定了制方的方法要根据病邪的微甚、病位的表里、病势的轻重、体质的强弱及治疗的需要而设。如治疗心火亢盛，迫血妄行而致吐血、衄血之神方——泻心汤，君以大黄，苦寒沉降，专入阳明胃腑大肠，使上炎之火下泻，热邪由大便而出；臣以黄连、黄芩，气寒味苦，清泻亢盛之心火，兼泻中焦脾胃之火。此为"君一臣二，制之小也"。如治疗热入营分之名方——清营汤，君以犀角清解营分之热；臣以生地黄、玄参、麦冬养阴生津，助君药清营凉血解毒；佐以金银花、连翘、淡竹叶、黄连、丹参：其中金银花、连翘、淡竹叶清热解毒，轻清透泄，使营分热邪有透达之机；黄连清心解毒，丹参清热凉血，活血化瘀。此为"君一臣三佐五，制之中也"。如治疗阳证痈疡肿毒之名方——仙方活命饮，君以"疮家圣药"金银花清热解毒疗疮；臣以当归、赤芍、陈皮行气活血通络，消肿止痛；佐以乳香、没药、白芷、川贝、防风、甘草、皂角刺、穿山甲（现用代用品）、天花粉助君臣以清热解毒，行气活血，消肿止痛。此为"君一臣三佐九，制之大也。"这是小、中、大自成体系之方的代表。而奇偶之方，奇有"君一臣二"和"君二臣三"之分。如治疗气阴两伤之名方——生脉饮，君以人参，臣以麦冬、五味子，三药一补一润一敛，益气养阴，生津敛阴，使气复津生，汗止阴存，气充脉复，故名"生脉"。此为"君一臣二，奇之制也"。治疗温病后期，邪伏阴分之名方——青蒿鳖甲汤，君以鳖甲、青蒿滋阴清热，内清外透，先入后出，入阴分搜邪而透热外出；臣以生地黄、知母、牡丹皮清热凉血，助鳖甲养阴以退虚热，助青蒿清透阴分之伏热。此为"君二臣三，奇之制也"。偶有"君二臣四""君二臣六"之别，如治疗"脾约"证之名方——麻子仁丸，君以火麻仁、大黄润肠通便，推陈致新，臣以杏仁、芍药、芒硝、炙甘草以助君药润肠通便。解表散寒，温肺化饮之名方——小青龙汤，君以麻黄、桂枝辛温发散，解表散寒，宣肺止咳；臣以半夏、芍药、五味子、细辛、干姜、炙甘草温肺蠲饮，敛肺止咳，助君药解表散寒。此为"君二臣四，偶之制也"。奇偶不同，各显奇功，展现了中医方剂系统之美。

（三）中医方剂之和谐美——和美

《中庸》谓："中也者，天下之大本也；和也者，天下之达道也。致中和，天地位焉，万物育焉。"天地相和而化育万物，万物各归其类，并相互运作生长。《中庸章句》注曰："达道者，循性之谓，天下古今之所由，道之用也。""和"指使事物之间、事物内部及其发展过程达到适中、和谐、适度状态的各种因素的综合交互过程，是多种不同因素的有机和谐统一。中医学深受儒家思想的影响，认为"阴平阳秘，精神乃治"，强调"疏其血气，令其条达，而致平和"，追求人体内部各脏器之间或人体与自然之间处于一种"和谐"的状态，即所谓的"身心健康"。而中医的和法就是法取中庸，以和为主，以缓济急，以巧取胜的治疗策略，以药性不偏不倚组成的"有制之师"。它既不同于八法中的汗、吐、下、消、清诸法专以攻邪为务；又不同于补益法以补虚为旨。它是通过其特有的和缓、和解、疏畅、调和、平衡等手段，来达到调整机体脏腑功能，恢复生理运转秩序，从而愈病的目的。和法是中医治法的精髓，最能体现中医学的特色。如和解少阳的代表方剂——小柴胡汤，有协调升降平衡、和解半表半里之功，是和解少阳的代表方剂。柯韵伯谓其为"少阳枢机之剂，和解表里之总方"。组方寒温并用，攻补兼施，升降相因，具有中医学鲜明特色，既非蛮补，又非专攻，恰合"勿伐天和"之要旨，体现了中医方剂和谐之美。

（四）中医方剂之仁爱美——善美

医者仁心，医乃仁术！"仁慈"是佛家、儒家思想的核心，也是医者对自身的要求。正如孙思邈在《大医精诚》中所述："凡大医治病，必当安神定志，无欲无求，先发大慈恻隐之心，誓愿普救含灵之苦。"孟子认为："恻隐之心，仁之端也。"怀有仁爱之心，把患者当作亲人，对患者的困难感同身受，"见彼苦恼，若己有之"，才能心底无私，一心赴救，成为一名合格的医者。具体到中医治病过程中，就是对疾病仁慈：其一主张给邪以出路，不是赶尽杀绝，因其势而利导之。其二知五脏之所苦所欲，随其性而调之。

1. 给邪出路尽其善

纵观古今大医用药，如伤寒在表者，予以发汗；阳明腑实、大便干结者，治以攻下；宿食内停、痰涎壅塞者，采用涌吐之法；治麻疹，治以透发；治水肿，则"开鬼门，洁净府"；痢疾者有以"通因通用"立法。此虽属八法之治，然其多有给病邪以出路之意。清·周学海《读医随笔》云："凡治病，总宜使邪有出路。宜下出者，不泄之不得下也；宜外出者，不散之不得外也。"诚如《素问·阴阳应象大论》所言："因其轻而扬之，因其重而减之……其高者，因而越之，其下者，引而竭之，中满者，泻之于内，其有邪者，渍形以为汗，其在皮者，汗而发之。"可见，中医治病讲究给邪以出路，代表方剂如体现温病透法之清营汤，分消走泄法之温胆汤、三仁汤等。

温病之透法——"透热转气"出自叶天士《外感温热论》。其云："大凡看法，卫之后方言气，营之后方言血，在卫汗之可也，到气才可清气，入营犹可透热转气。"可见，"透热转气"是温热病邪入营分时期的治疗原则，说明热邪虽入营血，犹可开达转出气分而解，免伤人体营血，体现了给邪以出路的思想。其代表方清营汤就是用金银花、连翘、淡竹叶清热解毒，轻清透泄，使营分热邪有透达之机；黄连苦寒，清心解毒。四药合用清气分热，透热转气，使邪热转出气分而解，给邪出路。

分消走泄法指用祛湿行气的药物，因势利导，使弥漫于三焦的湿邪分道而消，泄出体外。叶天士云："气病有不传血分，邪留三焦，亦如伤寒中少阳病也，彼则和解表里之半，此则分消上下之势，随证变法，如近时杏、朴、苓等类，或如温胆汤之走泄。"温胆汤是治疗胆郁痰扰、中焦湿热之名方，方中以苦寒之竹茹清热和胃，化痰止呕；以半夏、陈皮之辛温配枳实之苦降，辛开苦降，行气开郁，使湿从燥化；茯苓淡渗利湿，使湿邪从小便而去。这体现了"畅中、渗下"分消走泄的配伍特点。

2.苦欲补泻随其性

"五脏苦欲补泻"是根据五脏之所苦所欲，随其性而调之的中医用药法则，体现了中医仁爱之心。五脏各有天性，随其性则欲，违其性则苦，本脏所苦为泻，本脏所欲为补。知其数者，其于苦欲补泻益得共平，而心、肝、脾、肺、肾各尽其性矣。众医家遵循"五脏苦欲补泻"的原则，制定了许多经典名方。如和肝之祖方——四逆散，组方即谨遵"肝欲散，急食辛以散之"，君以辛味柴胡；"用辛补之"，臣以辛味枳实；"酸泻之"，佐以酸味芍药；"以甘缓之"，使以甘平甘草。这充分体现了随肝之性而治的组方原则，所以被后世立为疏肝解郁之祖方，影响深远。又如调和肝脾不和之名方——逍遥散，随肝苦欲之性，君以柴胡，辛以散之；臣以当归，用辛补之；芍药酸泻之；佐以甘草、茯苓，以甘缓之；加薄荷、生姜取其辛香透散之功，顺其欲，散之性；随"脾苦湿，急食苦以燥之""脾欲缓，急食甘以缓之，用苦泻之，甘补之"，用白术苦燥苦泄；用茯苓、当归、甘草，甘缓之，甘补之。随肝脾之苦欲组方，体现了随其性自逍遥。

（五）中医方剂之自然美——象美

"人以天地之气生，四时之法成。"中医学认为，人是秉承天地之气而化生的，人的生命也和自然界一年四季的变化一样，是一个生、长、壮、老、已的过程，即"天人相应"理论。人的生命活动与天地自然宇宙之间，有着非常密切而不可分割的关系，也具有共同的构成基础。人与自然有着统一的本原和属性，人的生命活动规律必然受自然界的影响。人与自然有着物质的统一性，它决定了生命和自然运动规律的统一性。

"天人相应"是中医学理论体系的重要组成部分，是中医学整体观的一个具体表现。天人相应理论认为人与自然界是一个有机整体，自然界的运动变化直接或间接地影响着人体，使机体也发生与之相应的变化，人体的生命活动与自然界是息息相关的。中医治病亦讲究效法自然，顺应自然规律，诚所谓："天下之事皆有道，而医之为道，道法自然。"这是道家思想在中医治法中的生动体现。

1. 提壶揭盖法

提壶揭盖法最早出自朱丹溪医案，为开宣肺气以利小便之法。"一人小便不通……肺为上焦，膀胱为下焦，上焦闭则下焦塞。如滴水之器必上窍通而后下窍之水出焉。"

生活中水壶的壶盖上有个小气孔，如果小孔被塞住，壶内的水就倒不出来，这时把壶盖打开，就可水流如注。同理，中医学认为，肺处高位，喻为"华盖"，为水之上源，主通调水道，故肺气郁闭，肃降失司，可影响其他脏器气化失司，可出现小便不利、浮肿等症，故治疗应宣发肺气。肺气得宣，小便即得利。

提壶揭盖法就是把膀胱比作一把水壶，尿道口比作壶嘴，肺在上部就犹如壶盖，应用宣肺类药物，如桔梗、杏仁、紫苏叶、前胡等，少量轻投，就像把肺这个壶盖稍稍掀开，上下气机通畅，小便自然畅通。

2. 增水行舟法

增水行舟法最早出自吴鞠通《温病条辨》，为生津润肠以行大便之法。"水不足以行舟，而结粪不下者，当增水行舟。""阳明温病，无上焦证，数日不大便，当下之，若其人阴素虚，不可行承气者，增液汤主之。"

自然界有水船行，无水舟停。平时江河的水流较多，水位较深，舟船能顺利航行；江河中水流减少，水位变浅，舟船就会航行不畅，甚至停顿搁浅，此时即便再用力划船或推动，舟船也很难前行。如果能让水满起来，再去推船行走就会容易得多。同理，人体的肠道就像一条弯曲的河道，把大便看成水面的小舟，河道干润，舟船难行，"无水舟停"而大便秘结。

增水行舟法正应水增则船行通畅之理，以滋阴润燥之品以达通便之效。其代表方——增液汤，重用玄参滋阴润燥，壮水制火，启肾水以滋肠燥；生地黄清热养阴，壮水生津，以增玄参滋阴润燥之力；麦冬滋养肺胃阴津以润肠燥。三药养阴增液，以补药之体为泻药之用，使肠燥得润，大便得下，故名增液汤。

3. 培土生金法

培土生金法是健脾生气以补益肺气的治法。根据五行相生理论，脾属土，肺属金，土生金，脾气运化，化气以充肺。"虚则补其母"，通过培补脾土以治疗肺气虚弱。如参苓白术散以人参、白术、茯苓、山药、莲子肉、薏苡仁、白扁豆、甘草等益气健脾以保肺，合桔梗宣肺且载药上行以益肺气。全方重点不在治肺，而重在补脾以保肺，完美体现了培土生金法，临床常用于治疗肺损虚劳诸证。

4. 金水相生法

金水相生法是滋养肺（金）肾（水）之阴的治法。其根据五行相生理论，肺属金，肾属水，金生水，金为水之母，肺阴充足，下输于肾，使肾阴充盈；加之肾阴为诸阴之本，肾阴充盛，上滋于肺，亦使肺阴充足。如百合固金汤以百合、麦冬、贝母滋阴清热，润肺止咳；熟地黄、生地黄、玄参滋肾壮水，以清虚火。诸药合用，润肺滋肾，金水并补，完美体现了金水相生法。

5. 滋水涵木法

滋水涵木法是滋肾阴以养肝阴的治法。其根据五行相生理论，肝属木，肾属水，水为木之母。肝主藏血，肾主藏精，精血相互滋生，即肾精滋养于肝，使肝之阴血充足，以制约肝阳过亢，滋水涵木是肝肾同治的基本法则。如一贯煎以生地黄性秉至阴，可润元阴之燥竭，益真阴之不足，补母以实子，滋水以涵木，使血海得充，浮阳得敛，就像枯木得到了水的滋养一样，其治在肾，其功在肝。完美体现了滋水涵木之治法。

总之，通过以上对经典名方多角度、多层次的剖析与思考，可以看出中医学具有文学美、体统美、和谐美、仁爱美、自然美。其根源在于中医药学深深植根于中国传统文化的沃土之中，经过历代前贤的培育和发挥，根深叶茂，充满魅力，充满美。再加上业医者的仁爱之美，从而构成中医美学的基本框架。古老的中医学，面对现代科学的迅猛发展，反而日益显示出学术优势、理论优势，就是因为它具有临床疗效和人文智慧的双重支撑。作为中华优秀传统文化代表的中医学，中医名方魅力无穷，美不胜收，救人无数，令人倾倒。让我们在悟道中历练，在品味中享受！

三十一 和法析说

和法是中医传统常用的八法之一，是指导临床医疗的一种治疗法则。和法之意源于《内经》。《素问·调经论》云："血气不和，百病乃变化而生。"《素问·至真要大论》："疏其血气，令其条达，而致和平。"《素问·上古天真论》亦云："法于阴阳，和于术数。"自《内经》以始，和法思想代代相传，逐步发展。若能融会掌握使用，常能得心而应于手。笔者在研习经典和前人经验的基础上，结合临床体会，对和法的运用做了一些梳理，兹赅而略述之。

（一）和法的概念

古代"和"与"龢"通。《说文解字》曰："龢，调也，从龢，禾声，读与和同。"又曰："龢，乐之竹管，三孔，以和众声也。""和"在《说文解字》中释义为"和，相应也"，本意指声音相应和，和谐地跟着唱或伴奏。此外，《广韵》中将"和"解释为"和，顺也，谐也"，故有适度、和谐义。《周易》中将"和"作为一种自然界至高的和谐状态解。《中庸》云："和也者，天下之达道也。"《中庸章句》注曰："达道者，循性之谓，天下古今之所由，道之用也。"故"和"是"效果"，是根本方法。可见协调、平衡、适中为和谐的重要内容之一。

由此，笔者认为，"和"指使事物之间、事物内部及其发展过程达到适中、和谐、适度状态的各种因素的综合交互过程，是多种不同因素的有机和谐统一。天地相和而化育万物，万物各归其类，并相互运作生长，就是最广博意义上的"和"。而反映到中医学则是人们追求人体机体内部各脏器之间或人体与自然之间处于一种"和谐"的状态。和法就是指法取中庸，以和为主，以缓济急，以巧取胜的治疗策略，以药性不偏不倚之物组成的"有制之师"。它是通过其特有的和缓、和解、疏畅、调和、平衡等手段，来达到调整机体脏腑功能，恢复生理运转秩序，从而愈病的目的。和法是中医治法的精髓，最能体现中医的特色。扩展和法的应用将有利于启发临床辨证论治的思路，对于丰富临床治疗手段大有裨益。可以说"和法"是一切治法之所归，是治疗的最终目的。因此，和法的意义与范围非常广泛。我们对待和法，不能局限于和解少阳的小柴胡汤的狭隘认识，相反，还应更广泛地深入研究探讨和法的价值。

（二）和法源流

1. 肇端于《内经》

《黄帝内经》虽然没有明确提出具体的和法方药，但就其整体的思想和行文基调来看，无不充满着"和"的基本思想，为后世医家明确提出和法及不断丰富和法奠定了基础。如《素问·阴阳应象大论》曰："谨察阴阳所在而调之，以平为期。"《素问·痿论》云："调其虚实，和其逆顺。"又如《素问·至真要大论》谓："燥司于地，热反胜之，治以平寒，佐以苦甘，以酸平之，以和为利。"《素问·六元正纪大论》云："和其运，调其化。"诸多如此之论，为后世和法的形成提供了理论渊源。

2. 奠基于仲景

东汉·张仲景《伤寒杂病论》汲取了《黄帝内经》中有关"和"的治法精神，开创性地在医疗实践中运用了和法，创制了桂枝汤、小柴胡汤、半夏泻心汤等和法应用的经典方剂，为和法的形成演变及和法的组方用药树立了坚实的实践运用楷模。如《伤寒论》387条："吐利止，而身痛不休者，当消息和解其外，宜桂枝汤小和之。"70条、208条、209条、250条均提到用小承气汤、调胃承气汤来"和胃气"，或言以"小承气汤和之"。《金匮要略·痰饮咳嗽病脉证并治》谓："病痰饮者，当以温药和之。"为后世和法的组方用药奠定了方法规律。

3. 始名于无己

金·成无己首先在理论上明确提出和法，并指出以小柴胡汤为和法代表方剂。他在《伤寒明理论》中指出："伤寒邪气在表者，必渍形以为汗，邪气在里者，必荡涤以为利，其于不外不内，半表半里，既非发汗之所宜，又非吐下之所对，是当和解则可矣，小柴胡为和解表里之剂也。"至此，和之证、法、方、药始得对应于柴胡证上，成为一明确的，与汗、下等法并列的治法。但概念较为局限，仅为和解少阳一法。明·张介宾《景岳全书·和略》说："和方之制，和其不和者也。凡病兼虚者，补而和之；兼滞者，行而和之；兼寒者，温而和之；兼热者，凉而和之，和之为义广矣。亦犹土兼四气，其于补泻温凉之用，无所不及，务在调平元气，不失中和之为贵也。""和之义则一，而和之法变化无穷焉。"此论为和法的灵活应用开阔了视野，使和法之意更加广泛，对后世医家影响较大。

4. 成形于钟龄

清·程钟龄明确提出了和法，并成为中医学治疗八法之一，突出了和法在治法学中的地位。他在《医学心悟》中指出："论病之原，以内、伤、外、感四字括之；论病之情，则以寒、热、虚、实、表、里、阴、阳八字统之；而论治病之方，则又以汗、和、下、消、吐、清、温、补八法尽之。盖一法之中，八法备焉，八法之中，百法备焉。病变虽多，而法归于一。"其对和法的论述，一方面承袭成无己和解少阳、以小柴胡汤为基本方的观点。"伤寒在表者可汗，在里者可下，其在半表半里者，唯有和之一法焉，仲景用小柴胡汤加减是已。"另一方面注意到因邪有兼并，赞同张景岳需采取多种兼治法的观点，"有清而和者，有温而和者，有消而和者，有补而和者，有燥而和者，有润而和者，有兼表而和者，有兼攻而和者。和之义则一，而和之法变化无穷焉。"虽然程氏强调了和法在治法上的重要性，但对其概念仍局限于和解少阳治疗半表半里的一法一证。

5. 盛行于后人

清代以来，温病学家对和法与方剂的认识尤有阐发与扩展。如吴有性《温疫论》倡导邪伏膜原之说，认为膜原"内不在脏腑，外不在经络，舍于伏脊之内，去表不远，附近于胃，乃表里之分界，是为半表半里"。创制达原饮，以开达膜原之邪。戴天章《广温疫论》广和法之义，谓："寒热并用之谓和，补泻合剂之谓和，表里双解之谓和，平其亢厉之谓和。"并列举用药与配伍，言明了和法的实质，丰富和完善了和法。后世广为采用，并以此观点去分析《伤寒论》方及后世众多方剂，则大凡有此配伍意思的均可为和剂，而与方相应的病证均可认为是和法的适应证。何廉臣又增加了"苦辛分消""平其复遗""调其气血"。《重订通俗伤寒论》所制蒿芩清胆汤，兼顾清泄少阳和化痰祛湿两方面，使和解方剂在配伍上更臻完备，从而使和法的范围逐渐扩大。当代《方剂学》教材将小柴胡汤类方、泻心汤类方等归为和解剂，可能也是此意。

至此，和法由专为病在少阳而设，而发展成为中医治疗的八法之一，内容也更加丰富，被广泛应用于治疗各种病证。临床常用的治疗方法有和解少阳、透达募原、调和营卫、调和肝脾、疏肝和胃、调和肠胃、分消上下、调和寒热、调和气血、平衡阴阳等。

（三）和法的特点

1. 相反相成

"和"是达到适中、和谐、适度状态，是将偏盛偏衰的矛盾点调和统一，而非单方面、单方向的汗、吐、下。正如张景岳言："和方之制，和其不和者也。"故和剂往往要兼顾矛盾双方。采用既对立又统一方法，损其有余，补其不足，如《重订广温热论·验方妙用》在论述"和解法"时云："凡属表里双解，温凉并用，苦辛分消，补泻兼施，平其复遭，调其气血等方，皆谓之和解法。"故笔者认为和剂用药组方具有攻补兼施、升降相因、寒温并用的特点，是将两种相反的事物，包括药性、功效、治法等熔于一炉，相反而相成。如半夏泻心汤之半夏与黄芩、黄连，是升降药同用，寒温性并存，辛苦味相合；桂枝汤之桂枝与芍药，是散收同用，攻补药相成。

2. 药性和合

和剂在煎服法方面亦有特色，不似下法或汗法，如大黄后下以增强泻下之力，或麻黄汤不宜久煎。和剂煎服法必去渣再煎，如小柴胡汤的煎服法乃"以水一斗二升，煮取六升，去滓，再煎，取三升，温服一升，日三服"。再煎亦是久煎，是为了充分融合和缓药性，去其峻猛之力。诚如徐大椿所云："再煎则药性和合，能使经气相融，不复往来出入。"此外，和剂在用药方面亦有缓而不峻、不偏不倚的特点，功能有调和脏腑之功效。如茯苓杏仁甘草汤，医圣将之作为治疗"胸痹，胸中气塞，短气"轻症之用，而笔者将之作为调和肺脏功能而设的"和"肺之剂。其方中茯苓甘淡，淡渗利湿于下，杏仁辛苦温，宣发肃降在肺，升降相因，而甘草甘缓调和，可御茯苓、杏仁利降太甚，含承托缓释之意，缓释剂也。正如周岩在《本草思辨录》中所言："茯苓淡渗散结，是有形之饮。杏仁苦温下降，是无形之气……以二物皆下行，非以甘草载之，则势不少驻而去疾不尽耳。"点明了茯苓杏仁甘草汤是调和肺脏的基础方。

（四）和法名方

1. 表里不和——小柴胡汤

小柴胡汤出自东汉·张仲景《伤寒杂病论》，柯韵伯谓其为"少阳枢机之剂，和解表里之总方"。其定位于少阳，而少阳为枢，出则为表，入则为里，属半表半里之间、虚实过渡之位、寒热转化之中途。故"伤寒邪在表者，必渍形以为汗；邪在里者，必涤荡以为利；其于不外不内，半表半里，既非发汗之所宜，又非吐下之所对，是当和解则可矣"（《伤寒明理论》）。其组方功在和解，柴胡生于半阴半阳之坡，合少阳半表半里之位，辛开升散，疏利三焦，调达上下，宣通内外，和畅气机；黄芩形似胆管，苦降泄下，清胆腑热；佐以辛味之半夏、生姜以助其升散之力；合参、枣、甘草以调补中焦。全方寒温并用、升降相因、攻补兼施，疏达半表半里之气机，调达其阴阳。

2. 营卫不和——桂枝汤

桂枝汤出自东汉·张仲景《伤寒杂病论》，柯韵伯谓其为"此为仲景群方之魁，乃滋阴和阳、调和营卫、解肌发汗之总方"。桂枝汤乃治疗太阳伤寒表虚证。此时营阴外泄，如强发其汗，则营阴更伤；如妄加收敛，则闭门留寇，最宜调和。桂枝辛温发散，驱除在表之风寒，芍药酸寒敛阴，调和在里之营阴，一辛一酸，一散一收，一开一合，一表一里，互相对立，互相制约。更以姜、枣、草之辅助，以滋发汗之源，配以"啜热稀粥，以助药力"，待其"遍身漐漐微似有汗者"，是谓肺胃之气已和，津液得通，营卫和谐，腠理复固。全方发中有补，散中有收，寒温并用，升降相因，调和营卫，阴阳并调。

3. 三焦不和——藿朴夏苓汤

藿朴夏苓汤出自清·石寿棠《医原》。此方乃为湿温初起，病在三焦气分，湿重于热而设，其定位于三焦。叶天士在《温热论》中言："再论气病，有不传血分，而邪留三焦，犹之伤寒中少阳病也，彼则和解表里之半，此则分消上下之势，随症变法。"故其用药组方功在分消走泄，方中藿香、豆豉辛散，芳化宣透以祛表湿；猪苓、赤苓、泽泻、薏苡仁、通草甘淡，淡渗利湿以利小便；半夏、厚朴、白蔻仁、杏仁畅化中焦。全方宣上、畅中、渗下，苦温、芳化、淡渗，使表里之湿，上下分消，未用清热药，但上下分消，湿去热无所依，则自去。此法为温病学对和法的发展，为和解法的变局。

4. 肝脾不和——逍遥散

逍遥散出自宋《太平惠民和剂局方》，是治疗肝脾不和之名方。其立法于"调和"，故组方本着"五脏苦欲补泻"之说，随脏腑习性而调之。《素问·脏气法时论》曰："肝欲散，急食辛以散之，用辛补之，酸泻之。""肝苦急，急食甘以缓之。""脾欲缓，急食甘以缓之，用苦泻之，甘补之。""脾苦湿，急食苦以燥之。"逍遥散谨遵《内经》之训。柴胡"辛以散之"，辛散郁火，疏肝解郁；芍药"酸泻之"，酸甘敛阴，养营血，以涵肝木；当归养血和血，治在肝之体。三药散敛相合，顺肝条达之性，养肝体，助肝用。又以茯苓、白术、甘草健脾和中；生姜、薄荷助柴胡升散。全方升降相因，攻补兼施，疏散、条达、舒缓、柔和，肝脾并治，散中有收，疏郁和中。

5. 肝胃不和——柴胡疏肝散

柴胡疏肝散出自明张景岳《景岳全书》，其组方遵肝主疏泄，喜条达而恶抑郁之性而设立。因"肝欲散，急食辛以散之，用辛补之，酸泻之""肝苦急，急食甘以缓之"，故以辛味之柴胡为君以辛散之；以辛味之川芎、香附为臣以助其升散之力；佐以辛味之枳壳、陈皮以补之，酸味之白芍以泻之；以甘平之甘草以缓之。柴胡合枳壳，一升一降；柴胡配芍药，一散一收。全方散收并施，升降相因，为肝胃不和的常用方。

6. 中焦（寒热）不和——半夏泻心汤

半夏泻心汤出自东汉·张仲景《伤寒杂病论》，为调和中焦气机升降的名方。胃气虚或受邪气之干扰，使中焦斡旋失司，升降失常，枢机不利，则气壅滞于中焦。非外感之邪汗之可解，亦非阳明腑实下之可解，唯调和中焦气机升降可解。正如《金匮要略心典》所言："邪气乘虚陷于心下，中气则痞。中气既痞，升降失常，于是阳独上逆而呕，阴独下走而肠鸣。是虽三焦俱病，而中气为上下之枢，故不必治其上下，而但治其中。"半夏、干姜，辛开升散，分阴而行阳散其结；黄连、黄芩苦降泄下，降阳而升阴除其满。四药去性取用，辛开苦降，泻心消痞，调和中焦。又以参、枣、草甘味补脾，和其中。全方寒温并用、升降相因、攻补兼施，调达中焦升降枢机，中气得和，上下得通，阴阳得位，水升火降，中焦畅达。

三十二 / 如何读经典，做临床

观历代名医贤哲，凡成中医大家者，无一不娴熟经典，并通过临床实践灵活运用而有新的建树和发明，或续先贤之绪余，创立新说；或发挥古义，融会新知，推动中医药学术的发展，造福于黎庶。经典常读常新，经典是打开临床疑难问题的"金钥匙"，"读经典，跟名师，做临床"是培养优秀中医人才的重要途径。那么如何读经典，做临床呢？

（一）中医是什么

中医是瑰宝。毛泽东主席曾说："中国医药学是一个伟大的宝库，应当努力发掘，加以提高。"中医药学包含着中华民族几千年的健康养生理念及实践经验，是中华文明的一个瑰宝，凝聚着中国人民和中华民族的博大智慧。目前，我们国家唯一的诺贝尔生理学或医学奖获得者屠呦呦，所研制的治疗疟疾的青蒿素，就来源于晋代葛洪《肘后备急方》。所以说中医是瑰宝。

中医也是品牌。随着中国的发展，中医在世界各地都留下身影。2017年1月18日，国家主席习近平向世界卫生组织赠送仿制的宋代王惟一的针灸铜人模型，展现了我们中国人的文化自信。在"一带一路"倡议的引领下，中医药文化已经成为我国一个国家品牌和正在拓展的全新的对外合作领域。中医学是以中国传统文化为背景，以中国古代哲学为指导，以长期的医疗实践为基础，研究人类生命活动规律及防治疾病的知识体系。中医是我们传统文化中不可或缺的组成部分，与中国传统文化一脉相承，承载着古圣先贤防治疾病的经验和理论知识。中医学在发展的历史长河中，融入了易学、儒家文化、佛家思想、道家方法。如《易经》的阴阳学说；儒家的中庸之道、和谐精神，"天人合一"、"阴平阳秘，精神乃治"、"疏其气血令其条达，而致平和"，以及治疗八法之"和"法等；佛家的慈悲为怀、万物皆空思想、"先发大慈恻隐之心，誓愿普救含灵之苦"、"其高者，因而越之，其在下者，引而竭之"等给邪以出路的仁心仁术；道家的道法自然、"提壶揭盖"、"增水行舟"等师法自然的治法。

同时，中医也是生活。老百姓的衣、食、住、行均有中医的元素。比如早晨伸伸懒腰，那是舒畅少阳升发之气；多吃西瓜而腹泻，那是伤损了脾阳。大枣具有补中益气、养血安神的作用，人们常说"一日吃三枣，容颜不显老"，可见大枣的食补效果早已深入人心。还有我们常食的山药、薏米、山楂等，都是药食同源之佳品，深受老百姓的喜爱。可见，生活处处是中医，我们的生活离不开中医。

那么，如何挖掘好、发展好、传承好中医药，将中医学的理论、方法及文化发扬光大，是我们每一位中医人的使命和任务。而"读经典，跟名师，做临床"是将中医药发扬光大、培养优秀中医人才的重要途径。

（二）中医经典的代表作有哪些

何谓经典？陆德明《经典释文》中释"经"的含义："常也，法也，径也。"就是常道、规范、门径的意思。"典"，典籍，指可以作为典范的重要书籍。《史通·叙事》所谓："自圣贤述作，是曰经典。"经典，是指具有典范性、权威性的、经久不衰的万世之作，就是经过历史选择出来的最有价值的、最能表现本行业精髓的、最具代表性的、最完美的作品。经典是有永恒性的，作品只有在历史之考验中，被广大求知者认可，才能成为经典。

中医的经典也必须是中医学理论体系中（理、法、方、药、术）具有典范性、权威性、永恒性、完美性的不世之作。中医经典所阐述的医学原理和诊疗法则，成为后世医学的常规和典范，也是学习和研究中医学的必要门径。笔者认为，《黄帝内经》《伤寒杂病论》《温热论》《神农本草经》《针灸甲乙经》涵盖了中医理、法、方、药、术五个方面，是中医理论和治法的经典代表之作，为中医人必读之物。其中，《黄帝内经》是现存第一部系统论述中医学理论的专著，是中医学形成和建立的奠基之作。《伤寒杂病论》是现存第一部系统论述中医学诊疗体系、辨证论治的奠基之作，标志着中医学辨证论治体系的形成。《温热论》是系统论述温病的奠基之作，创立了卫气营血辨证论治理论体系，标志着温病学理论体系的形成，完善了中医辨证论治体系。《神农本草经》是现存第一部系统论述中药的奠基之作，标志着中药学理论体系的形成。《针灸甲乙经》是现存最早的一部针灸专书，也是最早收集和整理古代针灸资料的重要文献。所以这五部著作是中医经典著作的代表，是为医者必读之作。

（三）如何读经典，做临床

1. 以读书为基础，博闻强记，由博返约

要想走好中医路，必须读书，要想成为好医生或是明（名）医，尤其必须用心读书。从古到今，凡有成就的明医，尽管他们的成长道路不同，或家学，或师承，或自学，但都精读医书，博览诸籍。清代著名医家徐灵胎在《慎斋刍言》中说："一切道术，必有本源。未有目不睹汉唐以前之书，徒记时尚之药数种，而可为医者。"《医宗金鉴·凡例》中也说："医者，书不熟则理不明，理不明则识不精。临证游移，漫无定见，药证不合，难以奏效。"清·宁松生《书林选青》也指出："不读书穷理，则所见不广，认证不真，不临证看病，则阅历不到，运用不熟。"此外，《灵枢·叙》说："夫为医者，在读医书耳，读而不能为医有矣，未有不读而能为医者也。"叶天士告诫说："医可为而不可为，必天资

敏悟，读万卷书，而后可以济世。不然，鲜有不杀人者，是以药饵为刀刃也。"因此，不读书是无法传承中医学的，更谈不上创新与发展了。走好中医路，读书是第一步！

然中医古籍，浩如烟海，汗牛充栋，学者常有望洋之叹。丹波元简编著的《医籍考》收录中国古代医书 2880 余种，薛清录研究员等主编的《全国中医图书联合目录》共收录中医图书 12124 种，裘沛然教授主编的《中国医籍大辞典》共收录上自先秦，下迄 20 世纪末的中医药书目 23000 余种。如此众多的书籍，虽尽平生之力，亦难尽其一二。

就中医范畴而言，不论哪种学术流派，均是以《黄帝内经》《神农本草经》《伤寒杂病论》等经典著作为基础。这些经典著作是中医学的根柢，它对于生理、病理、药理、诊断、治则等，都有重要的指导意义，不掌握这些，就会像无源之水、无根之木，想要把中医学得根深蒂固，是不可能的。故医学读本当从大处着手，只有学好经典著作，才能锻炼真才实学。不通天地人，不可以言医。学习医学本身就是一件难事，但如能"精穷岐黄、仲景之遗书，探其源而通其变，则难者不难"，从中医经典入手，心无旁骛，潜心研读，如此方可开启心智，历练思维，达到与前辈名家思想脉搏相同步，实现穿越时空与其倾心交谈，才能最终领悟经典中所蕴之"道"，掌握经典中所载之"术"。

厚积薄发，由博返约，是读书成才的必然过程。其他学科如此，中医也如此。万丈高楼，筑基必坚；参天大树，扎根必深。"经典是基础，传承是关键"。凡是名医大家，无不是在熟读精研古籍名著、继承前人宝贵经验的基础上，厚积薄发，由博返约，而成为一代宗师的。经典著作年代久远，所以要参考其近代和后世注书，方能理解其真谛，同时要反复研读，善于总结，该背的要背下来，提纲挈领，即所谓"博闻强记，由博返约"。此外，除对经典需反复研读外，笔者亦提倡"博览各家，广得其益"。中医学从汉代以降，到现在已经将近两千年了，在这浩繁的卷帙中，学派不同，立说各异，互相补充者固然不少，互相矛盾者亦往往而有，若不加以分析归纳，那么阅读越多，就越杂乱无章，所以仅仅是读得博还不行，还要由博返约，才算真正学到手。所谓"博"，指读书宜广博，数量宜多，种类宜宽，即博览群书。所谓"约"，就是精，指读书宜专精知守，不宜泛而无归。博览的好处是见多识广，不存门户之见。但如果只知博览，抓不住重点，往往收效也就不大。博览通常需要有一定基础，尤其是经典的基础，然后再博览群书，这样才能博采众长。各家学说，必须博览，相互参证，方能逐步深入。识见既多，思路既广，临证之际，自能应付自如，最终达到"由博返约"。

那么，作为中医人，应该如何完成读经典呢？如何熟练掌握经典中的难点、重点、疑点、特点和理论体系呢？笔者认为，在学习经典的过程中，大体需要经历以下过程。

（1）训词释句，弄通本义

中医经典著作，多成书较早，文辞古奥，晦涩难懂，如果搞不清楚其词语的原本含义，就很难正确理解它的医理。因此，读每本书都要在弄清总的背景的前提下，参考辞书之注疏，一字字、一句句地细抠，一句句、一字字地读懂。无论是字音、字义、词义，都要想方设法地弄明白。不可顺口读过，不求甚解，不了了之；也不可用望文生义的简单办法去猜测；更不能拿今天的意思硬套上去。需借助字典、词典弄通其词语的原本含义，然后再逐节逐章地弄通文义。初学时应宁拙勿巧，宁慢勿快，宁涩勿滑，不放过一字一词，务在弄通本义。若有所体会，即择其要做好学习笔记。

（2）深究诸注，思求经旨

中医经典，文字古奥，义理难通，时代变迁，文义悬隔，严重地阻碍了后世对中医经典的深入学习和理解。历代医家在研究经典医籍的过程中，对经典的理论意义和临床应用进行了注解和阐发，彰显了不同时代的研究重点和特征，为学习经典提供了理论依据和文献参考。比如隋唐间杨上善注《黄帝内经太素》，是现存最早注解《内经》的著作，因其最接近《内经》成书时间，所以能更准确地彰发《内经》，在分类研究及校勘疏证方面具有重大的学术价值；唐代王冰对《素问》的流传作出了巨大贡献；明代著名医家张景岳的《类经》，是其数十年对《内经》研究的结晶；再如成无己的《注解伤寒论》等。从这些论著中汲取营养，是读懂经典、进一步提高理论水平和临床水平必不可少的途径。

具有数千年历史的中医药学的发扬光大离不开继承，更离不开创新。在《伤寒杂病论》序言中有言"观今之医，不念思求经旨，以演其所知，各承家技，始终顺旧"。可以看出，1700年前的张仲景就已非常清楚什么是守旧，什么是创新。当时的医家不知学习经典，只固守着家传的一点经验，这就是守旧；而若能够"思求经旨"，这就是创新。创新是一个民族进步的灵魂，创新是中医药事业与时俱进的源泉和动力，没有创新，继承便失去了生命力。中医学凭什么去创新，就凭经典。经典是个后延性很大的早熟的文化，是历久弥新的东西。熟读经典不是守旧，而是为了更好地创新。

所以我们要"深究诸注，思求经旨"，学习《内经》《伤寒杂病论》《温热论》《神农本草经》《针灸甲乙经》及其相关注释书籍等。这些经典，以"演其所知"，发展、拓宽我们局限的知识，从而创新发展中医药学。

（3）熟读默记，娴熟于心

中医药学的学科特点决定了"传承"的重要。初学者常在学习的过程中，打开书本全能读懂，合上书本则大脑空空。这就难以进一步做到临床灵活应用。"读经典"不是简单读读即可，而是必须将经典熟读默记，娴熟于心。因此，背诵中医经典中的重要原文，几乎是历代名医的基本功之一。背诵原文的目的和作用，一方面是"书读百遍，其义自见"，反复诵读利于加深对原文的理解；另一方面是书背熟了，临床应用时就可以信手拈来，得心应手，从而就减少了"书到用时方恨少"的尴尬。临术时初有方，后无方，最后又有方。这种意境都是背诵、记忆、实践、提高的过程。

（4）归纳类比，悟以致用

中医经典大多具有"文简、意博、理奥、趣深"的显著特点，许多内容，或详于前而略于后，或详于后而略于前，或一方的适应证见于多条，或多条综合才能构成一个完整的病证，或数证临床表现近似，或多方药物组成雷同。这就需要对全书内容前后归纳，上下对比，才能从总体上掌握和运用中医经典理论，指导临床实践，才能心领神会，才能学以致用。

郑板桥说："纸上得来终觉浅，绝知此事要躬行。"要想把书本上的东西变成自己的东西，只有通过反复临床实践，心领神会，学以致用，运用经典中的理论和方药，治好了某些病证，尝到了甜头，才能使你真正地理解和体会到古人的深意和经典的实用价值，才能真正地变成你自己的知识和经验，从而提高自己的临床水平。

2. 以临床为手段，验证提高，术有专攻

中医是最注重实践的学问，只有临床实践，不断总结经验，才能提高其医疗水平。纵观历代名医贤哲，大凡成中医大家者，无一不娴熟经典，并通过临床实践灵活运用而有新的建树和发明，或续先贤之绪余，创立新说；或发挥古义，融会新知，推动临床学术的发展，造福于黎庶。

读经典，是为了更好地做临床；做临床，是为了更好地读经典。对于中医的自信，对于传统文化的自信，就建立在每一段经典原文的记诵中，每一个舌脉的积累里，每一次对病机的推断，每一份认真写过的处方分析。正如老师们一再强调的那样，中医的事业，终究要交到我们手中；振兴中医、发扬中医的责任，终究要担在我们肩上。并不是谁都能成为领路人，但是想让普罗大众真正见识到中医简、便、廉、验的优点，认可中医的魅力，需要靠每一位中医人。现代科学发达的今天，在西医对很多疾病无能为力的情况下，中医药仍然大有可为，就是因为临床有疗效，用疗效取信于民，疗效是中医的生命。作为中医人，就是要多做临床，做中医的临床，在做临床的过程中体会中医的疗效和魅力，坚定学习中医的自信。

中医药学是一门建立在实践基础上的医学。病百变，药千变，药为医用，医为药存，中医与中药相互依存，博大精深，有几千年丰富的临床经验积累，我们要善于从中汲取营养，加上自身的临床积累，才能由量变到质变。古话说："熟读王叔和，不如临证多。"中医人才培养，只读不做是不行的，要在临床中读，从临床中悟，两者缺一不可。

通过临床实践，能让年轻中医师深刻认识到，中医的疗效不只在于治疗慢性病，更能有效参与危急重症治疗，深刻领会中医药学是中华文明的瑰宝，中医药有巨大的空间和潜力，从而坚定学习中医的自信。

通过临床实践，能让年轻中医师重回中医经典学习，打下扎实的理论基础。在实践中检验所学，能让年轻中医人意识到不足与缺点，学习更有方向和目的，边学边干，边干边学，对之前中医经典中的不懂之处就会有所感悟，让年轻人意识到中医经典的好处，从而更加重视经典的学习。

总之，读好经典、做好临床，是老一辈中医大家对中医人的殷切希望。中医学子应当秉承"大医之心"，行"大医之道"，将中医药学术继承好、发扬好。继承是中医药发展的基础，要研读经典，汲取历代医家经验之精华。在继承的基础上，勤于临证（实践），在临证（实践）的基础上，勤于思考，理论联系实际，经验结合探索，不断提高，不断发展。最终做到理论有创新，学术有专长，技术有专攻，临证有疗效，充分发挥中医药特色优势，不断增进人民群众健康福祉。

三十三 《内经》临证指要

　　学习《内经》，不仅要通文理，明医理，更重要的是应用《内经》理论，指导临床实践，切实提高临床实践水平。《黄帝内经》作为现存第一部系统论述中医药理论的奠基之作，一直以来为中医者必读之书，有极高的临床指导价值。笔者在临床实践中，凡遇疑难棘手的病证，应用《内经》理论进行辨析，可以启迪辨治思路，从而获取良好疗效。现将笔者运用《内经》理论指导临床的经验、体会介绍如下。

（一）重神思想在临床中的指导运用

　　《内经》重神思想是其主线，神是人体生命活动的主宰和表现，有神则生，无神则亡。中医治病就要重视"治神"，其重神思想，无处不在，影响深远，仅举隅而示之。

1. 针刺"治神"临证发微

《素问·宝命全形论》云:"凡刺之真,必先治神。"《灵枢·本神》亦云:"凡刺之法,先必本于神。"均是指在针刺操作过程中,通过观察调节患者之神和调整医生之意,使心手相应,形神合一,便于得神取气,从而提高治疗的效果,均提示了"神"在针刺治疗中的重要性。历代医家对此多有诠释和阐述,都非常重视"神"在针刺治疗中的重要作用,为我们阅读、应用经典奠定了基础。笔者临证亦非常重视治神,认为"凡刺之真,必先治神"主要包含三层含义。其一,观察患者之神(态)。《灵枢·本神》云:"是故用针者,察观病人之态,以知精神魂魄之存亡得失之意,五者以伤,针不可以治之也。"提示医者在针刺治疗时,应密切注意观察患者的精神状态、体质的强弱、气血的盛衰、邪正的虚损,进而决定施治与否或具体针刺方法。其二,调整术者之神。《灵枢·终始》言:"凡刺之法……深居静处,占神往来,闭户塞牖,魂魄不散,专意一神,精气不分,毋闻人声,以收其精,必一其神,令志在针。"提示医者在针刺治疗时必须做到"必一其神,令志在针",必须把精神全部集中于整个操作过程中,细心体察患者的表情和反应,而审慎从事,将术者"意念"与针刺手法结合起来,以意行针,以意领气,使针法形神合一,以提高疗效。其三,调整患者之神。《素问·汤液醪醴论》云:"形弊血尽而功不立者何?岐伯曰:神不使也。帝曰:何谓神不使?岐伯曰:针石,道也。精神不进,志意不治,故病不可愈。""神不使"则病难治,故疾病的治疗必以患者的神气盛衰为依据,神气旺盛,则五脏精气充盛，正能胜邪，预后良好；神气虚弱，则五脏精气衰败，正不胜邪，则预后不良，故以调神理气为根本，此为治病取效之关键。正如张景岳所云："凡治病之道，攻邪在乎针药，行药在乎神气。故施治于外，则神应于中，使之升则升，使之降则降，是其神之可使也。若以药剂治其内而脏气不应，针艾治其外而经气不应，此其神气已去而无可使矣。虽竭力治之，终成虚废已尔，是即所谓不使也。"因此，临证治病需时刻关注患者神气的盛衰，以治神为首务，以神调气，以神运药，从而发挥针药攻邪祛病之佳效。据此，笔者先后创立了意气针法、调神益智针法、调神止痛针法。此外，还强调以神辨针下气、留针中的实神、出针时的用神，以及针后的养神。倡施术治神，当必求神应；宗治病治神，以调神为主、为先等。

2."五神"理论临证发微

"五神"即"魂、神、意、魄、志"，分寓于肝、心、脾、肺、肾，是《内经》重要的精神神志理论，对临床具有非常重要的指导意义。《素问·宣明五气》云："心藏神，肺藏魄，肝藏魂，脾藏意，肾藏志，是谓五脏所藏。"指出了五神归属五脏。《灵枢·本神》进一步指出："肝藏血，血舍魂……脾藏营，营舍意……心藏脉，脉舍神……肺藏气，气舍魄……肾藏精，精舍志。"

"肝藏血，血舍魂""随神往来者谓之魂"，张介宾注解："魂之为言，如梦寐恍惚，变幻游行之境皆是也。"魂是在人体生长发育过程中，随着血液的生成而渐成、并受血液滋养的一种本体意识和潜意识，最主要特点就是"不由自主"。魂是潜于神之中的，受神的控制，随神往来。魂与人的睡眠关系密切，人之将寐，神先收敛，魂便随之入内，魄无魂之激发，亦处于抑制状态。这便是睡眠状态。如果魂不受心神的控制而外出活动，则出现失眠多梦、呓语，甚至梦游等现象。据此，对于梦游症、梦中惊呼，常以补肝之剂酸枣仁汤合泻肝之剂镇肝息风汤；夜发癫痫，常以柴桂温胆定志汤为基础方，针刺以养血柔肝针法，从肝论治。

"脾藏营，营舍意""心有所忆谓之意"张介宾注解："谓一念之生，心有所向而未定者，曰意。"意，首先指注意力，其次指对往事的回忆与意念的产生。所以，任何心理活动总是由于有了注意力，才将思维有目的地指向特定的事物。如果意不得营血收敛潜藏而浮越，意念外露，则出现心神不定、意向外露等现象。据此，对于焦虑症、思异症、幻想症，常以和脾之剂温胆汤、补脾之剂归脾汤、泻脾之剂泻黄散加减，针刺以调理脾胃针法，从脾论治。

"心藏脉，脉舍神"，"两精相搏谓之神"《灵枢·本神》云："所以任物者谓之心。"《素问·至真要大论》亦云"诸痛痒疮，皆属于心"。张介宾注解："人身之神，唯心所主……此即吾身之元神也。外如魂魄志意五神五志之类，孰匪元神所化而统乎一心？是以心正则万神俱正，心邪则万神俱邪，迨其变态，莫可名状。"神是人类独有的、在精神活动中属于最高层次的自觉意识，在神志活动中发挥着主宰作用。如果神失守舍，心不藏神，则出现意识失常等现象。据此，对于神志病、痛证、痒证，常以和心之剂导赤散、补心之剂天王补心丹、泻心之剂清营汤加减，针刺以调神益智针法，调神止痛针法从心论治。

"肺藏气，气舍魄""并精而出入者谓之魄"。张介宾注解："魄之为用，能动能作，痛痒由之而觉也。"魄是与生俱来的、本能性的、较低级的、偏于抑制的、被动感知之神，如新生儿啼哭、吮吸、眨眼等非条件反射动作和四肢运动及对冷热痛痒的感知等。魄是最先发生，也是最基础的动物本能感知意识。如果气不舍魄，魄失所用，则出现本能动作、感知异常等现象。据此，对于老年人吮吸动作、三叉神经痛、皮肤病，常以和肺之剂茯苓杏仁甘草汤、泻肺之剂泻白散加减，针刺以静针法，背俞刺络拔罐，从肺论治。

"肾藏精，精舍志"。《灵枢·本神》云："意之所存谓之志。""志伤则喜忘其前言。"张介宾注解："意之所存，谓意已决而卓有所立者，曰志。""肾藏志，志伤则意失，而善忘其前言。"志是根据意念而确定的志向和打算，在精神活动中属于最高层次的思维活动。如果精血亏虚，志失守舍，意失所思，则出现健忘、痴呆等现象。据此，对于健忘、痴呆，常以补肾之剂左归丸、地黄丸类加减，针刺以滋阴调神益智针法（然谷）从肾论治。

（二）重阳思想在临床中的指导运用

阳主化、主生、主动，阳气是人体脏腑功能活动的原始动力，若阳气虚弱，则会导致人体脏腑经络生理活动减弱、失调而变生诸疾，所以重阳思想遍布于《黄帝内经》的全篇。《素问·生气通天论》曰："阳气者，若天与日，失其所，则折寿而不彰。"指出了阳气在人体脏腑功能活动中的重要性。张介宾《类经附翼·大宝论》云："天之大宝，只此一丸红日，人之大宝，只此一息真阳。"又曰："凡万物之生由乎阳，万物之死亦由乎阳，非阳能死物也，阳来则生，阳去则死矣。"故称："自生而长，自长而壮，无非阳气为之主，而精血皆其化生也，是以阳盛则精血盛，生气盛也，阳衰则精血衰，生气衰也。""故凡欲保重生命者，尤当爱惜阳气。"说明阳气在人体生、长、壮、老、已的生命过程中起着主要的作用。孙思邈《千金翼方》载："人五十以上，阳气日衰，损与日至，心力渐退，忘前失后，兴居怠惰。"也强调阳气在人体生、长、壮、老、已的生命过程中起着主要的作用。《扁鹊心书》云："为医者，要知保扶阳气为本。人至晚年，阳气衰，故手足不暖，下元虚惫，动作艰难。盖人有一息气在则不死，气者阳所生也，故阳气尽必死。人于无病时，常灸关元、气海、命门、中脘，更服保元丹、保命延寿丹，虽未得长生，亦可保百余年寿矣。"说明了守护阳气的重要性，同时提出了具体的养阳长寿方法。笔者根据《素问·四气调神大论》"春夏养阳，秋冬养阴"之训，并结合上述养阳长寿法，常在春季，施治非阳热实证之患者时，用药加入少量炮附子或针刺加用关元穴，意即在此。所以，在养生保健、防病治病中，要重视保养阳气。

《素问·生气通天论》言："苍天之气，清净则志意治，顺之则阳气固……失之则内闭九窍。""阳不胜其阴，则五脏气争，九窍不通。"说明人体的五官诸窍居于人体深部阴位，只有得到人体清阳之气的温养，诸窍才能发挥其正常功能。如果阳气虚衰，失于温煦，不能制约阴寒之气，则气机失和，九窍不通。"阴病行阳"，故治当从阳引阴，疏利阴分。在《内经》重阳思想的启发下，根据"从阴引阳，从阳引阴"的针刺治疗原则，笔者提出窍位属阴，窍道不通，当从阳引阴，深刺纳阳以和阴，研制了深刺纳阳针法，其具有纳阳和阴、疏利阴分的作用。临床可用于治疗官窍失用所致的各种病证，如中风后吞咽困难、五官疾病、前后二阴疾病等。深刺纳阳针法包含两层含义，一则指取穴，阴病行阳，治当从阳引阴，取位于阳位的腧穴。目病失用：如目见飞蚊，取风府；复视，取风池。鼻病失用：如鼻塞，取左右通天。耳病失用：取奇穴聋中。口病失用：舌强不语，取哑门、风府。咽喉失用：吞咽困难，取崇骨。二阴闭：取肾俞、膀胱俞、大肠俞。淋沥：取淋泉。尿蛋白：取膏肓俞、肾俞、白环俞。二则指针刺方法，治病可从阳而引阴分之邪，先浅刺，得气后，引导经气推入深部阴分，纳阳以和阴。

《素问·生气通天论》言："阳气者，精则养神，柔则养筋。"人之神得到阳气的温养，才能思维敏捷，精力充沛；脑得到阳气的温养，才能五官灵敏，耳目聪明；筋得到阳气的温养，肢体才能柔和而活动自如；脉得到阳气的温养，才能气血畅通。"阳气者，精则养神。"临证中，若见阳虚不化，浊邪害清，神失所养，发为痴呆，针以调神益智针法加大赫、关元，方以定志汤合回阳急救汤加减；若阳气虚衰，清阳不升，精神不振，发为多寐嗜卧，正如《灵枢·大惑论》所言"其气不精，则欲瞑，故多卧矣"，常重灸膏肓俞、关元、足三里以培补人体元阳之气。胸部为阳气宣发之处，若心阳虚衰，痰浊瘀血闭阻心脉，心神失养，发为胸痹，如张仲景《伤寒论》所述"阳微阴弦……今阳虚知在上焦，所以胸痹、心痛"，常取至阳为主穴，采用深刺纳阳针法，方以栝楼薤白白酒汤、桂枝甘草汤加减。"阳气者，柔则养筋。"临证中，对截瘫之病提出"治痿首取督脉"，督脉循行于腰脊正中，上达颠顶，为全身阳脉之主干，十二经脉中之手足三阳经皆与之相交会，故有"阳脉之海"之谓，具有调整和振奋人体阳气的作用，能统摄全身阳气；又因督脉行于脊里络肾，上行入脑，脑为"元神之府"，神主人身之功能，主动，人体的一切功能活动皆赖之所主，若督脉损伤，阳气不能上升下达，阴血瘀闭，气血运行不畅，筋脉失养，则痿废不用。故治痿当首先"扶持"督脉，使阳气旺盛，则神有所养，筋有所柔。临床常取百会、风府、大椎、身柱、命门、腰阳关等穴。对中风偏瘫痉挛状态之病，笔者提出阳气虚衰，湿阻血瘀为基本病机，温阳益气，祛湿化瘀为治疗偏瘫痉挛状态的基本大法，创立了项腹针以温阳益气，祛湿行瘀，温通经脉而疏其机；振奋土气，健脾助运而绝湿源，补益后天生化之源，养血而柔筋之体。在治疗过程中要时时注意顾护阳气，顺从阳气喜温而恶湿，喜润而恶热的特性，抓住筋脉喜润喜柔这一环节，辨证施治，有的放矢。如此，则能抑制筋脉刚劲之质而为柔和之体，顺其条达畅茂之性。对于神经性痛症日久者，其病机多为阳虚寒凝，浊毒瘀滞，根据"血气者，喜温而恶寒"的特点，故治在"温散"，常喜用外施温灸，内服麻黄附子细辛汤加减化裁治疗等，均体现了笔者重视阳气的辨证施治思想。

（三）重脏思想在临床中的指导运用

中医学对人体脏腑组织器官，名曰"藏象学说"。藏象理论，指研究脏腑经脉形体官窍的形态结构、生理活动规律及其相互关系的理论，是《内经》内经理论体系的核心，也是中医理论的基本内容之一。关于藏象的篇章，《素问》有"灵兰秘典论""六节藏象论""五脏生成论""五脏别论"等。知己知彼，百战不殆，欲克敌制胜，正胜邪却，就要了解脏腑的生理病理特点，所以"藏象学说"不可不通！

1. "十二脏之官使"临证发微

《素问·灵兰秘典论》记载："黄帝问曰：愿闻十二脏之相使，贵贱何如？岐伯对曰：悉乎哉问也。请遂言之！心者，君主之官也，神明出焉。肺者，相傅之官，治节出焉。肝者，将军之官，谋虑出焉。胆者，中正之官，决断出焉。膻中者，臣使之官，喜乐出焉。脾胃者，仓廪之官，五味出焉。大肠者，传道之官，变化出焉。小肠者，受盛之官，化物出焉。肾者，作强之官，伎巧出焉。三焦者，决渎之官，水道出焉。膀胱者，州都之官，津液藏焉，气化则能出矣。凡此十二官者，不得相失也。故主明则下安，以此养生则寿，殁世不殆，以为天下则大昌。主不明则十二官危，使道闭塞而不通，形乃大伤，以此养生则殃，以为天下者，其宗大危，戒之戒之。"《内经》将人体脏腑分为十二，以古代王朝的官职设置来形容人体中十二脏腑相互之间的关系和各自应发挥的功能作用。下面笔者就以肾、膀胱为例，详解其临床应用的指导意义。

"肾者，作强之官，伎巧出焉。"肾脏为作强之官，"强"指制作强弓的官员。"伎"同"技"，即技巧，心灵手巧，生儿育女。历代医家对此均有不同的论述，如王冰注云："强于作用，故曰作强。造化形容，故曰伎巧。在女则当其伎巧，在男则正曰作强。"张志聪《黄帝内经素问集注》云："肾藏志，志立则强于作用，能作用于内，则技巧施于外矣。"马莳《黄帝内经素问注证发微》云："唯肾为能作强，而男女构精，人物化生，伎巧从是而出。"现代著名医家王洪图在其《内经讲义》中认为，"作强"，功能作用强大。肾藏精而舍志，主骨生髓，主司生育，其功能强大，故称作强之官。刘力红《思考中医》认为，"作"就是作为、作用。"强"首先代表米虫，形似男性的生殖器，与肾主二阴相合。"强"又可引申为坚强，刚强，强硬之义，与肾主骨相合。而"伎巧"则是人的生殖繁衍能力，是人的造化功能。其深思细揣，认为"肾（腎）"之造字之义，凡月之旁，皆表示与人体肌肉器官有关；凡臣之属，皆从此旁，表示其为人体器官中的臣仕之官；"又"《说文解字》谓之手也。其本义象右手形，所以从"又"的字多与手的动作有关，如取、反、收、驭等。因此，从汉字构字角度分析，肾脏应类似于人体器官中从事某种手工作业的臣仕之官。"作"，《说文解字》谓之起也。后逐渐引申出"兴起""举行""创造""从事"等诸多意义，但始终离不开手工活动的范畴。故与"肾"字"又"旁所表示的"手的动作"相一致，也符合"伎巧"所描述"手艺"的范围。"强"字在古汉语中与多字通假，如"彊""襁"等。《说文解字》："然以强为彊，是六书之假借也。"故现今出版的诸多古代文献中的"彊"字皆简化为"强"。而《黄帝内经》可能成书于《史记》之后、《汉书》之前。由此可知，"彊"为"强"的古字，"作强之官"的"强"，极有可能曾为"彊"。官，绝大多数学者释为"官职"。然成肇智指出："历代并无仓廪、传道、受盛、作强、决渎之类的官名，中正、州都作为官名已是曹魏以后的事了。"故当"释为官能或官能词义的引申"。李如辉则认为，上述有关"十二官"的论述，是运用"社会关系模式"来模拟说明脏腑的生理功能及其相互关系的结果。"伎"同"技"，即技巧。《考工记·弓人为弓》中提到，制作一张弓不仅需要工匠经验丰富，技巧出众，其工序一环扣一环，周期头尾长达3年之久。"制作强弓"无疑是极富于"伎巧"的一项工作。

综述上述，"肾者，作强之官，伎巧出焉"。作强之官，指"制作强弓的官员"。"伎"同"技"，一方面指作用灵巧、心灵手巧，另一方面指生儿育女。生儿育女要优生优育，是需要技巧的，而肾藏先天之精，主骨生髓，主生殖发育。肾气充盛则骨髓得养，运动轻捷有力，动作精巧。故笔者认为精细动作、生育之病，应从肾论治，如中风之手足活动不便，当治其肾，方选六味地黄丸，穴取肾俞、足三里、太溪、三阴交、中注，或关元、命门、大赫。

"膀胱者，州都之官，津液藏焉，气化则能出矣。"州，水中可居住土地也；都，就是一汪水、一潭水、一湖泊水。州是水中陆地；都，水泽所居之处。它整个管理这个水，不是水渠、水聚之所。津液藏焉，膀胱可以藏津液，经过气化就能够从膀胱出来，这个出叫排出、散出、渗出都可以。气化，不单指膀胱的气化，更指肾中阳气的气化，还有三焦的气化。膀胱所藏津液只有经过全身之气的气化，才能渗出膀胱，发挥它的作用。那么气化所出的津液，出在什么地方？气化去向有三。第一，气化为汗。作为汗液排出，依据就是腠理毫毛其应，汗就是津液所化。唐容川《血证论》言："经所谓气化则能出者，谓膀胱之气，载津液上行外达，出而为汗，自有云行雨施之象。"地气上为云，天气降为雨，是阴阳交互的作用。汗是雨，雨之所以能排，是阳气的作用，膀胱经阳气的作用。《伤寒杂病论·太阳病脉证并治上》，以调和营卫的桂枝汤为第一方，既能发汗，又能止汗，是汗证不可或缺之方，意在于此。笔者常以足太阳膀胱经之大杼、风门以宣通阳气，蒸化三焦以行水发汗，用以治疗外感风寒证、喘证。第二，化为尿液。王冰注解说："若得气海之气施化，则溲便注泄，气海之气不及，则闭隐不通。""气海之气"指下焦之气海，位于脐下 1.5 寸，功善益气温阳，为气虚必取之穴；"溲便注泄"主要指小便。针对尿闭隐不通，笔者常以五苓散加减，穴以膀胱俞、中极俞募配穴以化气利尿。第三，化为血液。巢元方《诸病源候论》里的膀胱病候解释为"膀胱……肾之腑也，五谷五味之津液，悉归于膀胱，气化分入血脉，以成骨髓也"。津液能充养骨髓，津血同源；多余的部分才入脬，成为小便，排出体外。所以针对下焦蓄血证，主以桃核承气汤加减；穴取足太阳膀胱经之血郄委中点刺放血以泻瘀通经。

2."阳道实，阴道虚"临证发微

《素问·太阴阳明论》云："阳道实，阴道虚。"虽言太阴、阳明，实论六腑多实证、五脏多虚证之五脏六腑病理病证规律。何以见得？"所谓五脏者，藏精气而不泻也，故满而不能实。六腑者，传化物而不藏，故实而不能满也"（《素问·五脏别论》）。五脏藏而不能泻，泻则失藏，失则虚，故阴经阴脏易虚；六腑泻而不能藏，藏则积滞，积则实，故阳经阳腑易实，治疗应"顺其性为补，逆其性为泻。据此，笔者提出"阴经的实证，泻在阳经；阳经的虚证，补在阴经"的观点。所以，补益法多施治于阴经五脏，通降法多施治于阳经六腑。阴经阳经脏腑之虚证，补其阴经阴脏，故云"虚证补在阴经"；阴经阳经脏腑之实证，泻其阳经阳腑，故云"实证泻在阳经"。如咳喘为阴经肺虚之证，中药常以补肺汤、肾气丸补益肺肾入手；针灸虽可取补本经之中府、太渊等穴，但多并取补足太阴脾经太白、阴陵泉以培土生金。泄泻为大肠之病，属虚者，中药常以参苓白术散、四神丸补益脾肾入手；针灸取补足太阴脾经之大都、太白、阴陵泉以健脾止泄。小便失禁属虚者施以补肾固摄之法，中药常以肾气丸、缩泉丸补益肾气入手；针灸多取补足少阴肾经之复溜、大钟、阴谷及任脉中极以补肾固约等，皆为虚证补在阴经之例。又如肺卫外感表实之证，中药常以辛温或辛凉之剂从卫表而解；针灸常取泻手阳明大肠经之合谷、曲池、外关、风池以疏风解表。泄泻为胃肠湿热者，中药常以葛根芩连汤清利阳明大肠；针灸泻内庭、丰隆、上巨虚。此外，心火上炎泻手太阳小肠经之腕骨；肝气郁滞泻少阳经之支沟、阳陵泉等，皆为实证泻在阳经之用。当然"实证泻在阳经，虚证补在阴经"只是针刺诸多施治规律中的一种，是一般的规律。其他如"治痿独取阳明""血实宜决之，气虚宜掣引之""子母补泻法"等都是临床施治应遵循的原则和规律。

此外，五脏苦欲补泻理论亦是《内经》重脏思想的体现，是指导临证遣方用药的基本法则，具体临床应用详见本书"三十四、浅谈五脏苦欲补泻"。

（四）重视脾胃在临床中的指导运用

"升降出入，无器不有"，脾胃是人体升降之中枢，为人体生命发育的"后天之本"，所以历代医者皆重视脾胃。

1. "治痿独取阳明"临证发微

《素问·太阴阳明论》曰："脾病而四肢不用何也？岐伯曰：四肢皆禀气于胃，而不得至经，必因于脾，乃得禀也。今脾病不能为胃行其津液，四肢不得禀水谷气，气日以衰，脉道不利，筋骨肌肉，皆无气以生，故不用焉……五脏六腑之海也……脏腑各因其经而受气于阳明，故为胃行其津液。"《素问·痿论》云："《论》言治痿者，独取阳明何也？岐伯曰：阳明者，五脏六腑之海，主润宗筋，宗筋主束骨而利关节也。"所以临证有"治痿不忘阳明"之旨。其一，阳明经多气多血，为人体气血津液生化之源。筋之屈伸运动须得后天水谷精微之濡养，则足能步，掌能握，指能摄；肾藏精，主骨髓，赖脾胃生化培补，骨髓方充，人之活动方能矫健。故五脏虽皆能使人痿，但脾胃谓之根本，所以治痿取之阳明，调之于五脏六腑之气血。其二，阳明经脉总会于宗筋，宗筋具有约束和滑利关节的作用，阳明经盛，则气血旺盛，诸筋得以濡养，关节滑利，运动自如。其三，阳明会于前阴三脉，虽有足三阴、少阳、冲、任、督、跷之脉，但以冲脉、阳明脉占主要地位，而冲脉又通过气街与阳明相会，以接受阳明之气血，故冲脉之气血本于阳明。所以说痿病皆由阳明不能濡润所致，故治痿不忘阳明。具体治法有针灸重取阳明经腧穴，虚者补之，实者泻之，以疏调阳明经气血；中药从调理脾胃入手。虚证者，如重症肌无力，治以健脾益气，方以补中益气汤加减；针灸以调理脾胃针法。属实证者，如类风湿关节炎，治以祛湿通络，方以胜湿汤类方加减；针灸多取手少阳、手阳明经腧穴。

2."治病当以脾胃为先"临证发微

《素问·玉机真脏论》云："五脏者，皆禀气于胃。胃者，五脏之本也。"《灵枢·五味》亦云："胃者，五脏六腑之海也。水谷皆入于胃，五脏六腑皆禀气于胃。"说明脾胃功能正常与否关乎全身功能的正常。人体疾病不外乎外感或内伤，但疾病发生应具备一定的内在因素，即正气虚弱。正所谓："正气存内，邪不可干。""邪之所凑，其气必虚。"因此，在疾病治疗过程中，调理脾胃，使气血生化有源，气机得以正常运行是非常重要的。所以中医治疗疾病都十分重视胃气，常把"保胃气"作为重要的治疗原则。胃气对于维持机体正常的生命活动，促进疾病的痊愈与正气的恢复，均至关重要，故有"治病当以脾胃为先"的观点，临床上许多疾病可通过调理脾胃而奏效。明·周之干《慎斋医书》指出："诸病不愈，必寻到脾胃之中，方无一失，何以言之？脾胃一伤，四脏皆无生气，故疾病日多矣，万物从土而生，亦从土而归，补肾不若补脾，此之谓也。治病不愈，寻到脾胃而愈者甚多。"笔者非常推崇这一理论，临证重视脾胃，颇为发挥，研制了调理脾胃针法、运脾泄浊针法、项腹针法，以及调中降糖方、运脾泄浊方等。治病不忘脾胃，常从脾胃入手，散见各篇，此不赘述。

3."从脾胃论治消渴"临证发微

《素问·奇病论》记载："名曰脾瘅。夫五味入口，藏于胃，脾为之行其精气，津液在脾，故令人口甘也；此肥美之所发也，此人必数食甘美而多肥也，肥者令人内热，甘者令人中满，故其气上溢，转为消渴。治之以兰，除陈气也。"张介宾注解："言兰除陈久甘肥不化之气者，以辛能发散故也。"肥者令人内热，指胃失腐熟，食滞生热；甘者令人中满，指脾虚不运，水聚成湿。这说明多食肥甘厚味，湿热内盛，脾胃升降运化失职可导致消渴（糖尿病）的发生。惜后世论糖尿病诸家，多持内热作解，而遗中满不释，殊不知中满者，正脾为肥甘化热所致，失其健运之明证，为糖尿病发病一大关键。治疗当以据此。笔者通过文献分析和多年的临床实践观察及流行病学调查研究，总结出脾虚湿盛是2型糖尿病的易患因素，脾胃升降运化失常是其病机关键，调理脾胃是治疗2型糖尿病的基本大法。以健脾化湿，和胃降浊，调理升降枢机为主，随证施治，机圆法活。在治疗过程中要时时注意顾护脾阳，顺从脾喜燥而恶湿，胃喜润而恶燥，脾升胃降的特性，顺其性为补，逆其性为泻，抓住脾胃升降失常这一环节，有的放矢，"以平为期"，总结出治疗 2 型糖尿病的基本方法之一"调理脾胃针法和调中降糖方"，在此基础上，根据不同病症进行加减。

（五）重视天人合一在临床中的指导运用

《素问·生气通天论》言："人以天地之气生，四时之法成。"人生活在自然界，与自然界息息相关，自然界万物能长养人，也能致人为病，如六淫之邪、疫疠之气、"饮食自倍，肠胃乃伤"、"至于其淫泆，不可胜数"。所以人类要"天人合一"，师法自然。

《素问·至真要大论》曰："《经》言盛者泻之，虚者补之，余锡以方士，而方士用之，尚未能十全。余欲令要道必行，桴鼓相应，犹拔刺雪污，工巧神圣，可得闻乎？岐伯曰：审察病机，无失气宜，此之谓也。"气宜，即六气主时之所宜。无失气宜，即勿忽视气候对疾病的影响。这也就是说医生治病，必须"审察病机"以把握病变所由出也。同时要"无失气宜"，结合气候变化，考虑立法制方，才能获得"桴鼓相应，犹拔刺雪污"之效。笔者临床治病非常重视天人合一，如曾治一患者，患阳痿 20 年，初起勃而不坚，渐至痿软，冬季加重，夏季减轻。伴有早泄，无滑精，舌暗红，苔黄腻而干，脉左沉细尺脉无，有沉弦。治以温阳益气，针取关元、曲骨、三阴交、太冲、足三里。治疗 1 个月疗效不明显。时值六月来诊，发现全身湿疹，追问之，患者述每年夏季均发湿疹。余恍然醒悟，茅塞顿开。此湿盛而阳微也。患者地处黑海之滨，每年 5～10 月酷热无雨，而 10 月至来年 5 月则阴雨连绵，甚则 1 个月天天小雨不停，形成湿热气候；再者土耳其人喜食甜食，其甜食可见糖油。如此，内伤于甘，过食甘则伤脾，脾伤运作失健，水湿内蕴，同气相求，湿热气候外侵，以内外湿相召，形成痰湿内盛之体，其形体肥胖即是佐证。故患者每于夏季阳盛之时，人体得阳气之助，蒸发湿邪于体表而发湿疹。于是即在原穴基础上，加取阴陵泉、丰隆、风池、曲池、血海以加强祛湿散风之功。一周后复诊，患者述近日每于晨时有勃起，今日性交成功，半月后性交正常，湿疹尽退，病愈。此为"无失气宜"获效之明证也。

（六）重视平和在临床中的指导运用

"阴平阳秘，精神乃治"，疾病的发生就是脏腑生理状态失和，治病的目的就是把病理状态，恢复到平和的生理状态，"疏其血气，令其调达，而致和平"。所以平和思想是中医受儒家思想影响，取法中庸，"中正者，天下之大本也，和也者，天下之达道也"。中医诊疗疾病就是"和"。平和思想，无处不在。

《素问·经脉别论》记载："故春秋冬夏，四时阴阳，生病起于过用，此为常也。""当是之时，勇者气行则已，怯者则着而为病也。"中医学认为人体患病的过程就是正气和邪气相互作用的结果。正气不足是机体功能失调、产生疾病的根本内因。"生病起于过用"是产生疾病的外在因素。这是中医发病学的基本观点。"过用失度"的后果就是损伤人体的正气，或者助长了邪气，使其正虚或邪盛，从而产生疾病，任何人为的"过用"都是致病因素。所以防病要避免"过用"；治病要调其"过用"。

1. 四时气候过用

《素问·至真要大论》记载："百病之生也，皆生于风寒暑湿燥火，以之化之变也。"风、寒、暑、湿、燥、火是自然界的六气，万物因其正常变化，得以化生不息。反之风、寒、暑、湿、燥、火六气过度，就变成六淫、疫疬之气，成为致病因素。例如过度耗乏自然，气候异常使传染病多发；各种废气排放过度，气候环境的污染使肺癌高发；刹车时轮胎与地面摩擦，尾气过度排放使儿童铅中毒增多等。说明自然界六气的非致病性与演变与六淫致病性的区别，就在于其正常适用与"过用"。所以临证要重视气候对诊疗疾病的影响，遵循"审察病机，无失气宜"。

2. 饮食五味过用

《素问·生气通天论》记载："阴之所生，本在五味，阴之五宫，伤在五味。"饮食是人赖以生存的物质基础，但饮食不节，饥饱过度，五味偏嗜，肥甘厚味，则是多种疾病发生或复发的因素。饮食过用：一是暴饮暴食，日积月累，导致胃肠功能失调。二是盲目追求高能量、高蛋白饮食，大量食用牛奶、白糖、鸡蛋、面包等，很容易造成消化不良和营养素的失衡。三是由于地理气候、口味等因素造成的五味偏嗜，偏嗜辛辣，容易发生便秘，诱发口疮或痔疮等病；嗜食肥甘厚腻使血糖、血脂、尿酸升高等。四是饮食过寒过热，伤人胃腑，饮食过冷则易伤胃阳，过热则易伤胃阴，尤其是进食过热食物被认为是消化系统恶性肿瘤的主要诱因。所以临证要重视民以食为天，强调"宜食则食，宜药则药"，重视饮食在疾病治疗、康复中的作用。

3. 精神情志过用

《素问·举痛论》记载："百病生于气也。"七情六欲是人体精神情志之常态，反之情绪过激，喜怒不节，欲望无制，就会损伤人体，成为致病因素。例如大怒使人气血菀于上，可导致中风病；长期忧愁不解，可导致抑郁症的发生；过度精神刺激，可导致精神分裂症的发生；大喜乐极生悲，使人发疯猝死等，都是七情"过用"使脏腑气机紊乱致病的例子。所以笔者倡导"良好情绪是治病良药，不良情绪是致病因素"，在治疗疾病过程中重视调理患者情绪，喜用四逆散、逍遥散，创制了疏肝解郁针法、养血柔肝针法。

4. 劳逸过用

《素问·宣明五气》记载："久视伤血，久卧伤气，久坐伤肉，久立伤骨，久行伤筋，是谓五劳所伤。"用眼过度则伤血；久卧不动则耗气；久坐不动会使肌肉萎缩；长久地站立则损伤骨骼；长久地行走则损伤筋肉。劳逸适度，能强体益寿，是维持身体健康的必要保证，反之劳力、劳心、房劳等太过或安逸少动，都能伤害人体，成为致病因素。所以，笔者重视"生命在于运动"，提出"养生之道，道法自然，养生之法，法于运动，运动之要，在于有度"的观点，强调要根据自身的体质状况，合理安排有氧运动或无氧运动。对于疾病康复的运动锻炼，要做功能锻炼，如对于偏瘫患者，我们创立了"分级功能训练法"。

5. 动静过极

所谓"动"，是人体的正常生理功能活动，"动极"则是人体生理功能活动的亢进，亢进就必然表现出一系列妄动的证候，如面肌痉挛、癫痫、眩晕、抽动症等；"静（阴）"是指人体功能活动的基础，"静极（阴亢）"就会反侮人体功能活动，使功能活动低下，而表现出一系列功能低下的证候，如瘫痪、痿证、痴呆、神昏等。

张景岳《类经附翼·医易》云："以动静言之，则阳主乎动，阴主乎静……静者动之基，动者静之机……阴阳升降，气之动静也……欲详求夫动静，须察乎阴阳，动极者镇之以静，阴亢者胜之以阳。"明确指出了"静"是"动"的物质基础，"动"是"静"的功能表现，两者具有相互依存互根的关系，是人体生理功能活动的两个方面，两者相互制约、协调平衡以维持人体的正常生理功能活动，一旦这种平衡被破坏，就会导致阴阳失调，百病由生。所以要保持这种动态平衡，就必须"谨察阴阳所在而调之，以平为期"（《素问·至真要大论》）。抓住疾病反应状态的主要矛盾，运用动态平衡理论，采用"动极者镇之以静，阴亢者胜之以阳"的方法，使患者机体重新建立起新的动态平衡。据此，笔者创立了"动静针法"，验之于临床，每获良效。

（七）重守经隧在临床中的指导运用

经脉是将人体脏腑组织器官、四肢百骸，联络沟通为一个有机整体的通道，是人体运行气血、濡养脏腑四肢百骸的途径，是人体生命活动的物质基础，经络学说，不可不通！

《素问·调经论》曰："五脏之道，皆出于经隧，以行血气，血气不和，百病乃变化而生，是故守经隧焉。"经隧，即经脉。经脉发自五脏，能够贯通表里，联络百骸，运行气血。若气血不和，经脉不通，就会出现各种病证。正如《灵枢·经脉》开篇即倡言"经脉者，所以能决死生，处百病，调虚实，不可不通"的重要性。《灵枢·经别》进一步指出："夫十二经脉者，人之所以生，病之所以成，人之所以治，病之所以起，学之所始，工之所止，粗之所易，上之所难也。"《灵枢·禁服》亦云："凡刺之理，经脉为始，营其所行，知其度量，内次五脏，外别六腑，审察卫气，为百病母，调其虚实，虚实乃止，泻其血络，血尽不殆矣。"因此，治病要严守周身上下，令其经脉循环不息，要守护经脉通畅，即守经隧。

那么，临床如何"守经隧"呢？首先要清楚经络的作用。《灵枢·本脏》云："经络者，所以行血气而营阴阳，濡筋骨，利关节者也。"指出经脉是气血运行的通道。其次要明确经脉的走行、交接规律；经脉的流注次序、气血量的多少。《灵枢·营气》进一步明确说明了气血在十二经脉中的流注次序，其言："营气之道，内谷为宝。谷入于胃，气传之肺，流溢于中，布散于外，精专者行于经隧，常营无已，终而复始，是谓天地之纪。故气从太阴出，注于阳明……从肝上注肺……复出太阴。此营气之所行也，逆顺之常也。"由此可见，十二经脉流注次序不是按照三阴三阳的排列次序，而是根据气血在人体的运行规律确立的。气血在流注过程中的多少盛衰变化，形成了由气血阴阳最盛的太阴与阳明，依次消长转化递减，经少阴与太阳，至气血阴阳衰少的厥阴与少阳，衰尽复生，终而复始。这种终而复始、如环无端的流注次序，不仅反映了经脉上行下循、内注外达的"脉行之逆顺"，而且反映了人体阴阳互根消长转化和气血多少平衡协调的变化关系，以及疾病的虚实病理变化。因而，明辨经脉流注次序之意义，是行针施药的基础。临证在施行针刺治疗时，就要以十二经脉循行流注的生理、病理变化规律，来审查所宜采用之经脉和腧穴。

三十四 浅谈五脏苦欲补泻

"五脏苦欲补泻"出自《素问·脏气法时论》，是《黄帝内经》强调"天人合一"思想的体现，是藏象学说的核心内容，是指导医者临证遣方用药的基本法则，是为医者顺从脏腑生理特点和习性必须遵循的用药方法。正如李中梓《医宗必读》所云："夫五脏之苦欲补泻，乃用药第一义也，不明乎此，不足以言医。"指明了五脏苦欲补泻的重要性。临床据此遣方用药，取穴施针，每收桴鼓之效。为了便于指导临证应用，首先，我们要明晰"苦""欲""补泻"之意。"苦"为患、为困，即痛苦、厌恶、不欲之意；"欲"为想要、希望之意；"补泻"中，补即顺应五脏应时之性，泻即违逆五脏应时之性，顺其性者为补，逆其性者为泻。这句话是就五脏所"欲"而言的一组相对概念，与通常的"虚则补之，实则泻之"不同，即从其所"欲"之治为"补"，逆其所

"欲"之治为"泻，是在顺应五脏的本性，补泻同施，使脏之体用得宜，自复其用也。此即言五脏苦欲补泻是为医者顺从脏腑生理特点和习性必须遵循的用药方法。因此，我们必须弄清五脏的生理、病理特点，"知己知彼，百战不殆"！

（一）"肝苦急，急食甘以缓之""肝欲散，急食辛以散之，用辛补之，酸泻之"

肝为藏血之脏，以血为体，血属阴，故肝体为阴；肝主疏泄，主升主动，以气为用，气为阳，故肝用为阳，是体阴用阳之脏。因而其血宜充盈流畅而恶瘀热；其气喜条达舒畅而恶抑郁；发散是肝木本性的一种生理状态的需求，故"肝欲散"；肝者将军之官，为刚脏，易动难静，其性本急，以刚急之质，过刚则折，故所苦在急。临床肝阳、肝气常有余，而肝阳易亢，肝气易郁，郁久化火，热极生风；肝阴、肝血常不足，而肝阴易亏，血虚肝旺，阴虚阳亢。因而肝病临床多表现为实证、热证或虚中夹实证，如肝气上逆、肝火上炎、肝阳上亢、肝风内动、肝失疏泄、肝脾不和、肝胆不和、肝胆湿热、肝阴亏虚等。

肝主疏泄而苦急，急者，肝气疏泄太过，出现肝气亢奋之证，当用甘缓之品，制约其旺盛之势，如甘草、茯苓、大枣等。若肝之疏泄不及，出现肝气郁滞之时，当用辛散之品，以散之、补之，如柴胡、川芎、枳壳等；用酸味之药，削减其刚燥之性，以泻之，如芍药、五味子等。

例如《伤寒杂病论》之四逆散，本是用于治疗热邪入里，阳气内郁不能达于四末之少阴热化四逆证。但其制方之理，是基于"五脏苦欲补泻"之说，随肝之性而设，实属疏肝解郁之祖方、调和肝脏之基础方，故后世医家据此有了逍遥散、柴胡疏肝散，凡是肝气郁结所致病证，皆可以此为基础方，加味施治。本方谨遵《内经》"肝欲散，急食辛以散之，用辛补之，酸泻之"，君以辛味之柴胡以散之；臣以辛味之枳实以补之；佐以酸味之白芍以泻之；"肝苦急，急食甘以缓之"，使以甘平之甘草以缓之。其充分体现了调理肝脏辛补、酸泻、甘缓的治疗原则，被后世推为调肝和肝之祖方、第一方，影响深远。据此，笔者创立了"疏肝解郁针法"，君以阳陵泉（功效与中药中柴胡功效相近，"用药如用兵，用穴如用药"，下同），臣以支沟（枳实）疏肝解郁，佐以三阴交（芍药）养血柔肝，使以太冲（甘草）平肝调肝，用于治疗肝郁气滞所引起的一系列病证。

又如《太平惠民和剂局方》之逍遥散，是治疗肝脾不和之名方。其立法于"调和"，故组方本着"五脏苦欲补泻"之说，遂脏腑习性而设，谨遵《内经》之训，以柴胡"辛以散之"，以当归"用辛补之"，以白芍"酸泻之"，以茯苓、甘草"甘以缓之"；"脾苦湿，急食苦以燥之"，以白术"苦以燥之"；"脾欲缓，急食甘以缓之，用苦泻之，甘补之"，以当归甘温养血补脾，以茯苓甘淡渗湿健脾，甘草补中，而成疏肝解郁、养血健脾、调和肝脾之名方。此方更是妙在诸药为散剂，取"散者散也"，以疏散其肝郁，动摇其血郁，更以煨姜、薄荷少许，煎汤冲服，取煨姜辛温之性，既合肝欲散之性，又有温中扶脾虚之求；取薄荷辛凉透散，以解肝脏体阴而用阳之义。全方意在遂肝脾之性而自逍遥。据此，笔者创立了"养血柔肝针法"，君以阳陵泉（柴胡）、支沟（薄荷）疏肝解郁，臣以血海（当归）、三阴交（白芍）养血柔肝，佐以阴陵泉（茯苓）、足三里（白术）培土荣木，太冲（甘草）平肝调肝，用于治疗肝郁血虚、脾失健运所引起的一系列病证。

又如《金匮要略》之酸枣仁汤，主要用于治疗肝血不足，虚火内扰心神所致的失眠等症，为安神之代表方剂。笔者认为，此方实为补肝体之祖方。其以甘味之茯苓、甘草，甘以缓之、补之，培土荣木；以辛温走窜之川芎，辛以散之，补肝之用。又根据《金匮要略·脏腑经络先后病脉证》"夫肝之病，补用酸，助用焦苦，益用甘味之药调之"立意，以甘酸之酸枣仁，酸收甘补，养肝血补肝体；以焦苦之知母滋肾之阴，遂"肾欲坚，急食苦以坚之，用苦补之"之意，涵养肝木。全方以酸补肝体，以辛益肝用，为补肝之代表方剂。本方酸收与辛散并用，升降相因，重用甘平，酸甘化阴，充分体现出"五脏苦欲补泻"中肝脏之辛补、甘缓的原则，重在补肝阴肝体，以养血安神。

（二）"心苦缓，急食酸以收之""心欲软，急食咸以软之，用咸补之，甘泻之"

心为藏神之脏，清则神藏，静则神安，故心宫宜宁静而不宜狂越，心神宜收敛而恶涣散；心主血脉，性喜温通，心气宜温煦，心血宜充盈，喜温而恶寒。心者，君主之官，君火以明，"心德在软"，心火欲得肾水之滋润，方能达到水火既济生理状态的需求；

心为火脏，火以降为顺，易动难静，故所苦在缓。临床心气易虚，心阳易衰，心血易虚，心阴易亏，心火易亢，心血易瘀。因而心病临床多表现为瘀证、虚证，如心火上炎、心血瘀阻、心气不足、心阴不足、心血亏虚、心阳虚衰等。

心主藏神，宜收敛而不宜涣散，缓者，神志涣散不收，出现失眠、多梦、焦虑之症，当用酸收之品，凝神固心，如酸枣仁、五味子、白芍等。心为火脏，宜温温之火，宜宁静而不宜狂越，不可刚燥，所谓"少火生气""壮火食气"是也。心主血脉，当柔软滋润；心开窍于舌，当柔软灵活。若心火亢盛，当用咸味滋养柔润之品，以软之补之，如生地黄、阿胶等。

例如《小儿药证直诀》之导赤散，为治疗心经火热之名方，历代医家皆作为泻心之剂。笔者认为，导赤散实属调和心脏之基础方，其组方是基于"五脏苦欲补泻"之说，顺心之习性而设。本方谨遵"心欲耎，急食咸以耎之，用咸补之，甘泻之"，以生地黄"咸以耎之"，"用咸补之"；以木通、淡竹叶、甘草梢"甘泻之"。四味药等份为散，攻补兼施，以平和心脏，滋下清上，咸补甘泻，和心之不和，因而可作为调理心脏基础方。据此，笔者创立了"导赤针法"，以太溪、内关、曲泽（生地黄）滋肾凉血，清心安神，壮水以制火；以腕骨（淡竹叶、甘草梢、木通）导心经之热从小肠而去，用于治疗心火亢盛、心经瘀热所引起的一系列病证。

又如《摄生秘剖》之天王补心丹，是治疗阴虚血少，虚火上炎，心神失养之名方，其立法于"滋阴清热，养血安神"，是随心之性而设的补"心"之剂。本方谨遵"心欲耎，急食咸以耎之，用咸补之，甘泻之"，君以咸味之生地黄、玄参，咸以软之、补之；臣以苦甘寒之天冬、麦冬、丹参清之、泻之；以甘寒质重之朱砂镇之、泻之；佐二味苦辛甘温之当归、远志，去性取用，苦入心，滋心阴养心血，清心热安心神；佐以甘平之茯苓、柏子仁、人参养心血、安心神；因"心苦缓，急食酸以收之"，故以酸味之五味子、酸枣仁以敛心气安心神，以辛散苦泄之桔梗引诸药上行入心。本方妙在重用生地黄等滋阴之品，意在滋水以伏火，使水火既济；以朱砂为衣，取其重镇安神之效。以补心为本，以安神为标，而成养心安神之名方。

（三）"脾苦湿，急食苦以燥之""脾欲缓，急食甘以缓之，用苦泻之，甘补之"

脾者，仓廪之官，为化生之脏，主运化水谷精微，为气血津液生化之源，生化长养万物，宜健运有常，喜运恶滞；脾主统摄，性主升动，以气为用，宜升勿陷。升发运化是脾本性的一种生理状态的需求，宜升发健运而恶呆滞下陷，故所苦在湿。临床脾气易虚，脾阳易衰，脾血易亏，血失统摄，水谷为滞。因此，脾病临床多表现为虚、实、寒、热证或虚中夹实证，如脾失健运、寒湿困脾、湿热蕴脾、脾虚湿盛、脾虚下陷、脾阳虚衰、脾不统血等。

脾喜燥而恶湿，湿气太过，则脾土不能胜运，出现腹胀、泄泻、纳呆运化无权之症，当用苦燥之品，以燥其湿，如苍术、白术、黄连等。消渴"以燥脾之药治之"，用苍术即是。脾主运化，宜和缓畅达，若脾失和缓畅达，则脾虚不运，当用甘味之品，以甘补之缓之，如人参、茯苓、甘草等。

例如《太平惠民和剂局方》之四君子汤，方中所载之药，皆甘温之品，非峻猛之物，似古之君子，具谦和之德，故冠以四君子之名，为补气健脾的基本方，许多补益之剂都由此方化裁而来。善补者，多从脾胃着手，因脾胃为后天之本、气血生化之源，五脏六腑、四肢百骸皆赖以濡养，万物从土而生，亦从土而归，诚所谓"补肾不如补脾"。其立法于"平补"，方中以人参、茯苓、炙甘草健脾渗湿和中，甘以"补之缓之"，以白术甘苦利水燥湿以健脾，苦以"泻之燥之"。此方所用四味药，阴阳双补于脾胃，白术苦燥除湿而运脾阳，人参甘补滋阴而保脾阴，茯苓淡渗利水而通胃阳，炙甘草甘缓清补而和胃阴。四药相伍，阴阳共补，中焦因和，脾胃得运，而成健脾和胃、生化之良方。据此，笔者创立了"健脾和胃针法"，君以足三里（人参）补益脾胃，臣以阴陵泉（茯苓）化湿健脾，中脘或三阴交（白术）健脾祛湿，太冲（甘草）平肝调肝而和胃，用于治疗脾胃健运失常所致的一系列病证。

又如《伤寒杂病论》之麻子仁丸，是治疗"脾约"证之名方，故又称脾约丸，为润下缓下、遂脾之性而设的"泻脾"之剂。方中以甘平滑利之麻子仁，甘补之，润燥之，《本草述》谓其："非血药而有化血之液，不益气而有行气之用。"刚柔并济，润足太阴脾经之燥而滑肠利窍。然"脾约"非"脾虚"，正如喻嘉言在《尚论篇》中所言："设脾气弱，即当便泄矣，岂有反难之理乎？"今脾为约，脾不能为胃行其津液，肠道失于濡润通降，而成胃强脾弱，津液不足之便秘。故以辛苦之杏仁，辛散之，"苦泻之"，辛散开肺，提壶揭盖；苦泄利肠，利大肠之气，以通大便之秘。而阳明腑病，非承气汤不能下，虽胃热甚而燥结成，然不可比肩于"痞、满、燥、实"四大症，非荡涤以奏效，故投以苦寒之大黄、枳实合苦辛温之厚朴的小承气汤，"苦泻之"，轻下热结而不亡阴。以酸甘之芍药，酸甘化阴以润肠，甘补之缓之，敛渐耗之阴液，专事滋脾，使脾阴自安，脾输得复。使以甘温之蜂蜜缓之补之，以蜜成丸，缓苦寒峻猛之性，防力大而速，去疾不尽，渐加以知为度，意在缓下、润下，以增润下之力，遂脾欲缓之性。

（四）"肺苦气上逆，急食苦以泄之""肺欲收，急食酸以收之，用酸补之，辛泻之"

肺者，相傅之官，为华盖、金脏、娇脏，既不耐于寒，也不耐于热。肺喜轻润泽，如雾露之溉，主气，司呼吸，为人体内外气体交换场所，关乎全身之气的生成和运行。肺为水之上源，通调水道，关乎人体水液代谢。因此，其气宜充满而不宜上逆，宜聚不宜散，喜降而恶气逆，喜润恶燥，喜温恶寒热。润降是肺金本性的一种生理状态的需求，故"苦气逆欲收"。临床肺气易虚，肺阴易亏，肺火易亢，肺气易逆，为贮痰之器。因此，肺病临床多表现为实证、瘀证、虚证，如肺气上逆、肺气郁闭、肺失宣降、肺气不足、肺阴亏虚等。

肺司呼吸，其气宜宣宜降。若肺气上逆则作喘，当用苦味之品以降泄之，如麻黄、桔梗、紫苏子、苦杏仁等。肺主秋收之令，其气宜聚不宜散，若宣发太过，则肺气耗散而卫外不固，当用酸味之品以收之、补之，如芍药、五味子等；若肃降太过或郁闭太过而肺气郁闭，当用苦辛之品以泻之，如紫苏子、白芥子、莱菔子等。

例如《伤寒论》之小青龙汤，是治疗外有表寒、内有内饮之名方，功善外散表寒，内化水饮。其组方谨遵《内经》"寒者热之"，以及其所言"病痰饮者，当以温药和之"之说，以众多辛温大热之品为主，而无一味寒凉。同时遵循肺之苦欲补泻说，"肺苦气上逆，急食苦以泄之"，"辛泻之"，君以苦辛温之麻黄，苦以泄之，辛以泻之。辅以辛温之桂枝、半夏、细辛、干姜辛以泻之、温之。"肺欲收，急食酸以收之，用酸补之"，佐以酸甘温之芍药、五味子酸以收之，用酸补之，顺应肺脏苦欲之性而调之，虽言外散风寒，内化水饮，实为调和肺脏之良方。据此，笔者创立了"调理肺脏针法"，以大杼、风门、肺俞、尺泽、合谷（麻黄、桂枝、干姜、细辛、半夏）疏风宣肺，清肺化痰以泻之；三阴交、阴陵泉、鱼际、太渊（芍药、五味子）养阴润肺，培土生金以收之。攻补兼施，升降相因，调理肺脏，用于治疗肺之宣降失常所致的一系列病证。

又如补肺汤是益气补肺之名方，其基于肺之苦欲补泻，立法于培土生金，遂肺之性而设。谨遵"虚则补其母""金位之主，其泻以辛，其补以酸"之训。君以甘温之人参、黄芪，补益脾肺，培土生金；臣以酸味之五味子敛肺气，收肾阴，收之补之；熟地黄补肾益精，金水相生，济上源之虚燥，以防子病及母；佐以辛甘寒之桑白皮泻肺火兼泻肺之水气，以辛苦温之紫菀辛开肺郁，苦降肺气，润肺化痰，紫菀合桑白皮，辛开苦降，复肺之苦欲。诸药合用，补脾而生金，补肾而固根本，土旺金生，金水相濡，宜其所欲，大补肺气。

（五）"肾苦燥，急食辛以润之""肾欲坚，急食苦以坚之，用苦补之，咸泻之"

肾主纳气，为气之根。肾气的闭藏摄纳，关乎全身之气的升降和运行。肾主水，为水之根。肾的气化作用贯穿水液代谢全过程，对参与水液代谢的脏腑具有调节和促进作用，关乎水液的潴留、分布、排泄。肾藏精，主骨生髓，生殖技巧之能由此而出。肾所藏之先、后天之精是构成人体和人体功能活动的物质基础和动力，对人体生长发育及生殖起促进作用，对脏腑气化有调控及推动作用。五脏之阴气，非此不能滋；五脏之阳气，非此不能发。故肾气宜冲和沉降而不宜虚浮耗散，肾阳宜温而恶亢烈，肾精宜满溢闭藏而恶妄泻，肾阴肾阳宜互滋互助而恶偏盛偏衰。肾喜润恶燥，喜藏恶泄。临床肾气易虚，肾阳易衰，肾阴肾精易亏，肾火易亢，肾水易泛。因此，肾病临床多表现为寒证、虚证，如肾气上逆、肾水上泛、肾气不足、肾阴亏虚、肾阳亏虚等。

肾主水，喜润而恶燥，燥则肾之水液不能蒸腾气化，气化不能出矣，而辛味之药能助阳化气行水，开腠理，布津液而通气，故喜食辛以润之。若肾失气化，在汗，则闭塞不发，当用辛温桂枝，宣通阳气，蒸化三焦以行水发汗；在尿，则闭隐不通，当用辛温附子，温肾利水；在血，则下焦蓄血，当用辛苦桃仁配桂枝辛润通络，以复肾气化之能。肾主闭藏，肾精宜藏不宜泄，若肾失闭藏，相火妄动，当用黄柏、知母之苦以坚之补之；若闭藏太过，用地黄、龟甲之咸味泻之。

例如朱丹溪的大补阴丸，为"降阴火，补肾水"，治疗阴虚火旺之常用方。但此方却未重用补阴药，而名大补阴丸者，实乃治火以救其阴，留一份阴液，便有一份生机，即保一份元气之义。在肾阴亏竭之际，谨遵《素问·脏气法时论》之说："肾欲坚，急食苦以坚之，用苦补之，咸泻之。"依肾之苦欲而设。以黄柏、知母"苦以坚之、补之"；李时珍所言："知母佐黄柏，滋阴降火，有金水相生之义。黄柏无知母，犹水母之无虾也。盖黄柏能制膀胱、命门阴中之火，知母能清肺金，滋肾水之化源。"二者重在清其源，保肾阴。以龟甲、熟地黄"咸以泻之"，补肾固阴，填精充肾，盛则泄之，以防闭藏太过。《医宗金鉴·删补名医方论》在释义大补阴丸时谓："是方能骤补真阴，承制相火，较之六味功效尤捷。""急以黄柏之苦以坚肾，则能制龙家之火；继以知母之清以凉肺，则能全破伤之金，若不顾其本，即使病去，犹恐复来，故又以熟地、龟板，大补其阴，是谓培其本，清其源矣。"是谓切中肯綮。本方四味药，以滋阴为本，降火为标，培本清源，标本兼治。据此，笔者创立了"补肾益阴针法"，以然谷、太冲（黄柏、知母）温阳益阴，泻火平肝，以三阴交、太溪（熟地黄、龟甲）滋补三阴，养血柔肝，用于治疗阴虚火旺所致的一系列病证。

三十五 《灵枢》经典名言临床应用

《黄帝内经·灵枢》是现存最早的一部系统论述针灸学理论的奠基之作，代表了针灸理论体系的初步形成，对于中医临证有着重要的指导意义。笔者在临床实践中常以其中的经典名言为理论依据，指导临床，效如桴鼓，现将部分名言的临床应用略陈一二。

（一）临证须辨虚实，明补泻

（1）《灵枢·九针十二原》曰："凡用针者，虚则实之，满则泄之，宛陈则除之，邪胜则虚之。《大要》曰：徐而疾则实，疾而徐则虚。"

补虚泻实是针灸的基本治疗原则，辨明疾病虚实，从而确定使用针刺补泻手法，是提高针灸临床疗效的关键。《灵枢·小针解》解释道："所谓虚则实之者，气口虚而当补之也。"说明人体正气虚当用针刺补法；"满则泄之"者，气口盛而当泻之也"，说明邪气盛，人体正气未虚，当用针刺泻法；"宛陈则除之者，去血脉也"，说明对于气血瘀滞的实证，当使用刺络放血的方法以祛瘀通络。"邪胜则虚之者，言诸经有盛者，皆泻其邪也"，即对具体针刺补泻操作手法来说，"徐而疾则实者，言徐内而疾出也"，针刺得气后，缓慢下针，纳气以补之，然后快速提针。这就是常言的重插轻提的补法操作。反之，"疾而徐则虚者，言疾内而徐出也"，就是常言的轻插重提的泻法操作。笔者依据"徐而疾则实"和"疾而徐则虚"理论，简化了传统的"烧山火"和"透天凉"手法，创立了意气热补法和意气凉泻法。

意气热补法：针入得气后，慎守勿失，全神贯注于针尖，将针小幅度徐进疾退提插 3 ～ 5 次，最后以插针结束，不分天、地、人。继而拇、食指朝向心方向微捻其针（约180°），紧捏针柄，保持针体挺直不颤动，意守针尖，以意行气至病所，而后守气，使气聚生热（阳盛则热）。

意气凉泻法：针入得气后，慎守勿失，全神贯注于针尖，将针小幅度疾进徐退提插 3 ～ 5 次，最后以提针结束，不分天、地、人。继而拇、食指朝离心方向微捻其针（约180°），紧捏针柄，保持针体挺直不颤动，意守针尖，以意将气四散之，使气散而凉。

临床上意气热补法可用于治疗阳虚阴盛或寒瘀经脉，或正气虚损所致诸症。例如，治疗坐骨神经痛可于患侧环跳、阳陵泉针刺施以意气热补法至全腿发热以温通经脉，缓解疼痛；治疗类风湿关节炎，可于曲池、外关、阳陵泉、足三里、悬钟针刺施以意气热补法，并于八邪、八风施以点刺微出血法，曲泽、委中施以刺络放血法以祛瘀通络。意气凉泻法则可用于治疗各种阳热实证，例如治疗胃火炽盛引起的牙龈肿痛，可针刺内庭并施以意气凉泻法治疗。

依据"宛陈则除之者，去血脉也"，并结合《灵枢·血络论》

"血脉盛者，坚横以赤，上下无常处，小者如针，大者如筋，则而泻之万全也"，《素问·刺腰痛》"解脉令人腰痛，痛引肩，目䀮䀮然，时遗溲，刺解脉，在膝筋肉分间郄外廉之横脉出血，血变而止"，《素问·刺疟》"疟发，身方热，刺跗上动脉，开其空，出其血，立寒……先其发时如食顷而刺之，一刺则衰，二刺则知，三刺则已，不已，刺舌下两脉出血，不已，刺郄中盛经出血"等论述，提出"其瘀毒者，刺而拔之"的针刺和拔罐治疗原则，临床上用于治疗血瘀太甚所致诸证。例如，治疗慢性肺心病急性发作时，针对肺部感染是肺心病急性发作主要诱因，血液高凝状态是其病理关键，而从中医的角度，"热"和"瘀"是其病机关键的认识，治遵清热解毒，活血化瘀，于大椎、肺俞、丰隆、孔最刺络放血。经观察，笔者发现此法能明显改善患者的症状和体征，促进血液循环，提高血氧饱和度。对于三叉神经痛属血瘀，遇寒而急性发作时，采用大椎、肺俞刺络放血治疗。对于急性胃肠炎，采用金津、玉液、曲泽、委中刺络放血治疗等，效如桴鼓。

（2）《灵枢·小针解》曰："粗守形者，守刺法也。上守神者，守人之血气有余不足，可补泻也……刺之微在数迟者，徐疾之意也。粗守关者，守四肢而不知血气正邪之往来也。上守机者，知守气也。机之动，不离其空中者，知气之虚实，用针之徐疾也。空中之机，清净以微者，针以得气，密意守气勿失也。其来不可逢者，气盛不可补也。其往不可追者，气虚不可泻也。"

一般的针灸医师只重视针刺的操作方法，而高超的针灸医师应重视针刺"治神"。要专一其神，细心体会针下经气的盛衰变化，所得之气是"正气"，还是"邪气"。若是"徐而和"的正气，就要施以"徐而疾则实"的针刺补法；若是"紧而疾"的邪气，就要施以"疾而徐则虚"的针刺泻法。这就是强调高超的针灸医师要"知守气"，要善于辨别针下所得之气的虚实邪正，邪气泻之，正气补之，气盛不可补，气虚不可泻，针刺操作时，要时刻治神守气，体会针下之气。

（二）施针必重治神，分三步

（1）《灵枢·本神》曰："凡刺之法，先必本于神……是故用针者，察观病人之态，以知精神魂魄之存亡得失之意，五者以伤，针不可以治之也。"

（2）《灵枢·终始》曰："凡刺之法……深居静处，占神往来，闭户塞牖，魂魄不散，专意一神，精气之分，毋闻人声，以收其精，必一其神，令志在针。"

（3）《灵枢·九针十二原》曰："持针之道，坚者为宝，正指直刺，无针左右，神在秋毫，属意病者，审视血脉，刺之无殆。"

《内经》重神思想，无处不在。《灵枢·本神》开篇即言："凡刺之法，先必本于神。"强调"神"在针刺操作中的重要性。笔者临证针刺操作时非常重视治神，创立了"意气针法"。首先治疗前要观察患者的舌脉以明确患者证候，辨证施针；其次专意一神，令志在针。正如《灵枢·终始》所言："凡刺之法……深居静处，占神往来，闭户塞牖，魂魄不散，专意一神，精气不分，毋闻人声，以收其精，必一其神，令志在针。"提示医者在针刺治疗时必须做到"必一其神，令志在针"，必须把精神全部集中于整个操作过程中，细心体察患者的表情和反应，而审慎从事，将术者"神"与针刺手法结合起来，以提高针刺操作的效果。针刺操作时术者的神有三步变化：首先观察患者之神（态）。诚如《灵枢·本神》所云："是故用针者，察观病人之态，以知精神魂魄之存亡得失之意，五者以伤，针不可以治之也。"这就是要求医者在针刺治疗时，应密切注意观察患者的精神状态、体质的强弱、气血的盛衰、邪正的虚损，进而决定施治与否或具体针刺方法。同时要观察所欲针刺的部位的情况，避开瘢痕，以防止针刺时弯针和不利于进针；避开血管，以防止刺破血管而引起出血或血肿；避开汗孔，减轻进针时痛感。然后将术者的神集中到刺手手指与针柄结合着力点，以增加指力；继而入针后，将术者的神集中到针尖下，细心体察针刺所到之处的情况，以及得气的虚实、强弱变化，辨别是正气还是邪气，以随时调整针刺手法。

（三）刺之微在速迟，守动静

《灵枢·九针十二原》曰："小针之要，易陈而难入……刺之微，在速迟……空中之机，清静而微，其来不可逢，其往不可追。知机之道，不可挂以发，不知机之道，扣之不发。知其往来，要与之期，粗之暗乎，妙哉工独有之……静以徐往，微以久留。"

"用针之要，在于调气。"针刺治疗是通过调节人体之经气而发挥治病除疾作用的，所以高明的针灸医师，在辨证施针基础上，要重视针刺"治神"，善于辨别针下经气虚实、盛衰，以及往来之动静，而行针刺手法，刺之微在速迟，在守动静，此"妙哉工独有之"。据此，结合张景岳《类经附翼》"动极者镇之以静，阴亢者胜之以阳"的观点，笔者创立了"动静针法"。其中静针法是取具有镇静作用的腧穴或反应点，如督脉的印堂、神庭、风府、大椎、身柱、筋缩，以及具有镇静作用的后溪、申脉、合谷、太冲等穴；或者于痉挛抽搐的部位寻按反应点，以按之痉挛抽搐停止减轻为施针部位。操作要采用轻、浅、微的弱刺激手法，针感宜轻微，似有似无；留针时间宜长，留针中不施手法（静留针法）。具体来说，静针法操作时，针刺手法宜轻，进针出针，徐入徐出，同精导气，针刺深度宜浅，针感宜微，似有似无，行针留针中不施手法。此即"静以久留，微以徐往"是也。该法可用于治疗阳亢风动，或气血逆乱所致的各种抽搐、震颤、眩晕等动病。反之，动针法是取具有兴奋作用的腧穴或反应点，如水沟、百会、足三里、至阳、关元、命门等穴。操作采用重、深、强的强刺激手法，针感宜强；留针中不停地或间断地施以手法（动留针）。具体来说，动针法操作时，针刺手法宜重，可采用雀啄术、捣针法、透穴针法、大补大泻法等多种强刺激手法。针刺深度宜深，针感宜强，以产生感传或以肢体抽搐跳动为佳。留针中不停地或间断地行针施以手法，可接电针以加强针感和感传。动针法可用于治疗阳气虚弱，或气血亏虚，或痰湿阴邪壅盛所致的各种瘫、痿、麻痹等静病。临床运用此法时，需辨别"真动"与"假动"。这是运用本法成功与否的关键因素之一。辨为真动者，采用静针法，若为假动，则法以动制动。

（四）遣穴当晓穴性，知穴长

《灵枢·九针十二原》曰："五脏有疾，当取之十二原。十二原者，五脏之所以禀三百六十五节气味也。五脏有疾也，应出十二原，而原各有所出，明知其原，睹其应，而知五脏之害矣。阳中之少阴，肺也，其原出于太渊，太渊二。阳中之太阳，心也，其原出于大陵，大陵二。阴中之少阳，肝也，其原出于太冲，太冲二。阴中之至阴，脾也，其原出于太白，太白二。阴中之太阴，肾也，其原出于太溪，太溪二。膏之原出于鸠尾，鸠尾一。肓之原，出于脖胦，脖胦一。凡此十二原者，主治五脏六腑之有疾者也。"

药有寒热温凉，穴有升降浮沉。笔者提倡用穴如用药，用药如用兵，临床运用针灸治病，必须熟悉腧穴的性能，娴知各穴特点，才能灵活组方遣穴，提高临床疗效。十二原穴乃全身脏腑原气经过和留止的地方，为先后天之原气汇集之所。全身脏腑经络、四肢百骸均与其有着密切联系，当五脏六腑出现疾病时，在十二原穴上会出现特殊的反应。"司外揣内"，故对十二原穴所在部位进行切循扪按，可以协助诊断五脏疾病，同时通过对十二原穴施治，可以调达周身元气，调和脏腑经络。太渊为脉会，肺脏发生病变时，则会相应地由此反映出来。因而本穴具有调整其脏腑经络虚实的作用，凡有关肺脏之病，本穴皆能治之。补则能治虚，泻可疗实，功善调理肺脏，祛风通络，对于肺脏虚损之证，尤其病证累及脉者，取之尤佳。临床要善于抓住本穴长于调理肺脏之特点，配伍本经或他经腧穴，治疗相关疾病。大陵别称心主，既能祛邪扶正，宁心安神；又能清心泻火，祛邪安神，治疗心经实热之癫狂、舌疮而别称鬼心，为十三鬼穴之一，临床常用于治疗心神疾患，宜泻不宜补，更不宜灸，补之助邪，灸之助火亡阴。太冲其性下降，善于疏峻开导，既能平肝息风，清热降逆，又能养血柔肝，和肝敛阴，可改善和调节肝脏功能，清除肝脏功能失常所产生的病理证候，为治疗肝之脏病、经病的要穴，对相表里的胆腑病亦有一定疗效。太白功善健脾和中，化湿通腑，主治脾之脏病、经病、气化病及与脾脏有关的脏腑器官疾病。太溪为肾脉之根，先天元气之所发，能调节肾脏之元阴元阳，为回阳九针之一，功专"滋阴"，为滋阴之要穴，善治一切阴虚精亏之证。鸠尾位近膈肌，内应胃上口，为任脉之络穴，膏之原穴，性善调和，故刺之能宽胸理气，和胃降逆，以调和上下；通调任督，调和阴阳，以调和前后；清心宁神以和中，为治疗阴阳失和之痫证主穴、要穴，气机失调之心胸胃病之常用穴，临床多徐入徐出用针以调气，不施补泻，更不宜灸。气海为元气之所会、生气之海、呼吸之根，凡气化蒸动之机均由此所发，功专大补元气，温振肾阳，既能温脾胃助运化，犹如釜底添薪，又能蒸动膀胱气化，使气化升腾，津液四布，浊阴自出。此为脏气虚惫、真气不足所致之虚劳脱证、脏器下垂、男子肾虚精亏、女子血亏月经不调诸病之常用穴。气海又为下焦之气会穴，故又能总调下焦气机，凡下焦气机失调所导致的病症，亦可取之。

（五）治病应调升降，畅气机

（1）《灵枢·刺节真邪》曰："用针之类，在于调气。"

（2）《灵枢·根结》曰："用针之要，在于知调，调阴与阳，精气乃光，合形与气，使神内藏。"

（3）《灵枢·终始》曰："凡刺之道，气调而止，补阴泻阳，音气益彰，耳目聪明，反此者血气不行。所谓气至而有效者，泻则益虚，虚者脉大如其故而不坚也，大如故而益坚者，适虽言快，病未去也。补则益实，实者脉大如其故而益坚也，大如其故而不坚者，适虽言快，病未去也。故补则实，泻则虚，痛虽不随针减，病必衰去。"

中医学认为气是构成人体脏腑组织器官的基本物质，又是人体脏腑经络一切活动的体现。人体的脏腑经络等组织器官，都是气的活动场所。气的运动形式就是升降出入，而升降出入，无器不有。气的活动正常就是生理；反之，气的活动异常，就是病理。正所谓："出入废则神机化灭，升降息则气立孤危，故非出入，则无以生长壮老已，非升降，则无以生长化收藏。是以升降出入，无器不有。"可见升降出入是所有形体器官的功能表现，四者之间必须保持正常，否则，气机运动失常，人体将发生疾病，故"百病生于气也"。所以《雷公药性赋》倡言："升降浮沉之辨，豁然贯通，始可以为医而司人命也。"诚如张景岳所云："气之在人，和则为正气，不和则为邪气。""夫百病皆生于气，正以气之为用，无所不至，一有不调，则无所不病，故其在外则有六气之侵，在内则有九气之乱，而凡病之为虚为实，为热为寒，至其变态，莫可名状，欲求其本，则止一气字足以尽之，盖气有不调之处，即病本所在之处也。"说明气机调畅是脏腑经络正常生理功能活动的基础，一有怫郁，百病乃生。调气的方法不胜枚举，而"行"则是不变的法则。"天行健"（《易经》），天体方能永恒。古人远取诸物，近取诸身，洞察"行"之深意。东汉医家华佗认为："动摇则谷气得消，血脉流通，病不得生，譬犹户枢不朽是也。（《三国志·华佗传》）"晋代医家葛洪说："夫人在气中，气在人中，自天地至于万物，无不须气以生者也。善行气者，内以养身，外以却恶。"气行如常为强身防病所必须，气行不畅而气滞，若因虚而滞者，补而行之；若因滞而虚者，当以行为补。盖滞气留着，不仅耗气，抑且聚湿生痰，血涩成瘀。为治之道，滞气散而正气安，可谓不补之补。这与痰湿去而脾气健，浊气降而清气升，其理正复相同。视观形盛之人往往气虚，且二者互为消长，倘能损其有余，减轻体内的过剩，气虚可望渐复。

例如基于"用针之类，在于调气"，临床喜用支沟和丝竹空。①支沟为手少阳三焦经之经穴，经穴能疏调本经气机，而三焦为气化之场所，所以最善调理诸气，是治疗气机不调所致诸症之要穴，临床应用甚广。如临证单取支沟，可治疗气秘、胁痛或胀满不舒、腹满等。支沟配劳宫可治腰背窜痛；配丰隆治痰热气郁之实喘；配丝竹空治奔豚气；配间使治吐利；配阳陵泉治郁证。支沟穴还常与他穴配伍治疗各种便秘，配天枢治实秘；配丰隆治热秘；配照海治血虚便秘；配足三里治气虚便秘；配气海治虚寒便秘。在面瘫、四肢麻木不遂等多种疾病治疗中也常取支沟。临床在运用支沟穴时，要抓住其善于"调气"的特点，随机施用。要强调的是，支沟针刺手法要根据病情而定，或用泻法，或用平补平泻法，但不宜用补法、灸法。因支沟为火经火穴，其主治病症多为相火炽盛或经气逆乱所致，若补之则势必使相火愈盛，经气愈乱，故只宜泻，宜调，不宜补。②丝竹空为手少阳三焦经之末穴，结之所在，手足少阳经之交会穴，刺之能调和手足少阳之气，而少阳主司枢机，主调达内外，其气以冲和调畅为顺，因而丝竹空具有和解少阳、调和营卫、疏理气机之功。凡一切枢机不利所致诸病，本穴皆宜治之。如临床配支沟疏通三焦气机，治疗腹部胀满；配阳陵泉、中脘、足三里疏肝和胃，治疗肝气犯胃、胃失和降之胃痛；配三焦俞、气冲、筑宾、三阴交、太冲平冲降逆，治疗肾气上逆之奔豚；配太冲、三阴交、丰隆、阴陵泉、内关、鸠尾疏肝理气，治疗癫痫等。丝竹空循经配取本经其他穴和解少阳气机，治疗肢体麻木；配听宫、迎香治疗面麻、面瘫等；取本穴和太阳微刺出血；配风池疏风清热，治疗红眼病、头痛；配攒竹、太阳、合谷、睛明清热明目，治疗目赤肿痛。要抓住其善于"调和"的特点，灵活运用。

基于"治病之要，在于调气"。①倡"治风先调气，气行风自灭"，立调气散风法。风病多因气血失和，升降出入失常诱发。《医碥·中风》云："治风之法，初得之当顺气，及其久也，当活血。"言中风之初，出现眩晕欲仆，或口眼㖞斜、半身不遂等风动之证时，当以调理气机为先，日久病情稳定时，再以活血法治之。

然气为血之帅，无论外感六淫，还是内伤七情所致的中风，治疗都应先调理气机，使气顺血和，再随证施治。如治疗真中风之面瘫，主以支沟调理周身气机；治疗类中风，各型均主以阳陵泉、太冲疏肝理气，调肝平肝，方药主以顺风匀气散，调气散风。用行气药以散风的治法始见于《神农本草经》，枳实条下有"主大风在皮肤中，如麻豆苦痒"之说。《开宝本草》谓枳壳主"风痒麻痹，通利关节"。因气之流通乃成风，自然界之寒热变化，气流失衡则生风；人体之阴阳失调，气运失常，亦可生风。用行气药调匀气血之运行，可达到散风的目的。清代医家吴仪洛对"匀气"之说做过阐释："按：匀气之说甚长，身内之气，有通无壅，外风自不能久居，而易于解散，故知匀气即调气之旨也。"须知此法的应用，必有气郁、气逆、气闭之见证方可，否则不可妄施。顺风匀气散（白术、乌药、人参、天麻、沉香、青皮、木瓜、紫苏叶、白芷、炙甘草、生姜）为孙一奎之方。其曰："治风之法，初得之必先顺气，及日久则当活血，此万古不易之理。"又说："中风皆因脉道不利，血气闭塞也。"此方通过扶正气、疏逆气、通经脉，达到解散风邪的目的。②宗"治痰先治气，气行痰自消"，立理气化痰法。痰的产生主要因脏腑功能失调，气化不利，水液代谢障碍，水聚成湿，湿聚成痰。元末戴思恭认为"津液不行，易于攒聚，因气成积，积气成痰"。这说明气机不畅是痰产生的重要原因。痰饮一旦产生，可随气流窜全身，内达脏腑，外络肌肤，无孔不入。其内可影响脏腑气机的升降，导致胸闷憋气、咳嗽、呕吐等症；外可影响肌肤经络气血的运行，导致肢体麻木、半身不遂等症。所以治疗上当先调畅气机，既可除生痰之源，又可助气行痰消之力，如治疗痰气交阻之哮喘发作，主以支沟、肺俞调气豁痰；治疗痰浊内扰之失眠，主以温胆汤调理中焦气机升降，理气化痰。③主"治水当理气，气化水自行"，立利气行水法。水液代谢运行虽由五脏所主，但以肺、脾、肾三脏为主，若三脏气机升降失调，气不化水，可致水液停聚。水饮停聚可导致多种病证的发生，停聚部位的不同可出现不同的病证。所以在治疗水液代谢障碍疾病时，当调理气机，使脏腑气化功能恢复正常，水液得以正常代谢输布。如治疗水肿等水液代谢失常疾病，主以支沟、委阳疏调三焦之气，助膀胱气化；治疗妊娠肿胀，主以天仙藤散行气利水。此外，水液代谢失常源于上焦，主以茯苓杏仁甘草汤之杏仁；水液代谢失常源于中焦，主以实脾散之厚朴、木香、大腹皮；水液代谢失常源于下焦，主以五苓散之桂枝等。

（六）治病勿忘整体，重远治

（1）《灵枢·终始》曰："病在上者下取之，病在下者高取之，病在头者取之足，病在腰者取之腘……治病者，先刺其病所从生者也。"

（2）《灵枢·大惑论》曰："五脏六腑之精气，皆上注于目而为之精。精之窠为眼，骨之精为瞳子，筋之精为黑眼，血之精为络，其窠气之精为白眼，肌肉之精为约束，裹撷筋、骨、血、气之精而与脉并为系，上属于脑，后出于项中。故邪中于项，因逢其身之虚，其入深，则随眼系以入于脑，入于脑则脑转，脑转则引目系急，目系急则目眩以转矣。邪中其精，其精所中不相比也，则精散，精散则视歧，视歧见两物。"

人体是个有机整体，形式上以经络联系上下，沟通内外而成相互联通的有机整体；功能上以经络运行气血，传输信息而成中医独特的藏象学说。因而当人体上部或下部出现疾患时，除了采用局部治疗，还可循经取其远端相对的部位施治，往往能取得很好的疗效。笔者在临床常用此远道取穴方法，效如桴鼓。①病在上者取之下。比如治疗头痛，"病在头者取之足"，颠顶痛取足部之太冲；前额痛取足部之解溪、丰隆；偏头痛取足部之丘墟；后头痛取足部之昆仑。治疗三叉神经痛，若为第 1 分支疼痛，取足部之至阴；第 2 分支疼痛，取足部之内庭；第 3 分支疼痛，取手上之合谷。上牙痛取足部之内庭；下牙痛取手上之合谷。目疾如睑腺炎可取上肢之臂臑。视物模糊取下肢之解溪、光明等。"病在腰者取之腘"，腰痛取腘窝之委中。②病在下者取之上。"病在下者高取之"，如治疗足跟痛取手腕之大陵；足痿步履难取肩上之肩井；麻者上取，四肢麻木取丝竹空；膝关节痛取上肢之手三里；腰脊正中痛取头部风府；腹胀取眼眶之丝竹空；痔疮取上唇系带之龈交等。③根据五轮八廓学说，轮有病责之脏腑或从项部取穴治之。《内经》言："五脏六腑之精气，皆上注于目而为之精，精之窠为眼，骨之精为瞳子，筋之精为黑眼，血之精为络，其窠气之精为白眼，肌肉之精为约束。"据此，中医学创立了"五轮八廓学说"。《银海精微》云："五轮，肝属木曰风轮，在眼为乌睛；心属火曰血轮，在眼为二眦；脾属土曰肉轮，在眼为上下胞睑；肺属金曰气轮，在眼为白仁；肾属水曰水轮，在眼为瞳仁。"因此，眼病根据病变部位不同，责于分属之脏腑，黑睛生翳、胬肉攀睛之黑睛病从肝胆论治，常以龙胆泻肝汤、蒿芩清胆汤加减化裁；目眦赤烂、多眦之两眦病从心论治，常以导赤散加减化裁；胞睑红肿、针眼、儿睡露睛、眼睑下垂之胞睑病从脾胃论治，常以泻黄散、补中益气汤加减化裁；白睛病从肺论治，常以泻白散、普济消毒饮加减化裁；瞳仁散大之瞳神病从肾论治，取肾经之荥穴然谷。

《内经》言："五脏六腑之精气，皆上注于目而为之精……裹撷筋骨血气之精而与脉并为系，上属于脑，后出于项中。"丹波元简《灵枢识·卷六》载："有人视一物为两，医者作肝气有余，故见一为二，故服补肝药，皆不验。此何疾也？予曰：孙真人云，睛散则歧，故见两物也。令服驱风入脑药，得愈。"张景岳亦云："乘其虚则入脑连目，目系急则目眩睛斜，故左右之脉互为缓急，视歧失正，则两睛之所中于物者，不相比类而各异其见，是以视一为两也。"项部为通达脑、目脉络之重要部位，为风邪易袭之处、眼睛之窗口，故一切目疾均可取风池、风府。如治疗斜视、复视取风池；飞蚊症取风府等。

（七）阴阳天地之道，明阴阳

（1）《灵枢·病传》曰："明于阴阳，如惑之解，如醉之醒。"

（2）《灵枢·口问》曰："卫气昼日行于阳，夜半则行于阴，阴者主夜，夜者主卧。""阳气尽，阴气盛，则目瞑；阴气尽而阳气盛，则瞑矣。"

（3）《灵枢·邪客》曰："令人目不瞑不卧出者，何气使然……今厥气客于五脏六腑，则卫气独卫其外，行于阳不得入于阴，行于阳则阳气盛，阳气盛则阳跷满，不得入于阴，阴虚故目不瞑……治之奈何……补其不足，泻其有余，调其虚实，以通其道而去其邪，饮以半夏汤一剂，阴阳已通，其卧立至。"

《素问·阴阳应象大论》云："阴阳者，天地之道也，万物之纲纪，变化之父母，生杀之本始，神明之府也。治病必求于本。"一阴一阳谓之道，余常言："天下之事皆有道，而医之为道，道法自然。"《景岳全书·传忠录》云："凡诊病施治，必须先审阴阳，乃为医之纲领。阴阳无谬，治焉有差，医道虽繁，而可以一言蔽之者，曰阴阳而已……设能明彻阴阳，则医理虽玄，思过半矣。"《内经》认为人之寤寐取决于卫气的运行，白昼卫气行于阳分，夜晚行于阴分，行于阴分时，卫气归于阴经则人便能入睡。不寐的根本病机是阳不入阴，阴阳失和。因此，治疗不寐时应调和阴阳。笔者临证时依据"道法自然"的原则，根据药物的生长及采收时令特点用药，常用半夏配夏枯草、百合配紫苏叶、首乌藤配合欢花。

《礼记·月令》："五月半夏生，盖当夏之半也，故名半夏。"（秋月采摘）半夏生于自然界阴阳二气发生消长变化的时刻，当夏至阳气至盛，"重阳必阴"，一阴始生之际，阴气在地下开始萌动，古有"夏至一阴生"之谓。故其能禀纯阴之气而生，乃引阳入阴之物，李时珍曾言半夏能除"目不得瞑"。其辛甘性温，可以通阳、降逆而通泄卫气。夏枯草辛苦性寒，冬至以后生苗长叶，春天开花，夏至以后即枯。冬至阴盛，"重阴必阳"，夏枯草当冬至阴气至盛，一阳始生之际而生，阴中仍含阳气，有春木发陈条达的寓意，为阴退阳进、阴中透阳之物，夏至而枯，乃引阴入阳之物。诚如《本草纲目》所云："夏至后即枯，盖秉纯阳之气，得阴气则枯。"《本草思辨录》亦云："窃谓夏枯草生于一阳始生之时，当为阴退阳进、阴中透阳之物。迨交夏至，阴进而上，则阳退而下，此草透阳之生意亦即至此而尽，恶得不枯。"故其能禀纯阳之气而生，乃引阴入阳之物。此两药相配契合了自然界阴阳互根消长、盛衰的自然规律，是交通阴阳之要药。半夏得阴而生，能将卫气从阳引阴；夏枯草性秉纯阳之气，可以将浮散的卫气收入阳分，引阴入阳，二药搭配共同保证营卫如环无端地运行，顺应了"阳入阴则寐"之妙理。《冷庐医话·卷三》引《医学秘旨》云："余尝治一人患不睡，心肾兼补之药遍尝不效。诊其脉，知为阴阳违和，二气不交。以半夏三钱，夏枯草三钱，浓煎服之，即得安睡，仍投补心等药而愈。盖半夏得阴而生，夏枯草得至阳而长，是阴阳配合之妙也。"

百合春三月生苗，四向而生，五月茎端开白花，芬芳六出，四垂向下，昼开夜合，应天道之昼行于阳，夜行于阴，感天地阴阳之气而为开阖者也，接阴续阳，性寒甘敛，故能清心安神；紫苏叶应在白露前后，枝叶繁茂，朝挺暮垂，白天向阳而开，夜晚背面朝下，应自然界阴阳交替之规律，故二药相配能调和人体之阴阳。诚如古书有云："庭前植百合、紫苏各数茎，见百合花昼开夜合，紫苏叶朝挺暮垂，因悟草木之性，感天地阴阳之气而为开阖者也。"故临证治疗不寐患者常将百合、紫苏叶相配，以其与大自然的阴阳消长规律有同。

首乌藤为何首乌之蔓茎，其甘平，入夜藤交，有阴阳交合之象，故又名夜交藤而能养心安神；合欢花为合欢树之花，其甘平，其至夜则合，故又名夜合花而能解郁安神。

此三对药皆师法自然，交通阴阳，用于临床之典范也。

三十六 《温病学》临证指要

温病学属于中医学四大经典之一，具有重要的临床价值，有很多名方流传于后世，广泛用于瘟疫、温病及诸多内伤杂病。笔者在临床实践中非常重视温病学理法和方药的应用，并取得了很好的临床疗效。现将笔者运用温病学理论指导临床的经验、体会介绍如下。

（一）《叶香岩外感温热篇》——临证指要

《温热论》是由清代被誉为"温病大师"的著名医家叶桂（字天士，号香岩），与其门人泛舟洞庭，由其口授，弟子门人记录整理而成的，是温病学奠定学科基础的重要著作，为温病学建立完整的理论体系作出了重大贡献。王孟英《温热经纬》把《温热论》收入该书，更名为《叶香岩外感温热篇》。该书是研究温病学说的经典文献，是学习温病学的必读之作。其所载："大凡看法，卫之后方言气，营之后方言血。在卫汗之可也……到气才可清气，入营犹可透热转气，如犀角、玄参、羚羊角等物，入血就恐耗血动血，直须凉血散血，如生地、丹皮、阿胶、赤芍等物。否则，前后不循缓急之法，虑其动手便错，反致慌张矣。"主要讨论了温病的传变规律，以及各阶段的治疗大法，提出了温病辨治纲领，创立了卫气营血辨证，完善了中医学辨证论治体系。

1. 温病的传变规律

"卫之后方言气，营之后方言血"表明了卫气营血病机的浅深层次及轻重程度。这一认识也是基于《内经》对"营卫气血"生理功能的论述。卫气营血在生理上相辅而周流全身，但分布部位、活动范围及生成过程有浅深先后之分，引用到辨证上则由卫分传到气分，进一步再深入营分，陷入血分，标志病情由表入里、由浅入深、由轻转重的演变过程。温邪一旦侵入人体，一方面体内防御功能被激发，出现一系列邪正相争所引起的反应；另一方面是温邪导致了卫气营血及有关脏器功能失调及实质损害。卫气营血代表了温病发展过程中的几个重要阶段，卫分证属表，气分证、营分证、血分证均属里。其中气分证较浅，营分证较深，而血分证更深。一般而言，病邪在卫分、气分时，以功能失调为主，其中卫分指卫外功能失常，气分主要指脏腑功能失常；营分、血分的病变则以实质损害为主，其功能的失调也更加严重，其中营分指血之津液损伤，血分则指肝血肾精损伤。所以叶天士强调"卫之后方言气，营之后方言血"。断开表述是为了加重语气，强调病在卫分、气分是功能失常，病在营分、血分是实质损害，说明病变由量变到了质变，由功能失常到了实质损伤。所以，温病辨证的实质就是气血辨证。

2.四阶段治疗大法

在论述卫气营血的浅深层次后，叶氏继而确定了各个层次的治疗大法。

（1）在卫汗之可也：所谓"汗之"，是指祛除表邪，非指发汗之法。就温病而言，主要以辛凉透表为主，不用辛温发汗之品。辛能宣散，凉能清解，意在宣肺透解使邪热外达，即华岫云所言："辛凉开肺便是汗剂，非如伤寒之用麻桂辛温也。"此时最忌辛温或过于寒凉之品。如误用辛温解表之剂，有助热耗阴之弊；而过用寒凉又可因凉遏而邪不能外达。吴鞠通亦强调："温病忌汗，汗之不唯不解，反生他患。""汗之则神昏耳聋，甚则目瞑不欲言。""发汗汗不出者，必发斑疹，汗出过多者，必神昏谵语。"叶天士也只讲"在表初用辛凉轻剂"，亦未言发汗，此"汗之"是使之"汗出"，非谓发汗之法，而是通过银翘散，疏透风热邪气，使气机通畅，表郁解除，津液环流，四布于表而微汗出，"汗"只是邪气解除的表现，是祛邪的代价，服用银翘散后可以汗出，也可以不出汗，但病解。故银翘散不是发汗之剂，而是辛凉平剂。

（2）到气才可清气："到气才可清气"，"才可"二字提示了用清气法的严格性，必须在确定邪入气分后，方可用清气法，不可早用、滥用寒凉，以免冰伏邪气。叶氏所说的"清气"，一般是以清气泄热为主，须注意使邪热有外达之机，所以邪热初在气分者，多用轻透清邪之品，只有当热毒深重时才用苦寒沉降之药。由于气分无形邪热的所在部位、病势浅深、病邪性质各有不同，清气法又可分为初入气分清证，治以轻清宣气，方以栀子豉汤；蒸热，治以辛寒清气，方以白虎汤；郁热，治以苦寒直折，方以黄芩汤加豆豉、栀子、玄参、柴胡；滞热，治以苦寒攻下，方以三承气汤。气分证是温病过程中邪正交争最激烈的阶段，如邪在气分失治或治不如法，其邪往往可以内传营血，甚至导致液涸、窍闭、动风等严重后果。因此，有温病下不厌早，苦寒攻下，釜底抽薪，以下代清之说。

（3）入营犹可透热转气："犹可"二字点出了邪入营分的治疗仍强调是邪热外透而解。"入营犹可透热转气"，应理解为邪热入营当以清营为主，尚可加入透泄之品，立足透邪外达，使营分邪热转出气分而解。故叶氏所举药物如犀角、玄参、羚羊角等均为清营凉血之品，再配合金银花、连翘、淡竹叶等清泄之品，方可达到透热转气的目的。在本句中原文为"入营犹可透热转气，如犀角、玄参、羚羊角等物"，应注意不能误解叶氏所列举的药物是透热转气的代表药，而应是这些药再加上透热转气的药物。具体治法叶氏举例："如从风热陷入者，用犀角、竹叶之属；如从湿热陷入者，犀角、花露之品，参入凉血清热方中，若加烦躁，大便不通，金汁亦可加入，老年或平素有寒者，以人中黄代之，急急透斑为要。""透斑"强调的是热邪迫血妄行之害，"透斑"就是"透热外解"。说明热邪入营后，在清营凉血基础上，可根据滞碍营热外达的不同病邪，选用不同的方法，祛除热邪，宣畅气机，使营热外达。如属无形之热，以淡竹叶、金银花、连翘辛凉宣透风热；有形之湿热，以花露芳香透化湿热；大便不通，但无腑实者，以金汁或人中黄去其壅塞，透达滞热；食滞不化者，以山楂、神曲、麦芽去积开达，透达食滞；痰阻血瘀者，以贝母、胆星、竹沥或牡丹皮、赤芍化痰活血，透达瘀热。针对其病因而施治，使气机通畅，营热之邪有其出路，热自外达。关于透热转气法，详见本书"三十七、透热转气发微"。

（4）入血就恐耗血动血，直须凉血散血：邪热入血分后，会在血热的基础上，出现"耗血动血"的病理变化，耗血是耗伤营阴和血液，动血是血热逼血妄行产生出血、瘀血，故当治以凉血散血。具体可采用凉血养阴、活血散血之品，清解血分热毒，以生地黄、牡丹皮、犀角、赤芍等药物为主加减化裁、灵活运用。本句概括了血分证的病机和治法，将全句联系起来，就可以有较为全面而正确的认识。如既然在治法中提到凉血，说明其病机有血热，而且是血分证病机的中心环节；亦谈到散血，所以表明血分证阶段，血行有所行不畅或存在致瘀的病机。另外，既然在病机中提到耗血，那么在治法中就可以配合滋养阴血之品。再结合其后叶氏所列举的药物如生地黄、牡丹皮、阿胶、赤芍，所以不难理解，血分证的病机由血热、瘀血、阴血耗伤、出血四个方面组成，而对血分证的治疗大法包括了凉血、养血（阴）、散血三个方面。此即耗血不一定动血，而动血必兼耗血。耗血不补血，动血不止血；凉血就是止血，滋阴就是散血。

（5）缓急之法："否则前后不循缓急之法，虑其动手便错，反致慌张矣。"在卫，病轻邪浅，轻缓，汗之"可也"；到气，还不用急，"才可"清气；入营还未出血，还可透热转气，还不急，"犹可"透热转气；入血就会耗血动血了，病情危重，不能再犹豫了。"就恐"耗血动血，"直须"凉血散血。

总之，叶氏所提出的温病各个不同阶段，必须遵循的相应治疗大法，对临床实践具有很高的实用价值和重要的指导意义，不可不遵循。

（二）卫气营血代表方剂临床运用

1. 银翘散临床运用

银翘散出自清·吴鞠通《温病条辨》，是吴鞠通根据叶天士治疗温病初起的方药，常以金银花、连翘开头而取名。方由金银花、连翘、薄荷、牛蒡子、桔梗、荆芥、淡豆豉、淡竹叶、芦根、生甘草组成，为辛凉平剂。临证凡温病初起，邪郁肺卫之各种病症，皆可用之加减。

（1）银翘散组成配伍特点

银翘散是基于《内经》"风淫于内，治以辛凉，佐以苦甘""热淫于内，治以咸寒，佐以甘苦"，又宗喻嘉言芳香逐秽之说而设。君以甘寒之金银花、苦寒之连翘凉之：金银花、连翘轻宣疏散，清热解毒。而温热之邪，常夹秽浊之气，银、连二药又具芳香之味，亦可逐秽化浊，既清亦透，郁热皆除。臣以辛温开泻之荆芥散之，辛凉之薄荷、牛蒡子、淡豆豉辛散之，寒凉之，苦泄之：薄荷、牛蒡子、淡豆豉，散肌表风热之郁，利官窍热毒之蕴；辛凉之品，虽可散热，然其宣散之力不及辛温之辈，故少予辛温不燥不烈之荆芥，增其透力而无助热伤阴之势，有去性取用之妙笔。佐以甘寒之芦根、淡竹叶润之清之，以辛苦之桔梗宣肃肺气：芦根、淡竹叶清热生津，留得一分津液，便有一分生机；桔梗开宣肺气，止咳利咽。使以甘缓之甘草缓之补之：甘草可使诸药多驻于华盖之肺，防药不少驻，去疾不尽；又合桔梗，利咽止咳。全方妙在取质轻味薄之花、叶、子、皮为用，纯取轻清，研以为散，散者散也，意承诸药于肺卫而各司其能，名中正合"治上焦如羽，非轻莫举"之训。诸药合用，辛凉之剂配伍少量辛温之品，用温制寒取其凉性；以辛为主取其辛散，增透邪之力，又不悖辛凉之旨；疏散风邪之品与清热解毒之药协同运用，外可散风热，内可清热毒，构成清疏兼顾、以疏为主之方。正如吴鞠通《温病条辨》所载："本方谨遵《内经》风淫于内，治以辛凉，佐以苦甘。热淫于内，治以咸寒，佐以甘苦之训……又宗喻嘉言芳香逐秽之说……此方之妙，预护其虚，纯然清肃上焦，不犯中下，无开门揖盗之弊。有轻以去实之能，用之得法，自然奏效。此叶氏之法，所以迥出诸家也。"

总之，全方以辛凉为先，以辛温为助，以泄热为用，以保津为本，乃疗外感风热表证之良剂。此非汗法而汗之可也，正如华岫云所云："辛凉开肺便是汗剂，非如伤寒之用麻桂辛温也。"

（2）银翘散临床应用指征

病位：邪在肺卫。

病机：风热外袭，卫气郁闭，耗伤津液，热毒内蕴，肺失宣降。

证候特点：温病初起，邪在卫表，津伤不甚，兼夹热毒，风热表证。

方证要点：①风热袭表的症状，如发热，微恶风寒，无汗，或汗出不畅。②肺失宣降的症状，如咳嗽。③热毒内蕴的症状，如头痛、咽干、咽痛、口渴。④舌脉：舌边尖红，苔薄白或薄黄，脉浮数。

（3）临床如何应用银翘散

应用原则：凡见温热之邪侵袭肺卫，风热表证，未传气分者皆可应用。

应用范围：本方常用于治疗风热表证引起的感冒、上呼吸道感染、急性扁桃体炎、急性咽炎、流行性感冒、日光疹、单纯性疱疹、水痘等病证，还可以治疗面神经麻痹、猩红热、乙型脑炎、流行性腮腺炎、手足口病、接触性皮炎等。

应用方法：①药量。按每味药在方中所占的比例，结合患者体质、地域、年龄、病情轻重等，按比例计算药量。金银花：连翘：薄荷：牛蒡子：桔梗：荆芥：淡豆豉：淡竹叶：芦根：生甘草=2.5：2.5：2：2：2：1：1：1：1：1。②药味。牛蒡子炒用可减滑肠之性。③用法。以鲜苇根煎汤，汤凉后泡诸药20分钟，煎之，汤沸5分钟，香气大出，即取服，勿过煎。肺药取轻清，过煎则味厚入中焦矣。病重者，4小时服1次，日3服，夜1服；轻者，6小时服1次，日2服，夜1服；病不解者，作再服，取时时轻扬之法。

2. 白虎汤临床运用

白虎汤出自东汉·张仲景《伤寒论》，是用于治疗伤寒化热内传阳明之经证的主方。后世温病学家又以此为治疗温邪由卫传气、气分热盛的主方，吴鞠通称之为辛凉重剂，由生石膏、知母、粳米、炙甘草组成。临证凡温热之邪，蒸于肺胃气分，以发热为主的各种病证，皆可用之加减。

（1）白虎汤组成配伍特点

白虎汤是基于《素问·至真要大论》"少阳之胜，热客于胃……治以辛寒，佐以甘咸，以甘泻之"及"热者寒之""温者清之"之说而设的"清"剂。君以辛散甘寒质轻之石膏辛散之，寒清之：石膏兼具升降之性，其味辛可升散，透邪热而达腠理；性寒可清热，清解肺胃阳明经无形之实热。臣以苦降寒清质润之知母寒清之：知母皮外有毛，除肺之邪；肉厚皮黄，兼得土气，质柔清润，润阳明燥热而生津；苦寒清降，清肺胃邪热而泻火。二药相伍，清解透达之中，寓生津之法，使热清而津不伤。佐以甘平性温益中之粳米、炙甘草和之：粳米为土之正味，人非此物不得养，入中焦合甘缓和中之炙甘草，可顾护中焦，截凉药之寒性，寒剂得之缓其寒，苦药得之平其苦，庶大寒之品无伤脾损胃之虑也，使邪去而正不伤；且能使寒凉之石膏少驻于胃而不主下趋，缓释剂也。炙甘草兼以为使药。四药合用，集寒凉之品于一炉，清透分消，和中清解，透热泻火而土不伤，为清肺胃气分热盛之良剂。正如张锡纯《医学衷中参西录》中所言："方中重用石膏为主药，取其辛凉之性，质重气轻，不但长于清热，且善排挤内蕴之热息息自毛孔达出也。用知母者，取其凉润滋阴之性，既可佐石膏以退热，更可防阳明热久者之耗真阴也。用甘草者，取其甘缓之性，能逗留石膏之寒凉不至下趋也。用粳米者，取其汁浆浓郁能调石膏金石之药使之与胃相宜也。药止四味，而若此相助为理，俾猛悍之剂归于和平，任人放胆用之，以挽回人命于垂危之际，真无尚之良方也。""凡人外感之热炽盛，真阴又复亏损，此乃极危险之证，此时若但用生地黄、玄参诸滋阴之品不能奏效，即将此等药加于白虎汤中，亦不能奏效，唯石膏与人参并用，独能于邪热炽盛之时立复真阴，此所以伤寒汗吐下后与渴者治以白虎汤时，仲圣不加他药而独加人参也。"

（2）白虎汤临床应用指征

病位：邪在肺胃气分。

病机：热邪充斥内外，热势炽盛蒸腾。

证候特点：里热蒸腾，内无邪结，易伤津液。

方证要点：①阳明热盛症状为通体皆热，不恶寒反恶热，面赤喘息，烦渴喜冷饮，汗多自出。②舌脉：舌深红，苔黄或燥，脉洪大或滑数有力。

（3）临床如何应用白虎汤

应用原则：温热之邪在肺胃阳明之证。兼无形热盛，无内结；热邪未闭塞于里而向外发越之际。

应用范围：本方常用于治疗阳明热盛所引起的流行性感冒、病毒性脑炎、流行性出血热、麻疹、急性上呼吸道感染、大叶性肺炎、风湿热、风心病、牙周炎、牙龈炎、小儿夏季热、小儿咳喘等病证，还可以治疗产后发热、经行鼻衄、急性淋巴结炎等。

应用方法：①药量。按每味药在方中所占的比例，结合患者体质、地域、年龄、病情轻重等，按比例计算药量。生石膏：知母：粳米：炙甘草=5：3：1：1。②用法。以水8杯，煮取3杯，分3次温服。病退减后服，不知再作服。③加减法。若脉浮大而芤，汗大出，微喘，甚至鼻孔煽动者，加人参；若热渴汗泄，肢节烦痛者，加桂枝；若身重者，加苍术；若出斑者，加犀角、玄参；若寒热往来，头昏者，加柴胡；若痞满者，加厚朴；有痰者，加半夏；兼风寒者，加葱白、淡豆豉；兼风热者，加金银花、连翘；兼血虚者，加生地黄；兼精亏者，加枸杞子。

禁忌四证：①表证未解的无汗发热，口不渴者。②脉见浮细或沉者。③血虚发热，脉洪不胜重按者。④真寒假热的阴盛格阳证等均不可误用。正如吴鞠通所言："白虎本为达热出表，若其人脉浮弦而细者，不可与也。脉沉者，不可与也。不渴，不可与也。汗不出者，不可与也。常须识此，勿令误也。"

3. 清营汤临床运用

清营汤亦出自清·吴鞠通《温病条辨》，由生地黄、犀角、玄参、麦冬、金银花、丹参、连翘、黄连、淡竹叶组成，是清营透热、养阴生津之名方，为治疗热入营分证之常用方。临证凡温热之邪、传入营分所致各种病证，皆可用之加减。

（1）清营汤组成配伍特点

清营汤是基于《素问·至真要大论》"热淫于内，治以咸寒，佐以甘苦，以酸收之，以苦发之"之说而设的"泻"心之剂。本方君以咸寒之犀角治之：犀角咸寒，气味清香，清灵透发，寒而不遏，可清解血分热毒，尤能清心安神。臣以甘苦之生地黄、玄参、麦冬：生地黄苦甘大寒，清热凉血，养阴生津；玄参甘苦咸寒，清上澈下，滋阴降火；麦冬甘寒质润，养阴清热。三药相伍，既可养阴生津，又可助君药以清营凉血。佐以甘寒芬芳之金银花，苦寒之黄连、连翘，甘淡微寒之竹叶清之：金银花清热宣透；黄连清心泻热解毒；连翘内清外透；竹叶清心利尿。四药合用，重在清气分热，透热转气，使邪热转出气分而解，给邪以出路。使以苦寒之丹参发之：丹参既可清心凉血，又能活血化瘀，防止血与热结，引诸药入心而清热凉血。本方甘寒与咸寒并用，祛邪与扶正兼顾，清营热而滋营阴，再佐以透热转气之品，使热邪从气分而去，气营两清。正如张秉成《成方便读》所载："治暑温内入心包，烦渴舌赤、身热谵语等证。夫暑为君火，其气通心，故暑必伤心，然心为君主，义不受邪，所受者，皆包络代之。但心藏神，邪扰则神不宁，故谵语。心主血，热伤血分，故舌赤。金受火刑，故烦渴。暑为六淫之正邪，温乃时令之乘气，两邪相合，发为暑温，与春温、秋温等证，大抵相类，不过暑邪最易伤心。方中犀角、黄连，皆入心而清火。犀角有轻灵之性，能解夫疫毒；黄连具苦降之质，可燥乎湿邪。二味为治温之正药。热犯心包，营阴受灼，故以生地、元参滋肾水，麦冬养肺金，而以丹参领之入心，皆得遂其增液救焚之助。连翘、银花、竹叶三味，皆能内彻于心，外通于表，辛凉清解，自可神安热退，邪自不留耳。"

（2）清营汤临床应用指征

病位：邪在营分。

病机：热灼营阴。

证候特点：营热蒸腾，易伤营阴，心神被扰。

方证要点：①营热蒸腾的症状，如身热夜甚、心烦躁扰，甚或时有谵语。②营阴耗伤的症状，如咽干、口不渴。③热闭营中、迫血妄行的症状，如斑疹隐隐、吐血、衄血。④舌脉：舌绛或紫，无苔或少苔，细数有力。

（3）临床如何应用清营汤

应用原则：温热之邪进入营分之证。

应用范围：本方常用于治疗热入营分所引起的斑疹、发热、丹毒等病症，还可以用于治疗流感、流行性出血热、大叶性肺炎、过敏性紫癜、带状疱疹后遗神经痛等。

应用方法：①药量。按每味药在方中所占的比例，结合患者体质、地域、年龄、病情轻重等，按比例计算药量。生地黄∶犀角∶玄参∶麦冬∶金银花∶丹参∶连翘∶黄连∶淡竹叶=5∶3∶3∶3∶3∶2∶2∶1.5∶1。②药味。犀角用水牛角代替。③用法。以水8杯，煮取3杯，去渣兑入水牛角粉，日3服；或诸药煎煮去渣，以药汁冲服水牛角粉，分次服用。④加减法。若兼表者，加薄荷、淡豆豉、牛蒡；兼风动者，加钩藤、牡丹皮、羚羊角；兼神昏者，送服三宝。

4.青蒿鳖甲汤临床运用

青蒿鳖甲汤亦出自清·吴鞠通《温病条辨》，由鳖甲、生地黄、青蒿、牡丹皮、知母组成，为治疗温病后期、邪伏阴分之名方。临证凡温热之余邪，伏于阴分所致之各种病证，皆可用之加减。

（1）青蒿鳖甲汤组成配伍特点

温病后期，热邪伏于阴分，阴液虽耗，但不能纯用甘寒养阴，更不可苦寒直折，恐其滋阴则邪愈恋，苦寒则阴更伤。唯有养阴透热并举，方可邪去热退，阴复火灭。青蒿鳖甲汤是基于"阴虚火旺，当主以咸寒"及《素问·至真要大论》"热淫于内，治以咸寒，佐以甘苦，以酸收之，以苦发之"之说，随肾之性而设的"泻"肾之剂。本方君以咸寒之鳖甲治之，苦寒之青蒿发之：鳖甲色青，入肝而气沉向里，可直入阴分滋阴清热，入络搜邪；青蒿苦寒，其气芬芳，得春木少阳之令最早，故入少阳、厥阴血分，可清透阴分伏热，引邪外出。两者合用，内清外透，先入后出，入阴分搜邪而透热外达。臣以苦寒之知母、生地黄坚之、补之、清之：知母苦寒而润，可清泻阴火，滋阴润燥；生地黄甘苦大寒，可清热凉血，滋阴生津。二者合用，以助鳖甲养阴清热之功。佐以辛苦微寒之牡丹皮润之、清之：牡丹皮赤色象离，可清泻血中伏火，佐之可助青蒿以清透阴分之伏热。本方五味药，于清解透达之中，合养阴生津之法，滋清并举，标本兼顾。其中鳖甲入肝经至阴分而不能独出阳分，青蒿从少阳领邪出而不能直入阴分，两者相辅为用，互为引经，先入后出，共奏滋阴清透之效。正如吴鞠通《温病条辨》所载："邪气深伏阴分，混处气血之中，不能纯用养阴，又非壮火，更不能任用苦燥，故以鳖甲蠕动之物，入肝经至阴之分，既能养阴，又能入络搜邪。以青蒿芳香透络，从少阳领邪外出，细生地清阴络之热，丹皮泻血中之伏火，知母者，知病之母也，佐鳖甲、青蒿而成搜剔之功焉。再此方有先入后出之妙，青蒿不能直入阴分，有鳖甲领之入也，鳖甲不能独出阳分，有青蒿领之出也。"

（2）青蒿鳖甲汤临床应用指征

病位：邪伏阴分。

病机：余热未尽，营阴耗损。

证候特点：阴虚火旺，以阴液亏虚为甚。

方证要点：①虚热内扰的症状，如夜热早凉、神疲不寐。②阴虚失濡的症状，如热退无汗、能食而消瘦。③舌脉：舌质红，无苔或少苔，脉细数无力。

（3）临床如何应用青蒿鳖甲汤

应用原则：温热余邪伏于阴分之证。

应用范围：本方常用于治疗阴虚火旺所引起的发热、盗汗、便秘、胁痛等病症，还可以治疗流感、流脑、病毒性脑炎、肿瘤热、冠心病、肺结核、慢性肾盂肾炎、肝硬化、过敏性紫癜、系统性红斑狼疮、围绝经期综合征、带下病、崩漏、产后发热、夜啼等。

应用方法：①药量。按每味药在方中所占的比例，结合患者体质、地域、年龄、病情轻重等，按比例计算药量。鳖甲：生地黄：青蒿：牡丹皮：知母 =5：4：2：3：2。②药味。鳖甲以醋鳖甲为宜。③用法。以水 5 杯，煮取 2 杯，日 2 服。或诸药煎煮去渣，分次服用。④加减法。若兼气阴两虚者，加人参、天冬；兼风动者，加钩藤、羚羊角；兼瘀者，加玄参、桃仁、红花。

三十七 透热转气发微

"透热转气"出自叶天士《外感温热论》。其云："大凡看法，卫之后方言气，营之后方言血，在卫汗之可也，到气才可清气，入营犹可透热转气。"可见"透热转气"是温热病邪入营分时期的治疗原则，说明热邪虽入营分，犹可开达转出气分而解。具体治法叶氏举例："如从风热陷入者，用犀角、竹叶之属；如从湿热陷入者，犀角、花露之品，参入凉血清热方中，若加烦躁，大便不通，金汁亦可加入，老年或平素有寒者，以人中黄代之，急急透斑为要。"说明热邪入营后，在清营凉血基础上，可根据滞碍营热外达的不同病邪，选用不同的方法，祛除热邪，宣畅气机，使营热外达。如属无形之热，以淡竹叶、金银花、连翘辛凉宣透风热；有形之湿热，以花露芳香透化湿热；大便不通，但无腑实者，以金汁或人中黄去其壅塞，透达滞热；食滞不化者，以山楂、神曲、麦芽去积开达，透达食滞；痰阻血瘀者，以贝母、胆南星、竹沥或牡丹皮、赤芍化痰活血，透达瘀热。针对其病因而施治，使气机通畅，营热之邪有其出路，热自外达。透热转气成功的标志是身热渐退，神清气爽，脉静苔生。以上是"透热转气"的本义，但细细推敲，却能从中体会到其重视阴精和给邪以出路的深刻内涵。

（一）体现了温病学家重视阴津的思想

温热病由于感受的是温热邪气，热势燎原，最易灼伤阴液，温病发展进程从卫分到气分到营分再到血分，步步伤其阴，阴液一伤，变证蜂起，而留得一份津液，便有一份生机，阴津对温热病的发展至关重要。故温病的治疗强调泄热存阴，始终以清泄热邪来保津，泄热是手段，存阴是目的，需处处、步步顾护其津液。《素问·金匮真言论》云："夫精者，身之本也，故藏于精者，春不病温。"就是强调保护体内阴津对防治温病的重要意义，因而历代温病学家皆重视"救阴"。"透热转气"正是体现了此思想，其意就是将营分热邪透出气分而解，通过清泄气分热邪，使气分热势降低，气机条畅，营热外达。这样一可防止热邪损伤营分的津液，不给热邪伤阴的环境；二可防止苦寒清热之品在营分祛邪时，苦燥伤阴，寒凉遏邪，正所谓"阳盛则阴衰，泻阳则阴得安其位……泻阳之有余，即所以补阴之不足"。吴鞠通深解叶氏之意，在邪热入营时，以清营汤去黄连主之，其中以咸寒之犀角清心凉营，以甘寒之生地黄、麦冬，甘咸寒之玄参清热滋阴，而以苦寒之淡竹叶、金银花、连翘辛凉宣透，透热转气，去黄连既防苦燥伤阴，又防导邪深入也。这体现了温病泄热不能纯用苦寒，以甘寒为先，以泄热为用，保津为本，重视阴津的思想。

（二）体现了温病学家给邪出路的思想

温病是感受温邪所致，祛除温邪为治疗温病的第一要务，或透风于外，或渗湿于下，或攻逐于里，务求给邪以出路，以保津、生津、不伤津。如温邪在表，宜辛凉透表，使邪与汗并而从外解，不可过用寒凉之品，以免凉遏，邪不外透，所谓"在卫汗之可也"；热邪初入气分者，宜清轻宣透，热深者以白虎汤重用辛寒之石膏，达热出表，引邪外出，所谓"到气才可清气"，"才可"二字提示清气之品不可早用，以防寒凉早投遏邪不解；邪入血分，耗血不补血，动血不止血，尤其不能用炭类药，防止恋邪留寇。甚至对斑疹的治疗，亦是给邪以出路，如发疹者，以银翘散加减，辛凉轻宣透毒，使易出易尽，导邪出阴；发斑者以化斑汤，清化血肉中邪；内壅甚斑疹隐隐者，以承气汤通腑泄热，内壅一通，斑疹渐出。如此等等反映出温病祛邪，务求给邪以出路。而"透热转气"法也体现了给邪以出路的思想，其以金银花、连翘、淡竹叶轻清透热，使邪热转出气分而解，同时"去黄连者，不欲其深入也"。总之，或宣郁透表，或辛寒宣泄，达邪于外，或通腑泄热，或泄卫透络，总以透邪外出为要。

三十八 叶天士用透法治疗温病初探

透法是温热病常用治法之一，为历代温病学家所推崇，散见于《叶香岩外感温热篇》中。"或透风于热外""透热转气""急急透斑为要"等，反映出叶天士重视应用"透法"，务在给邪以出路的思想。透法是欲将无形邪热透达于外，贯穿卫、气、营、血各个层次，意在使邪去不伤津，步步顾护其津液。

（一）邪在卫分，辛凉宣透

"在表初用辛凉轻剂。挟风则加入薄荷、牛蒡之属；挟湿加芦根、滑石之流。或透风于热外，或渗湿于热下，不与热相搏，势必孤矣。"其义是温邪在表，病轻邪浅，宜轻清宣透，散邪于外，使邪去卫和，腠开汗出可矣。故以辛散之，以凉清之，以轻宣之，制以辛凉轻剂银翘散（吴鞠通根据叶天士医案整理而得名），辛凉宣透，为后世所宗。若夹风邪，两邪相劫，清窍必干，故加入薄荷、牛蒡之属，辛凉散风，透风于热外；若夹湿邪，湿与温合，清窍壅塞，故加芦根、滑石之流，甘淡祛湿，渗湿于热下，总在示人以疏达透邪之义。

（二）邪在气分，战汗透邪

"若其邪始终在气分流连者，可冀其战汗透邪，法宜益胃，令邪与汗并，热达腠开，邪从汗出。"其义说温邪在气分，正气尚未虚衰，可取扶正达邪之法，通过战汗，促使温邪外解，治疗"法宜益胃"，"益胃者，在疏瀹其枢机，灌溉汤水，俾邪气松达，与汗偕行，则一战可以成功也"。这就是说应以轻清之品，清气生津，宣展气机，并灌溉汤液，使气机宣通，热达于外，腠开汗出，邪随之外透，强调的也是"透邪"。后世温病学家谨遵此意，在治疗温热气分证时，多主以辛寒清气透热之要药生石膏"达热出表"。如余氏清心凉膈散，就是以石膏易去硝、黄，配以连翘、薄荷、淡竹叶等清透热邪轻品，达热外出。其谓："'热淫于内，治以咸寒，佐以苦甘'，故以连翘、黄芩、竹叶、薄荷升散于上。古方用大黄、芒硝推荡其中，使上升下行而膈自清矣。予忆疫疹乃无形之毒，投以硝、黄之猛烈，必致内溃。予以石膏易去硝、黄，使热降清升，而疹自透，亦上升下行之意也。"又如吴鞠通将《伤寒论》白虎汤称为辛凉重剂，以白虎达热出表，辛寒清透无形邪热，用于治疗肺胃热炽；又以《伤寒论》黄芩汤化裁，取黄芩、黄连苦寒清热，配郁金辛寒，疏通少阳，宣展气机，淡豆豉宣发郁热，达邪出表，用于治疗气分之热郁少阳等。此皆是善用透法的范例，阐发了叶天士透法治疗温病的精神。

（三）邪入营分，透热转气

"入营犹可透热转气。""如从风热陷入者，用犀角、竹叶之属；如从湿热陷入者，犀角、花露之品，参入凉血清热方中，若加烦躁，大便不通，金汁亦可加入，老年或平素有寒者，以人中黄代之，急急透斑为要。"其意是说邪热入营，未出现耗血动血时，仍立足透邪外达，转出气分而解。临证时根据阻滞营热外达的不同病邪性质，选用不同的方法，如以淡竹叶之属透风热；以花露之品透湿热；以金汁、人中黄透滞热，急急透热为要。此皆在于使气分热势降低，气机宣畅，营热外达。后世温病学家对此阐发颇多，如吴鞠通于清营汤、清宫汤之中用金银花、连翘、淡竹叶之属，意即在"透热转气"。对"透热转气"，笔者亦另有拙文，阐发其义。

（四）邪入血分，凉血透络

"入血就恐耗血动血，直须凉血散血。""再论其热传营……纯绛鲜泽者，包络受病也，宜犀角、鲜生地、连翘、郁金、石菖蒲等。"其义是说邪热入血分，易出现耗血动血、瘀热互结之证，针对其"耗血动血"特点，治当凉血以止血，滋阴以散血；而出现热陷心包，包络受病时则宜清心开透，以犀角、生地黄清心，连翘、郁金、石菖蒲开窍透邪。这说明邪入血分，病势危急，必须急以清热凉血、滋阴养血散血之品，在此基础上，仍需佐以透泄之品领邪外出。有鉴于此，后世医家每于清营凉血方中加入透泄之品。如俞根初《通俗伤寒论》犀地清络饮中，用牡丹皮清泄血中伏火，用连翘透热转气；导赤清心汤中，用莲子心、灯心草、淡竹叶清心透热；王孟英《温热经纬》神犀丹之用金银花、连翘、淡豆豉等宣郁透热；吴鞠通更能深悟清透之义，谓："邪气深伏阴分，混处气血之中，不能纯用养阴，又非壮火，更不得任用苦燥，故以鳖甲蠕动之物，入肝经至阴之分，既能养阴，又能入络搜邪。以青蒿芳香透络，从少阳领邪外出，细生地清阴络之热，丹皮泻血中之火，知母者，知病之母也，佐鳖甲、青蒿而成搜剔之功焉。再此方有先入后出之妙，青蒿不能直入阴分，有鳖甲领之入也，鳖甲不能独出阳分，有青蒿领之出也。"如此巧妙配伍而收内清外透之功。由此可见，邪入血分虽以凉血散血为主，但亦勿忘佐以透泄之品领邪外出。

综上所述，透法贯穿温病各阶段治疗中，是根据温热病邪不同的病势、病位而采用辛凉宣透、战汗透邪、清营透气、凉血透络等方法，使热邪由里达外、由深转浅，外出而解。此反映出温病学家治疗温病务在给邪以出路、透邪外解的思想。治疗外感温热病如此，而治疗其他诸疾不亦如此乎！

三十九 从桂枝汤配伍看仲景组方之要

桂枝汤是张仲景《伤寒杂病论》之第一方，具有解肌祛风、调和营卫、温通降浊、调理脾胃、扶正祛邪、调和阴阳等多种功用，临床应用极为广泛，所治疾病多达数十种，涉及各科多个系统的病症。由于该方配伍精巧，关系严谨，疗效显著，后世研究应用者较多，被誉为"群方之冠，乃滋阴和阳、调和营卫、解肌发汗之总方也"（柯琴）。现仅从其配伍方法，探析仲景组方之要妙。

（一）重视对立统一

桂枝汤以主药桂枝命名，方中以桂枝辛温发散，祛除在表之风寒，芍药酸寒敛阴，调和在里之营阴，一辛一酸，一散一收，一开一合，一表一里，互相对立，互相制约，巧妙地配伍在一个方中，于解表中寓敛汗养阴之意，和营中有调卫散邪之功，相互协调，相互照应，统一发挥其调和营卫之功。更有炙甘草与桂枝、生姜相配，辛甘发散为阳；与芍药、大枣相伍，酸甘收敛为阴，一阳一阴共同燮理阴阳。这种既对立又统一的药性组合，散见于《伤寒杂病论》诸多方中，对后世影响深远。

（二）重视主次药量

桂枝汤以桂枝为主药，强调桂枝的辛温发散，以针对太阳中风的寒邪，顾护阳气，起主导作用，是全方的主要方面，确定了该方是辛温发汗之剂。但是"阳加于阴谓之汗"，所以必须有芍药的酸寒敛阴，以及姜、枣、草之辅助，酸甘化阴，使汗源不断；酸寒收敛，使汗"不可令如水流漓，病必不除"，"遍身絷絷微似有汗者益佳"。如此主次相配，才能协同发挥辛温发汗的作用。该方不仅主次有序，而且用量有度，药物的用量不仅决定了疗效，也决定了方剂功效，如桂枝与芍药的用量必须是 1：1 的等量，这就是要把握的"度"。只有掌握、抓住此"度"，才能发挥其解肌祛风、调和营卫之功。否则任何一方药量有变，即使组成不变，也会使该方发生本质的变化，功用、主治截然不同。如桂枝用量若由三两加至五两，该方就变成了温通心阳、平冲降逆之桂枝加桂汤，而主治心阳虚、下焦阴寒之气乘虚上冲心胸之奔豚气；若芍药用量由三两加至六两，该方就变成了通阳益脾、活络止通之桂枝加芍药汤，而主治太阴经脉受邪、气血失和之腹满时痛证。由此可见，药物之主次配伍、药量轻重，决定了方剂的功效。

（三）重视升降开阖

"升降出入，无器不有"。因此，若脏腑升降失常，开阖失调，则诸病滋生，遣方施药就应当"疏其血气，令其调达，而致和平"。桂枝汤即体现了升降相因，开阖有度。方中以桂枝配生姜辛开升散，以芍药配大枣酸收苦降甘缓，如此一升一降，一开一合，配以炙甘草调和如枢，上以助桂枝、生姜辛甘发散；下以和芍药、大枣酸甘收敛。使开不至于大汗过度，阖不至于敛邪伤阴，升降有序，气血平和。此用药配伍，归于调和的思想，每每寓于其他方中，升降开阖，无方不有。

（四）重视攻补兼施

疾病进程就是邪正交争的过程，正胜邪却则病愈，邪胜正衰则病进，所以疾病的治疗就是用各种方法扶正祛邪。桂枝汤用于太阳中风，为辛温发汗散寒之剂，而汗出则易伤津，故方中除以桂枝辛温通阳，疏风散寒以祛邪外，还辅以芍药滋阴敛阴和营，以大枣、炙甘草补中和胃，以滋汗源，更以药后喝热稀粥，益胃气以助药力发汗。如此，阳和液充而汗出，既能发汗，又能敛汗，既能泄，又能补，可谓有攻有补，攻补兼施。这种攻补兼施的组方法则，体现了仲景祛邪即是扶正，扶正即所以祛邪的思想。

（五）重视寒温并用

疾病的过程就是正邪交争的过程，正邪交争易使病证寒热错杂，治当寒温并用。此外，组方之用药或取其性，或取其用，以取性制约取用的药物，这样性用结合，寒温并用，以提高方剂的效能。桂枝汤为治风寒外感辛温发散之剂，故取用桂枝、生姜之辛、温，辛散、温通而疏风散寒；然其卫强营弱，营卫不调，故以芍药之酸、苦、寒，制约桂、姜之辛散温热之性，以调和营卫，解肌祛风；更以善于调和之甘草，使散不至于速，收不至于骤。该方以辛温发散为主的药中，稍佐寒凉之品，既能防止发散太过，损伤正气，又不使其失于辛温发散之性而祛邪，又能敛阴和营，助汗源，此寒温并用之妙也。

总之，桂枝汤组方之巧妙，寓意之深邃，体现了仲景用思之精，组方之妙。正如徐灵胎所说："悉有法度……无一味游移假借之处，非此方不能治此病，非此药不能成此方，精微深妙，不可思议。"拙文虽欲以桂枝汤配伍，探析仲景组方之特点，然冰山一角，难概其貌，若果能由此，窃得仲景组方之要，何幸如之。

四十 小议"白饮和服方寸匕"

"以白饮和服方寸匕"见于《伤寒杂病论》白散方、五苓散、四逆散、半夏散、牡蛎泽泻散的服药方法中，是仲景嘱述散剂类药的服用方法。余每每诵读，略有所得。

（一）"以白饮和服方寸匕"句读问题

《伤寒杂病论》共有散剂 7 个，其中除蛤蚧散、瓜蒂散未以白饮调和服用外，其余白散方、五苓散、四逆散、半夏散、牡蛎泽泻散均以白饮调和服用。"白饮和服方寸匕"实际上包含两个意思，其一是以白饮调药，即散剂先以白饮调和成粥状；二是服药的量，即服方寸匕。"方寸匕"为古代量取药末的器皿，一寸见方，外形如匕，其容量约合现代的 5mL。所以，此句应断为"以白饮和，服方寸匕"，似更能反映其本义。

（二）"白饮和服"的意义

"白饮和服"，大多医家都认为意在"保护胃气""保胃气，存津液"。那么白饮为何物？《周礼》载："稻曰白。"白饮即稻米汤。从《伤寒杂病论》"保胃气，存津液"之用米汤来看，其多以稀粥或糜粥，非用"白饮"。如桂枝汤之药后啜热稀粥，以助药力，使阳和液充而汗出；理中汤之喝热粥以助药力内温；十枣汤之糜粥自养等，都说明欲"保胃气，存津液"，多用糜粥，而非米汤，但其未注明用何种米做粥。而从白虎汤、竹叶石膏汤都用粳米，"煮米熟汤成"，以"和中保胃气"（《伤寒溯源集》）、"生津而止渴也"（《医学摘粹》）来看，糜粥应为粳米。后世医家多以陈久之粳米作粥食，用于健胃止泻，除烦止渴，而以十月晚稻之新粳米入药。正如李时珍所说："唯十月晚稻气凉乃可入药。迟粳、晚粳得金气多，故色白者入肺而解热也。"由此推论《伤寒杂病论》用迟粳入药，与白虎同煮成汤以解热；用陈粳作粥食，药后服用以"保胃气，存津液"。而以"白饮"（稻米汤）取其黏性，调和散剂成粥状，以便服用。此"以白饮和"之本义也。

╱ 四十一 ╱ 小议茯苓杏仁甘草汤之功用

茯苓杏仁甘草汤，仲圣用之治疗水饮所致胸中气塞，短气不足以息之胸闷、短气之胸痹轻证。其正虚不著，邪气亦轻，属水饮为害，故"主以茯苓杏仁甘草汤以利其水，水利则气顺矣"（《医宗金鉴》）。后世谓本方为"温肺化饮"之剂，而愚意认为本方实为调肺理肺之主方，用于治疗肺脏疾患的基础方。

（一）茯苓杏仁甘草汤之功

盖肺脏功能不外有二：一则肺主气，宣发肃降，关乎全身气机之调节；二则主行水，通调水道，关乎水液代谢。故其病在"气"在"水"，治肺当顺其性、复其用，以恢复其"治节"之功，"肺者，相傅之官，治节出焉"（《素问·灵兰秘典论》）。茯苓、杏仁其治即在"气""水"二字。"茯苓……色白入肺，味淡渗湿，故书皆载其上渗脾肺之湿，下伐肝肾之邪，其气先升（清肺化源）后降（下降利水）。凡人病因水湿而见气逆烦满……服此皆能有效……最为利水除湿要药……故水去则胸膈自宽，而结痛烦满不作。""杏仁……既有发散风寒之能，复有下气除喘之力，缘辛则散邪，苦则下气，润则通秘，温则宣滞行痰……东垣论杏仁与紫菀均属宣肺除郁开溺，而一主于肺经之血（紫菀）；一主于肺经之气（杏仁）……冯楚瞻论杏仁、瓜蒌均属除痰，而一从腠理中发散以祛，故表虚者最忌（杏仁）；一从肠胃中清利以除，故里虚者切忌（瓜蒌）。（清·黄宫绣《本草求真》）"由此可见，茯苓功在利水除湿，通调水道，以复肺主行水之功；杏仁辛散宣肺，苦泄降气，以复肺主气之能。配以甘草甘缓，以遏二药下降之速，以从"肺为华盖"、位高在上之性。如此，茯苓杏仁甘草汤调肺理肺之义明矣。诚如清·周岩《本草思辨录·杏仁》所言："茯苓杏仁甘草汤，注家多以杏仁为散结，愚独以为下气，何以言之？胸痹胸中气塞短气，看似甚剧，实则较前条用枳实薤白桂枝汤为轻。此盖痰饮为患，阳尚不虚，无取薤桂。稀饮治以是汤，胶痰则主橘枳生姜汤。稀饮而致气塞短气者，必因小便不利而饮停于胸，胸膈或素不舒，饮停则痹。《本经》茯苓主胸胁逆气，心下结通，利小便，可知散停饮之结，茯苓实司其职。茯苓淡渗散结，是有形之饮；杏仁苦温下降，是无形之气。二者合而痹者斯开，塞者斯通。然他方治胸痹无甘草，而此有之者，以二物皆下行，非以甘草载之，则势不少驻而去疾不尽耳。"

（二）茯苓杏仁甘草汤之用

茯苓杏仁甘草汤见于《金匮要略·胸痹心痛短气病脉证治》："胸痹，胸中气塞，短气，茯苓杏仁甘草汤主之。"本方原用于治疗胸痹轻证，功善宣肺化饮。笔者认为肺的生理功能不外乎宣发和肃降，病理变化不过气机紊乱和水液代谢失调，故治肺之关键在于治"气"与"水"。本方用药虽少，但配伍得当，茯苓善利水，杏仁善降气，二者一利一降，相使为用，恢复肺金之宣降功能；为防其沉降太过，特用甘草一味以调和药性，且有承托之义。诸药配伍，以达调气利水之举，为本方之妙用，故将其立为治肺调肺的基础方。

《素问·六节藏象论》曰："肺者，气之本，魄之处也。"《灵枢·本神》云："生之来谓之精，两精相搏谓之神……并精而出入者谓之魄。"张介宾在《类经》中就魄之为用独树一帜，认为："魄之为用，能动能作，痛痒由之而觉也。"余对此理论，临证颇为发挥，认为魄为神之一，其性属阴，大凡耳目心识手足动作皆为魄之主也。魄盛则耳目聪明，能记忆；魄衰则目昏耳聩，记事不得。就此应用于临床，一些与生俱来的本能性的感觉和动作、较低级的神经精神活动均属魄的范畴，如新生儿的啼哭、吮吸、非条件反射的四肢运动，以及人体的触觉、痛觉、嗅觉、温度觉障碍等均可从肺论治。再如肺开窍于鼻，"心肺有病而鼻为之不利"，故心有疾，亦可从肺论治。

四十二 / 小议抵当汤之功用

抵当汤出自东汉·张仲景《伤寒论杂病论》，主要用于治疗邪入下焦血分，血热互结所致少腹硬满、小便自利、其人如狂之蓄血证。其病重势急，瘀热互结较深，属蓄血重证，由桃仁、大黄、水蛭、虻虫组成。"故草木不能独治其邪，务必以灵动嗜血之虫为之向导，飞者走阳络，潜者走阴络，引领桃仁攻血，大黄下热，破无情之血结，诚为至当不易之方，毋惧乎药之险也"（《绛雪园古方选注·上卷·方剂》）。后世谓本方为破血逐瘀之峻剂，笔者常将本方作为治疗一切血瘀证的基础方。

（一）抵当汤组成配伍特点

抵当汤是遵《内经》"留者攻之"之说而立。《古今医统大全·论治篇》曰："留者攻之。留，不去也。攻，攻击也。积块不移，各从所恶攻之……水蛭、虻虫去血积。"抵当汤集水、陆、空最善活血之药于一体，以昆虫善饮血之水蛭为君，而利于水，通肝经聚血；飞虫善唺血之虻虫为臣，而利于陆，用以攻逐膀胱蓄血，破血逐瘀，使出于前阴。此二药苦走血，咸渗血，虻虫、水蛭之苦咸以除蓄血。又以结于草木之上肺果，善破诸经瘀血之桃仁为佐；以埋于土中草木之根，善行君令之将军大黄为使，泄热逐瘀，二药标本并用，甘苦以下结热，祛血逐瘀，戡乱推新。全方虫以动其瘀，通以去其闭，动静结合，实为破血逐瘀，推陈致新之峻剂。正如《绛雪园古方选注·方剂》所云："故草木不能独治其邪，务必以灵动嗜血之虫为之向导，飞者走阳络，潜者走阴络，引领桃仁攻血，大黄下热，破无情之血结，诚为至当不易之方，毋惧乎药之险也。"

（二）抵当汤临床应用指征

病位病机：邪在下焦血分，血受热邪煎熬，血热互结。

证候特点：血热内结，瘀重于热。

方证要点：一切血之久瘀，瘀成形而热已微者。

关键指征：①瘀血内停的症状。如癥瘕积聚、少腹硬满疼痛、刺痛固定不移、小便自利、肌肤甲错、爪甲紫暗。②邪热内结的症状。如神志病变，善忘。③舌脉。舌质暗红或有瘀斑、瘀点，舌下静脉紫暗粗张，脉沉涩、沉弦或弦迟。

（三）临床如何应用抵当汤

1. 应用原则

一切血之久瘀，瘀成形而热已微者。

2. 应用范围

络脉瘀血，皮下瘀斑，离经之血，内积瘀血，污秽之血。如脑血管病变，糖尿病视网膜病变，心肌梗死，肺心病，心力衰竭导致的肺瘀血、肝瘀血，肝硬化，前列腺增生，肿瘤，周围血管病变，血栓形成，弥散性血管内凝血，微循环障碍，高黏血症、高脂血症等。

①痰浊阻滞脉道，血液运行不畅之瘀血。

②血受热邪煎熬，血热互结之瘀热。

③寒邪入血，寒凝成瘀之瘀证。

④气滞则血瘀。

⑤跌仆损伤，络脉损伤而致瘀。

⑥血液离经，未及时排出体外，留于肌肤、脏腑之恶血内留。

总之，凡血瘀病证，皆可用之加减。配以理气药，如柴胡、香附、川芎，可行气以活血；配以清热药，如生地黄、金银花，可泄热以逐瘀；配以化痰药，如半夏、胆南星，可豁痰以祛瘀；配以软坚药，如海藻、昆布，可化瘀以散结；配以祛寒药，麻黄、细辛，可散寒以活血；配以祛风药，如羌活、海风藤，可祛风以活血；配以利水药，如薏苡仁、茯苓，可利水以行血；配以温药，如桂枝、干姜，可通阳以行血；配以补气药，如黄芪、党参，可补气以活血；配以补血药，如当归、鸡血藤，可养血以活血；配以养阴药，如玄参、鳖甲，可滋阴以活血等。

3. 应用方法

药量：根据患者体质、地域、病情轻重等，按每味药在方中所占的比例去计算药量，（桃仁、大黄）：（水蛭、虻虫）＝2：1。其中桃仁、大黄各 10～15g；水蛭、虻虫各 5～8g。

用法：以水 500mL，煮取桃仁、大黄 200mL，去渣冲服水蛭粉、虻虫末各 5g，日 2 服。瘀成形而势重，以汤剂峻攻；瘀成形而势缓，以丸散缓图。

总之，凡血瘀病证，皆可用之加减。配以理气药，如柴胡、香附、川芎，可行气以活血；配以清热药，如生地黄、牡丹皮，可泄热以逐瘀；配以化痰药，如半夏、胆南星，可豁痰以祛瘀；配以软坚药，如海藻、昆布，可化瘀以散结；配以祛寒药，麻黄、细辛，可散寒以活血；配以祛风药，如羌活、海风藤，可祛风以活血；配以利水药，如薏苡仁、茯苓，可利水以行血；配以温药，如桂枝、干姜，可通阳以行血；配以补气药，如黄芪、党参，可补气以活血；配以补血药，如当归、鸡血藤，可养血以活血；配以养阴药，如玄参、鳖甲，可滋阴以活血等。

四十三 小议六藤水陆蛇仙汤之功用

六藤水陆蛇仙汤是治疗络脉瘀阻的基础方，全方集藤类药和水、陆、空中最善活血化瘀通络的药于一体，化瘀散结，祛风通络，以恢复络脉通畅、气血流通的生理状态。

（一）六藤水陆蛇仙汤组成配伍特点

中医学认为经络中运行的是气和血，气血贵在流通，方能运行不息，濡养全身。若气血津液输布失常，血滞为瘀，津停为痰，液聚为湿，痰湿血瘀，痹阻脉络，则形成络脉瘀阻的病理变化。本着"病在脉，调之血；病在血，调之络"的精神（《素问·调经论》），治当通调。六藤水陆蛇仙汤即立意于"通"。方中以水陆之善取血者水蛭、虻虫为向导，引领六藤、桃仁、乌梢蛇、威灵仙，飞者走阳络，潜者走阴络，破血逐瘀，为主药。以功善平肝息风通络之要药钩藤；养血舒筋活络之要药鸡血藤；祛风通络止痛之要药海风藤；清热通络止痛之要药忍冬藤，专于舒筋活络之要药络石藤；祛风湿舒筋络之要药青风藤，以形达形，宣通络脉。以性善走窜、截风之要药乌梢蛇，搜剔血分之风而通络；以性善通利、祛风之要药威灵仙，宣导十二经之风而通经达络。全方攻邪逐瘀，通经脉调气血，祛风舒筋活络，以通为要，以通为用。

（二）六藤水陆蛇仙汤临床应用指征

病位：瘀在络脉，即周身之络脉、脏腑之络脉。

病机：络脉瘀阻，即痰瘀阻络，气血阻络，热毒滞络，脉寒络急，络息成积。

证候：络脉粗张变形色暗，肢体瘫痪，筋脉痿痹拘挛，疼痛喜温，爪甲紫暗，癥瘕积聚。

舌质：紫暗或有瘀斑、瘀点，舌下静脉紫暗粗张。

脉：沉涩、沉弦或弦迟。

（三）临床如何应用六藤水陆蛇仙汤

1. 应用原则

无论外感病、内伤杂病中，只要见络脉瘀阻之证，即可应用。

2. 应用范围

一切络脉瘀阻所致之证。如脑血管病变，血栓性静脉炎，血栓闭塞性脉管炎，血栓形成，动脉硬化，静脉曲张，糖尿病周围血管病变，微循环障碍，截瘫，痛症，风湿性、类风湿关节炎等。

总之，凡络脉瘀阻病证，皆可用之加减。气虚运血无力，络脉瘀阻者，配以补阳还五汤，补气活血以通络；荣卫俱虚，血运不畅，络脉瘀阻者，配以黄芪桂枝五汤，养血活血以通络；阳虚寒凝，络脉瘀阻者，配以当归四逆汤，通阳散寒以通络；阴虚津亏，血枯血涩，络脉瘀阻者，配以地黄饮子，滋阴化瘀以通络，所谓"欲化其瘀，必先滋其干"。脾虚湿困，气血瘀滞，络脉瘀阻者，配以八妙散，崇土逐湿以通络；痰浊壅塞，络脉瘀阻者，配以星蒌二陈汤，豁痰祛瘀以通络；气滞血瘀，络脉瘀阻者，配以柴胡疏肝散，行气活血以通络；风寒客脉，气血痹阻，络脉瘀阻者，配以大秦艽汤，祛风活血以通络；血热互结，络脉瘀阻者，配以犀角地黄汤，泄热活血以通络；络脉瘀甚而闭阻者，配以虫类药，破血逐瘀以通络。

3. 应用方法

药量：根据患者体质、地域、病情轻重等，按每味药在方中所占的比例去计算药量。六藤：（桃仁、乌梢蛇、威灵仙）：（水蛭、虻虫）＝ 3 : 2 : 1。

用法：以水 1000mL，先煮桃仁、乌梢蛇、威灵仙，10 分钟后纳入六藤，再煮 20 分钟，去渣取 200mL 药液，冲服水蛭粉、虻虫末各 5g，日 2 服。

四十四 / 治未病理论析用

治未病理论源自《黄帝内经》，是中医学的精髓，是中医学独特的预防思想的集中体现。它不仅包含西医学未病先防的预防医学理念，还包括未病、欲病、已病及病后四个阶段的治疗，即未病先防、欲病救萌、既病防变、瘥后防复，尤其注重未病先防。此思想十分契合现代预防医学理念及当今"以预防为主，防治重心前移"的社会医学模式，具有先进性和科学性。笔者将中医治未病理论运用到中医方剂、针灸及肿瘤、肾炎、中风、2型糖尿病等疾病的临床治疗上，扩大临床疗效，彰显了中医药在防治疾病方面的优势。

（一）治未病理论概述

《素问·四气调神大论》曰："是故圣人不治已病治未病，不治已乱治未乱。"《素问·八正神明论》载："上工救其萌芽，必先见三部九候之气，尽调不败而救之，故曰上工。下工救其已成，救其已败。"《灵枢·逆顺》云："上工刺其未生者也，其次刺其未盛者也，其次刺其已衰者也……故曰：上工治未病，不治已病。"意即治病应从疾病未发生、刚萌芽、邪气未盛时开始。《素问·腹中论》云："帝曰：其时有复发者何也？岐伯曰：此饮食不节，故时有病也。"《素问·热论》载："病热少愈，食肉则复，多食则遗，此其禁也。"又提出在疾病恢复期可通过调理饮食以防复发。由此可知，《内经》中明确提出的"未病"概念，不仅是未患疾病的健康状态，还是有更为广泛含义的"未病"，即健康时疾病未发生状态、萌芽阶段疾病尚未形成阶段、疾病过程中未传变阶段、病愈后疾病未复发阶段。并提出治未病思想，主要是未病先防、欲病救萌、既病防变、瘥后防复，尤其注重未病先防。

那么，治未病的作用、时机和治疗原则是什么呢？治未病的作用：治未病之先，防患于未然，养生防病，实现康寿；治未发之前，防微以杜渐，重视先兆，防止发病；治未盛之时，见微知著，早治防重，择时而治；治未传之脏，掌握疾病传变规律，已病防变；治传与否，重在调治所不胜所胜，整体调控；瘥后辨虚实，妙用调摄，防其复发。治未病的时机：一般选在正未虚邪将至，无疾病症状时；正始虚邪方至，未出现明显疾病及转化症状时；病初愈邪气退，正气渐复，疾病易复发时。治未病的原则：在治未病中，扶正祛邪是一重要法则。病前养正气，防病发生；病早护正气，防病已成；病中先机扶正，阻断传变；瘥后养护正气，防病复发。总之，"尽调不败而救之"，"早遏其路"，在整个疾病过程中，依据疾病发生发展规律，在治疗疾病的同时，尽早采取治未病措施，有效地阻断疾病的发展传变，更有利于疾病的痊愈。

（二）治未病理论源流

1. 肇始于《易经》

"预防"一词，首见于周朝的《周易·下经》："君子以思患而豫防之。"预防即是在认识宇宙万物变化规律基础上的防患于未然之意。《论语》曰："少之时，血气未定，戒之在色；及其壮也，血气方刚，戒之在斗；及其老也，血气既衰，戒之在得。"论述了儒家的养生防患观念；孔子的"修身、齐家、治国、平天下"，昭示着儒家倡导以"仁""德"的个人操行，达到国家天下的稳定，防患思想寓于其中。正如东汉·王符《潜夫论》所说："治身有黄帝之术，治世有孔子之经。"治未病原则正是在中国古代趋吉避凶的防患观念指导下产生的，启蒙了中医预防学的思想。

2. 奠基于《内经》《难经》

春秋战国时代的学术思想，对《内经》医学体系的形成有着很大的影响，《内经》治未病原则的提出正是源于先秦预防思想的形成与发展。《素问·四气调神大论》云："圣人不治已病治未病，不治已乱治未乱，此之谓也。夫病已成而后药之，乱已成而后治之，譬犹渴而穿井，斗而铸锥，不亦晚乎！"从三方面论述了治未病。首先，"不治已病治未病"是主张治未病，这种重视养生、防患未然的思想贯穿《黄帝内经》之始终。其次，用"不治已乱治未乱"介绍治未病的基本方法：未病先防，和于术数；已病早治，先其所因；既病防传。立足于察微知著，防微杜渐，遵循生长规律，调治于疾病之先。最后，用"渴而穿井，斗而铸锥"比喻批评"病已成而后药之，乱已成而后治之"的错误行为，从反面强调治未病的重要性。此实开中医预防思想之先河，历代医家以此为源，加以发挥，使治未病成为中医一大特色。

《难经·七十七难》载："所谓治未病者，见肝之病，则知肝当传之与脾，故充实其脾气，无令得受肝之邪，故曰治未病焉。"《素问·热论》云："先夏至日者为病温，后夏至日者为病暑。"这说明了伏气为患也是疾病发生的原因之一。古人根据治未病这个防重于治的思想，强调除了要锻炼身体、适应季节变化，对饮食、起居、劳动、体质等都要适当节制与安排，使人体正气旺盛，为中医预防疾病提供了理论依据。《素问·上古天真论》曰："其知道者，法于阴阳，和于术数，食饮有节，起居有常，不妄作劳，故能形与神俱，而尽终其天年。"强调治未病，在疾病发生之前，要积极采取措施，以防止疾病的发生。《素问·玉机真脏论》载："今风寒客于人，使人毫毛闭直……弗治，病入舍于肺。""传之于其所胜。"《素问·生气通天论》云："春伤于风，邪气留连，乃为洞泄；夏伤于暑……冬伤于寒，春必温病。"说明疾病传变的途径：一是顺传；二是逆传；三是伏邪后发。在疾病初期，应及时采取措施，防止疾病的发展与传变。

3. 发展于《伤寒杂病论》

张仲景继承《内经》《难经》经旨，将"不治已病治未病"医学思想贯穿《伤寒杂病论》之始终，形成了完整而严密的体系。其特点在于结合临床实际，开临床应用之先河，使治未病学说趋于完善。其具体可概括为未病先防、预测疾病的传变、先时而治、已病早治、已病防传、未盛防盛、已盛防逆、新瘥防复等方面。首先，针对未病先防方面，提出内养正气，外慎风寒；节制房事，调节饮食；调摄精神，顺应自然等具体措施。如《金匮要略·脏腑经络先后病脉证》载："夫人禀五常，因风气而生长，风气虽能生万物，亦能害万物，如水能浮舟，亦能覆舟。若五脏元真通畅，人即安和，客气邪风，中人多死。"提出了"养慎"的伟大思想，"若人能养慎，不令邪风干忤经络。""房室勿令竭乏，服食节其冷、热、苦、酸、辛、甘，不遗形体有衰，病则无由入其腠理。"强调要注意调摄养生。其次，在既病防变方面，张仲景十分重视预防疾病的传变，指出在治疗疾病时应注意照顾未病的脏腑，阻断疾病的传变途径，阻遏蔓延为患，病盛防危，促使疾病向痊愈方面转化。强调已病早治，不但易治愈，且避免变化之端；对已盛之病，应积极救治，防其逆变。在疾病初期，应及时采取措施，防止疾病的发展与传变。如《金匮要略·脏腑经络先后病脉证》载："夫治未病者，见肝之病，知肝传脾，当先实脾。""夫肝之病，补用酸，助用焦苦，益用甘味之药调之。酸入肝，焦苦入心，甘入脾。脾能伤肾，肾气微弱，则水不行；水不行，则心火气盛，则伤肺；肺被伤，则金气不行；金气不行，则肝气盛，则肝自愈。"《伤寒论·辨太阳病脉证并治上》曰："若欲作再经者，针足阳明，使经不传则愈。"此外，在已病防复方面，《伤寒论》于六经病篇后，设"辨阴阳易差后劳复病脉证并治"，指出伤寒新愈，若起居作劳，或饮食不节，就会发生劳复、食复之变，从而示人疾病初愈，应慎起居、节饮食、勿作劳，做好疾病后期的善后治疗与调理，方能巩固疗效，防止疾病复作，以收全功。

4. 成熟于唐宋元明

唐·孙思邈是一位在治未病方面作出重大贡献的医家。他将疾病分为"未病""欲病""已病"三个层次。《备急千金要方·二十七卷》指出"消未起之患，治未病之病。医无事之前，不追于既逝之后"，强调"上医医未病，中医医欲起之病，下医医已病之病"。其所著《备急千金要方》记载了大量养生延年的方法和措施，有很高的实用价值。元·朱震亨的《不治已病治未病论》是我国古代现存文献中最完善的治未病专著，尽管在他之前也有关于治未病的论述，但散见于其他篇章。治未病的观点始终贯穿《不治已病治未病论》中，继承和发扬了先贤思想，在《丹溪心法·不治已病治未病》中指出："与其救疗于有疾之后，不若摄养于无疾之先。盖疾成而后药者，徒劳而已。是故已病而后治，所以为医家之法；未病而先治，所以明摄生之理。夫如是，则思患而预防之者，何患之有哉？此圣人不治已病治未病之意也。"明·袁班《证治心传·证治总纲》亦云："欲求最上之道，莫妙于治其未病。"

5. 完善于温病学家

清代叶天士对于治未病研究颇深，在《温热论》中明确提出"逐邪务早，先证用药，先安防变"等临床用药原则。他根据温病的发展规律，热邪伤及胃阴，进一步发展可损及肾阴，主张在甘寒养胃的同时加入咸寒滋肾之品，以防肾阴被损，提出"务在先安未受邪之地"的防治原则，可谓是既病防变原则具体应用的典范。如邪入营分而见斑疹隐隐，必须"急急透斑为要"，故用清热凉血之剂，使营血热毒得解。又如对"平素心虚有痰者"，治总兼以养心化痰，主张用石菖蒲、郁金、牛黄、至宝丹等开其闭，以防其"昏厥为痉"。吴鞠通在《温病条辨》中指出温病最易伤阴，在温病治疗过程中，要注意步步顾护津液，提出保津液和防伤阴治疗原则，与叶氏"务在先安未受邪之地"之意恰恰吻合，亦体现了治未病的思想。

6. 盛行于当代

现代疾病预防学明确提出了三级预防的新概念。第一级预防是在发病前期，及时消除或阻断致病因素的作用和累积影响，防止疾病的发生，这是最积极、最有效的预防措施。第二级预防则是在发病期，及早、有效地进行治疗，减轻疾病的危害，阻止病情的进一步发展。第三级预防是在发病后期，采取有效的治疗措施，暂缓或避免疾病的恶化、致残或死亡，使机体逐步恢复健康。现代预防学的这一观点与中医治未病的思想是完全一致的。

以《内经》治未病为原则建立的中医预防学理论，与中医养生学、中医治疗学理论同属于中医应用理论范畴，三者具有理论的相关性和不同的应用范围。养生学是在中医理论的指导下，根据生命发展的规律，探索和研究保养身体、增进健康、延年益寿的理论和方法。治疗学是根据治疗法则，针对疾病状态下的审机论治，制定施治方法，达到祛除疾病、恢复健康的目的。预防学的任务是依据疾病发生、发展、传变规律，采取预见性措施，即以先机扶助正气为主要手段，阻止疾病发生、阻断疾病的继续恶化。养生学针对的是生命健康状态，是一种一般性、综合性的强身益寿学问，可运用于预防学中的扶助正气。而预防学更重要的是在疾病过程中，根据病邪性质先于病机变化扶助正气，其措施具有针对病邪性质的特殊性。治疗学的原则和方法可用于指导预防措施的确立，预防手段则是治疗措施的前移。它们三者之间存在着既有联系又有区别的复杂关系。对三者概念进行清晰的界定，将更有利于中医预防学理论的发展创新。

总之，治未病思想的产生、发展和成熟过程体现了中医学以预防为主的精神。上述这些预防思想和具体措施，至今仍具有十分重要的实际指导意义，我们从中可以得到许多有益的借鉴。

（三）当前治未病理论的研究重点

1. 开展"中医未病临床诊疗评价体系"构建的研究

中医治未病理论虽然具有悠久的历史，在阐述未病及针对疾病的防治方面具有重要的指导意义。但是，与理论的前瞻性相比，中医治未病理论的临床系列研究评价工作却因难度较大、缺乏创新性思维等原因相对滞后。因此，从临床实践角度科学构建中医未病诊疗评价体系，已成为当前中医治未病领域研究的重要课题。中医未病临床诊疗评价体系研究应着重解决如下几方面的问题：一是未病诊断评价标准研究；二是治未病具体方法学体系构建研究；三是未病调治效果评价标准研究。实践证明，对医学科学研究来说，临床研究是新理论、新方法、新体系构建形成过程中不可缺少的研究方法。因此，适时设立未病专科，开展临床研究，是中医治未病理论研究，特别是未病临床诊疗评价体系构建研究的首要环节。在总结、整理传统未病诊断、治疗经验的基础上，密切结合临床实践，动态观察，综合集成，即可不断推动此类研究走向深入。

2. 开展体质及其调理与治未病理论的相关性研究

人体体质既具有一定的共性规律，又具有个体体质的特殊性。中医体质学认为，不同体质类型的人，体内阴阳气血盛衰状态和倾向各不相同，对致病因素的反应及发病的阈值也各不相同。因此，在受到某种致病因素刺激后，是否发病，是否能够自行向愈，很大程度上取决于体质特征及其类型。不同体质类型的人对疾病的反应不同，这一特点直接影响着疾病的转归和预后。无论是健康维护还是疾病防治，人体体质特征及其类型均产生决定性的影响作用。中医学辨体论治对与体质密切相关的疾病的调治具有独特的优势。开展体质与治未病相关性的研究，应着重解决如下几方面问题：一是人体不同体质类型的患病倾向及其异同规律性；二是辨体论治、辨病论治、辨证论治、审因论治相结合的中医未病诊疗体系的构建。体质调摄是中医学养生防治的重要途径，因此，我们认为适时开展体质及其调理与治未病相关性的研究，极有可能在中医未病防治研究领域形成新的研究思路、发现新的方法，从而促使中医治未病理论研究取得重要成果。

3. 开展亚健康状态及其调治与治未病理论相关性的研究

所谓亚健康状态，是指人的身心处于健康与疾病之间的一种健康低质状态，是机体虽无明显疾病，但在躯体和心理上出现不适的感觉和症状，从而呈现活力和适应力降低的一种生理状态。中医治未病思想在亚健康状态的发生与防治方面有众多契合之处。因此，科学开展亚健康状态及其调治与中医治未病理论相关性研究，可以充分分析治未病的相关理论、治则和方法对防治亚健康状态的科学性和有效性，进而有效拓展中医治未病理论的时间、空间，为中医药防治亚健康状态提供理论依据和实践方法。我们认为，开展亚健康状态及其调治与中医治未病理论相关性的研究，应着重解决如下几方面问题：一是从未病理论视角探讨亚健康状态的形成因素；二是从未病理论视角探讨亚健康状态的诊断标准；

三是从治未病角度探讨亚健康状态的有效防治原则和方法。由于亚健康状态与中医未病理论具有高度相关性，因此，适时开展此类研究可以使亚健康状态高危人群，得以及早预防，也为中医治未病理论的具体化、现代化、可操作性研究做出有益的尝试。这种尝试在养生保健医学备受重视的今天，尤其具有深远的意义。

（四）治未病理论运用

1.治未病理论在中医方剂中的应用

治未病是一种治疗思路。它不仅体现于未病先防和有病早治等方面，还体现在中医临证处方的配伍用药方面。中医在治疗已病时，往往要根据疾病的发展规律或趋向，采取预防性措施以防止疾病传变，或根据不同药物可能产生的毒副作用，进行预防性用药以防止出现不良反应，这种配伍用药同样体现了中医治未病的预防思想。此类药物有如下三个特点：一是超出了中医"有是证，用是药"的一般用药规律，往往并不是针对已有病证而设；二是此类药物虽然对已有病证无特异性治疗作用，但却是治疗已有病证最常见变证（病）或消减方中主药毒副作用的常用药物，有时对已有病证也有间接的治疗作用；三是此类药物往往在整个方剂中所占比例不大，易被忽略。

（1）防止疾病传变

其一，防外邪内传。在治外感病时，应据其传变规律，预先采取阻截措施，截断传变途径，杜绝其深入。如败毒散为治小儿无虚外感的要方，方中伍用一味人参，其意并不在补虚，而在于扶助正气以鼓邪外出。因小儿正气未充，病理变化易虚易实，故用一味人参益气以助解表，防邪深入，并有防止发散而耗伤真元之意。

其二，防邪气伤正。在治外感病时，不仅要防止外邪向里传变，而且要根据感邪性质和易犯部位，进行预防性治疗，以防伤正。如桂枝汤为辛温发汗散寒之剂，方中除以桂枝、生姜辛温疏风散寒以祛邪外，辅以大枣、炙甘草补中和胃，既滋汗源、益胃气以助药力发汗，又能扶正祛邪，可谓有攻有补，攻补兼施。

其三，防五脏乘侮。在治疗脏腑病证时，除应准确判定病位，对所病脏腑进行针对性治疗外，还应对其可能蔓延影响的脏腑进行预加设防或先予堵截，以防传及他脏，加重病情。如酸枣仁汤，主治肝血不足，母病及子所致之虚烦不得眠，方中除了重用甘酸质润的酸枣仁养血补肝、辛散之川芎理血疏肝，还用苦寒的知母清胃，以防其累及母（心），益用甘味之茯苓和甘草补脾和中，既可防木郁克土，又能补气生血而补肝血。

其四，防阴阳互损。生理上阴阳互根互用，病理上阴损及阳，阳损及阴。如理阴煎通治真阴虚弱之证。方中除了熟地黄、当归补阴血药，还予干姜、炙甘草、肉桂等补阳药合用，阳中求阴，使阳生阴长而化源不竭，从而达到补阴的目的。

其五，防气病及血。气为血帅。若气虚或气滞，也会引起血虚、血瘀，甚至出血。故治疗气虚、气滞证时亦应兼以治血。如补中益气汤，为治中气虚陷所致诸证之要方。方中除以黄芪、人参、白术等药益气升阳外，还伍用当归养血补虚以防治血虚。

其六，防瘀阻气机。"人之所有者，血与气耳。"瘀血形成会影响人体气机的升降出入，进而影响津液的转输布散，而成气机阻滞或水湿停聚之证。故在治瘀血为患的方剂中，常伍理气或祛湿之品，以防瘀阻气机或瘀致水停。如血府逐瘀汤，主治胸中血瘀证，方中除以桃红四物汤活血祛瘀外，又佐以柴胡、桔梗、枳壳升降胸中气机，理气宽胸导滞，既能防瘀滞气机，又可行气以助活血。

其七，防脾虚生痰。脾主运化，在治疗脾虚之证时，必当兼以祛湿。如养心汤中的半夏曲。此方主治心脾气血两虚所致之惊悸失眠，方中所用之药多为益气养血安神之品。但因脾虚易致失运生痰，故用一味半夏曲消食和胃，祛痰湿以防扰心之患。

其八，防冲气犯胃。温经汤主治冲任虚寒夹瘀所致之月经不调证。方中吴茱萸、桂枝温经散寒；阿胶、当归、川芎、芍药、麦冬、牡丹皮滋阴养血，活血散瘀；因冲脉隶属于阳明，冲脉虚寒则冲气易上逆犯胃而出现呕逆之证，故于呕吐尚未发生之前，配生姜、半夏和胃降逆，以调理脾胃，防止发生呕吐。

（2）防止攻邪伤正

其一，防耗散正气。小青龙汤主治外寒里饮证，方中以辛温之麻黄、桂枝、干姜、细辛、半夏外散风寒，内化肺饮。但诸辛散燥烈之品又易耗散肺气，故配用酸味五味子、芍药，"肺欲收，急食酸以收之"，使散中有收，以防肺气耗散。

其二，防耗伤阴血。如龙胆泻肝汤主治肝胆实火湿热证，但肝脏体阴而用阳，肝经有火，本易灼伤肝阴、肝血，再加上方中配用了较多的苦燥（龙胆草、栀子、黄芩）淡渗（车前子、泽泻、木通）伤阴之品，故以生地黄、当归滋补肝阴肝血，以防阴血被耗，治实防其虚也。

其三，防损伤脾胃。脾胃是五脏之本。脾胃健旺，则正气充沛，邪气就不易侵入。此即仲景所云"四季脾旺不受邪"之意。倘若脾胃虚弱，正气生成不足，无力抵御外邪时，邪气就会乘虚而入，变生百病，诚如李东垣所言"内伤脾胃，百病由生"。故临证始终要把顾护脾胃作为治病、防病的根本，组方用药时时不忘保护脾胃，特别是在药性峻烈、苦寒、质重为主药的方剂中更是如此。如十枣汤，主治悬饮证，方中以芫花、甘遂、大戟破积逐水，因其药性峻猛，易伤胃气，故佐以 10 枚大枣，缓和三药峻烈之性和毒性，安中益脾，使下不伤正。

其四，防滋补碍邪。此类配伍多见于治正虚邪恋之证的方剂中。如玉屏风散为治表虚自汗之方，方中黄芪、白术益气固表止汗，少佐一味防风疏风散邪，既防风邪乘虚而入，又可使黄芪、白术固表不致留邪。又如青蒿鳖甲汤乃治温病后期，邪伏阴分证之要方。温病后期，阴液本伤，加之邪热深伏阴分，则阴液益耗，治当着重滋补已伤之阴液，清除阴分之伏热。故方中重用鳖甲、生地黄入阴分以滋阴退热，但阴柔滋腻之品最易留恋邪气，故又配以少许芳香轻清透散之青蒿，既可透阴分之伏热外出，又能防鳖甲、生地黄滋阴碍邪之弊。

其五，防壅滞气血。补益固涩之品常易阻滞人体气机，故在此类方剂中常需配伍一二味具有流动、升发之性的药物调理气机，以防气机阻滞。如真人养脏汤主治脾肾阳虚所致之久泻久痢，方中于大队补益收涩药中，配用一味木香理气醒脾宽肠，使补涩之品不致壅滞肠胃气机。

其六，防冰伏邪热。在用大剂寒凉之品清泻邪热的同时，为防止大寒之品郁遏邪热，常在方中反佐一二味温热药以纠主药之偏。如芍药汤治湿热痢，乃清热解毒、调和气血之剂，方中于大队清热解毒药中伍用少许肉桂，其意主在防止苦寒之品冰伏湿热之邪，同时兼助血药和血。

2. 治未病理论在针灸中的应用

先贤对针灸治未病提出了"逆针灸"的概念，明·高武《针灸聚英》云："无病而先针灸曰逆。逆，未至而迎之也。"逆针灸是指在机体健康无病、疾病发生之前或疾病轻浅之时，预先应用针灸方法激发经络之气，增强机体的抗病与应变能力，从而促进健康，强壮延年，防止疾病的发生，减轻随后疾病损害程度。针灸运用于养生保健历史悠久，但逆针灸的提出规范了针灸在治未病中的运用。

治未病是对机体功能状态的调节，往往需要一个比较长的过程，而针灸可以长期运用。它不同于药物，不给予机体外源性物质，而是通过适当的刺激，让机体自身产生相应变化，几乎没有任何不良反应，这是药物治疗难有的优势。所以，自古至今针灸都是中医主要的养生保健手段。而且针灸的许多治疗方法简便易学，比如艾灸、穴位贴敷等都是易于推广的有效方法。

针灸治未病的优势不仅体现在治疗方面，还体现在诊断方面。

经络"内属于腑脏，外络于肢节"，有运行气血、联络脏腑的功能，能够反映脏腑的生理、病理改变。所以对于一些未出现症状的患者，发现背俞穴、耳穴出现压痛，或者循经可及结节等阳性物，都可能提示患者某脏腑功能较弱或有潜在的疾患，有助于早期诊断和治疗。

针灸利用了艾的属性和灼燃的热力加针刺的作用，凭借机械刺激、热刺激、药物刺激等物理化学方式激发人体相关腧穴，再通过经络的传导，渗透诸经，渗透筋骨以至全身。它作用于局部可以影响到整体，通过整体可调整局部，从而发挥调节脏腑的功能，使人体气血旺盛，阴阳平衡，维持健康的生命活动。《本草从新》曰："艾叶苦辛，性温，熟热，纯阳之性，能回垂绝之元阳，通十二经，走三阴，理气血，逐寒湿，暖子宫，止诸血，温中开郁，调经安胎……以之炙火，能透诸经而除百病。"大量的临床实践也证明，针灸具有扶正祛邪、通络止痛、祛风解表、消瘀散结、温经散寒、补益中气、升阳固脱、回阳救逆等作用。西医学临床研究也表明，针灸可调节中老年人的血脂和全血黏度，调整老年人的糖脂代谢，防治由此诱发的动脉硬化等心脑血管病。针灸能激活五脏功能，协调物质代谢，明显改善机体的阴阳平衡和气机的紊乱，增强机体抗病能力；调节神经内分泌功能，促进人体新陈代谢，提高机体的免疫力。

（1）防病保健

其一，灸法的温煦阳气功能，使其具有很好的保健功效。张景岳言："天之大宝，只此一丸红日，人之大宝，只此一息真阳。"阳气在人体生长发育中至关重要。孙思邈《备急千金要方》载："凡人自觉十日以上康健，即须灸三数穴以泄风气。""凡入吴蜀地游宦，体上常须两三处灸之，勿令疮暂瘥，则瘴疠温疟毒气不能着人也。"《诸病源候论·卷四十五》载："河洛间土地多寒，儿喜病痉，其俗生儿三日，喜逆灸以防之，又灸颊以防噤。"宋·窦材《扁鹊心书》载："保命之法，灼艾第一。""人于无病时常灸……虽未能长生，亦可得百余年寿矣。"窦氏认为，人体衰老的原因是真阳之气渐衰，并主张在机体出现衰老之象的中老年时期经常施灸关元，可强壮真阳之气，防病延衰，令人长生不老。窦氏本人即有"余年五十，常灸关元五百壮……渐至身体轻健"的切身体会。明代《医学入门》中有每年的四季交替之时各熏灸 1 次，可使"真气坚固，百病不生"的记载。《医学帛书》"灸则强食产肉"。《养生一言草》云："小儿每月灸身柱、天枢，可保无病。"《类经图翼》也有隔盐灸神阙穴"若灸至三五百壮，不唯愈疾，亦且延年"的记载。古语常说："若要安，丹田、三里常不干。"

其二，针刺通过增强机体的抵抗力和耐受力而达到防病保健的目的。《黄帝内经素问遗篇·刺法论》中记载了为防邪气侵犯脏腑，可预先针刺五脏六腑的原穴，并认为："是故刺法有全神养真之旨，亦法有修真之道，非治疾也，故要修养和神也。"预先针刺的目的是以期"补神固振，神气不散，神守不分"，从而达到预防疾病发生的目的。《针灸要诀与按摩十法》有"无病针灸腿上，能远行不疲……无病针灸腹上能增食量"的经验之谈。

（2）截断疾病

其一，在发病之前针刺，可防治疾发。《素问·刺疟论》："凡治疟，先发如食顷，乃可以治，过之则失时也……先发时如食顷而刺之，一刺则衰，二刺则知，三刺则已。"唐·孙思邈《备急千金要方》中有"唯风宜防尔，针耳前动脉及风府，神良"或"依腧穴灸之"等预防中风的具体记载。明·杨继洲《针灸大成》云："但未中风时，一两月前，或三四月前，不时足胫上发酸发重，良久方解，此将中风之候也，便宜急灸三里、绝骨四处，各三壮……如春交夏时，夏交秋时，俱宜灸，常令二足有灸疮妙。"

其二，在特定的时机，依据人体生理和病理的节律，结合自然界阴阳的变化，择时介入，调和阴阳，以固根本。现代常选三伏天穴位敷贴或艾灸预防冬季易发的哮喘，以及冬至灸关元预防中风、感冒，增强体质等。"冬病夏治"是指冬季好发之病，在夏季治疗往往获效。这是因为人体阳气在春夏时升旺，冬季时收敛，冬季好发的疾病往往是因为机体本身阳气不足，又遇到自然界的阳气的不足，"两虚相得，乃客其形"，当然容易发病或加重疾病。冬病阳虚，在夏季治疗，则正是借助夏季阳气隆盛的影响与促进，顺势而治，将素体的阴凝，利用自然界的阳气和针灸的方法达到振奋阳气、消除病根的目的。此时介入针灸方法可使机体本身的抗病能力和调整能力得到进一步充分的发挥，最大限度地激发机体内在的这种潜力。

针灸治未病作用的研究表明：经常针灸足三里、三阴交、大椎、关元、气海、百会、涌泉等穴可激发人体正气，强身健体，增强机体抗病能力，提高免疫功能，促进食欲，消除病痛；同时，长期针灸也可治疗脏腑组织器官功能减退所致的各种疾病。现代医学认为，针灸在防治老年病特别是延缓衰老方面也很有价值。针灸神阙、足三里对老年前期、老年期高脂血症者血脂影响的研究表明，针灸能明显降低总胆固醇、甘油三酯的含量，显示针灸有良好的调脂作用，说明针灸能防衰延寿。有研究表明，针灸对机体可产生徐缓的激发作用，调动内在的抗病防御功能，改善人体的消化、吸收、排泄功能，使机体出现有利于延缓衰老的转变；促进人体的新陈代谢，最大限度地激发机体内调衡阴阳的潜力，通过加强自身内在的调节能力去应对内外环境的影响与干扰，保持机体内环境的稳态；充分发挥针灸调整作用的优势，有利于病理产物的清除，促进糖脂质代谢，降低血糖，降低血脂，减少动脉粥样硬化，防治心脑血管疾病，从而达到延缓衰老、延年益寿的目的。

那么，针灸治未病的介入时机如何选择呢？针灸治未病要选择一定的时令节气。当疾病出现先兆时，针灸的及时介入是产生良好防治效果的关键，某个特定的年龄段或无病体弱期，也是针灸介入的主要时机。结合治未病的三级预防和6个层次来看，一级预防针对的都是健康人，而且没有任何临床表现；介入时机的选择可以没有具体的时间点，结合时令节气，以预防保健为主，提高机体的抗病能力；可根据个体体质情况选用简便验、无痛苦的适宜方法，比如艾灸、穴位贴敷、耳穴贴压等。二级预防针对的是机体已经有一定的失调，可能出现临床症状或体征；这一阶段需要根据个体情况辨证施治，选择具有治疗作用的干预措施，如针刺、电针、艾灸、穴位贴敷等；介入时机的选择应是早期为宜，在出现不适或疾病的早期阶段疗效较好。三级预防注重的是病后的康复和预防再发，采取的手段应是治疗和预防保健相结合，康复治疗的同时注重病后调摄，促进正气恢复，及早介入。总之，针灸是中医治未病的重要手段，有着独特的优势，在疾病发展的不同阶段均可介入，治疗因人而异。

①在季节气候交替时。自然界的每个时令节气，尤其是春分、秋分或夏至、冬至是天地阴阳之气升降与消长的转折时期，是阴阳之气由量变到质变的时候。此时人的生理状态也会依据自然界的阴阳消长变化而变化，若在自然界阴阳之气变化的某些关键时刻，或机体调节能力减弱之时，应用某种方法扶助正气，则可激发机体自身潜在的应变能力，以应对自然界阴阳之气的剧烈变化对人的生理和病理产生的不利影响。②当疾病出现先兆时。潜在的病理信息难于提取或仅有蛛丝马迹，很易忽略。假若医生能依据经验和一定的理论推断并洞悉疾病的发生与发展的潜在的倾向性，并采用一定的方法改变或截断这种趋势，将可达到防病治病的目的。③某个特定的年龄段或无病体弱期。针灸治未病，在更多的时候是选择机体处在特定的年龄阶段或无病体弱时期。如女性围绝经期、儿童期、老年期等。这是因为上述时期是机体阴阳消长内环境变化比较剧烈的时期。王涛《外台秘要》曰："凡人年三十以上，若不灸三里，令人气上眼暗……所以三里下气也。"

3. 治未病理论在肿瘤防治中的应用

2006 年，世界卫生组织（WHO）将肿瘤定位为"可控慢性疾病"。肿瘤的发生需要很长的过程，在此期间既可以预防，又可以通过检查早期发现、早期治疗，甚至彻底治愈。目前恶性肿瘤发病率高、病程复杂、治疗方法多、预后不理想。把治未病理念应用于肿瘤学领域，一是扶助正气，提高机体的抗癌能力，未病先防；二是已病早治，既病防变，防治肿瘤转移；三是瘥后调治，防止肿瘤复发。下面我们主要讨论治未病理论在抗复发、防转移的中运用。

其一，既病防变，注重心理治疗。余常言"良好的情绪是治病良药，不良情绪是致病因素"。心理因素在肿瘤的发生、发展及转归中起着重要作用。《灵枢·师传》载："人之情，莫不恶死而乐生。"通过"告之以其败，语之以其善，导之以其所便，开之以其所苦"等心理疗法以改变其精神状况，充分调动患者内在的抗病积极因素，对预防肿瘤复发、控制肿瘤转移具有重要意义。

其二，"先安未受邪之地"，消除转移基础。癌瘤转移是个复杂的多阶梯瀑布过程，癌细胞从原发灶的增殖生长到远处转移癌灶的形成，要经过漫长的行程和诸多生物学应变阶段，只要在某个阶段受到阻碍，转移就不能形成。肿瘤之转移，其因有二：一是癌症的邪气盛，二是被转移的部位正气虚，"最虚之处，便是客邪之地"。因此，提高整体未侵犯部位的正气，此即"先安未受邪之地"，从而消除肿瘤的转移基础，即阻止癌症建立"转移前环境"，起到防止其转移的作用。

其三，肿瘤围手术期的中医调理。通过中医治疗调动机体内在功能，调节机体与外界及脏腑之间的阴阳平衡，以达到"阴平阳秘"。手术前的合理治疗能够为手术创造良好的条件，以提高手术的成功率，减少并发症的发生；术后的合理治疗能够防止或减少并发症的发生，促进并发症的早日治愈，从而缩短病程，减轻患者痛苦，提高生存质量，更好地促进患者康复。

其四，减毒增效，降低放化疗反应。治未病要根据个人体质及具体证候表现结合放化疗致病的特点，在进行放化疗之前进行针对性预防性治疗，或药疗或食疗，尽量避免产生急性放化疗反应。如果已出现急性放化疗反应，也应继续用药防治迟发的放化疗反应，防止疾病传变或趋于恶化。大量的临床试验已经证明，中医药配合放化疗减毒增效既提高了放化疗完成率和疗效，又在很大程度上保护和稳定了患者的免疫功能，为抗复发、防转移提供了条件。

其五，长期带瘤生存。现代肿瘤治疗疗效评价的全新指标是提高生存质量，延长生存时间。因此目前肿瘤治疗的新模式不再是尽一切力量完全杀灭肿瘤细胞，而是在无法根治的情况下与之共存，即"带瘤生存"，努力使人体和肿瘤之间处于一个相对平衡的状态，也就是尽量使肿瘤细胞处于"静止"或"休眠"。这样人的机体仍会具有一定的免疫力，患者也因此，身体一般状况良好，病情在一定时期内稳定，并趋于好转，生存质量提高。

4. 治未病理论在慢性肾小球肾炎防治中的应用

（1）先期防治扭转病势

其一，不过劳，避邪风，自我调摄。慢性肾炎发生的根本原因在于肾气不足，过劳则伤肾气，肾气为一身之元气，元气亏虚，一则主水液及封藏的功能下降，二则易受外邪侵犯。所以要固护肾气，同时培养劳逸结合的生活方式，避免感受外邪，使机体气血运行通畅，脏腑功能不致受损，则可在一定程度上延缓慢性肾炎的进程。

其二，药物预防，逆转肾损害。常用三法：①辛开苦降调气机。中焦为气血津液运行的枢纽，中焦大气运转受阻，气机不畅，则六郁更加明显，故当以辛开苦降，开畅中焦。②活血通络早应用。血瘀是慢性肾小球肾炎自始至终的基本病机，运用活血化瘀药，可以有效地阻止或延缓慢性肾脏病发展致慢性肾功能衰竭。③肾脾之气亦当补。脾气足则健运有力，肾气足则主水有权，气为血之帅，补气亦有助于活血，故当补益肾脾，增强活血化瘀之效，与辛开苦降之品配伍可防其壅滞。

（2）病发防病邪深入传变

慢性肾小球肾炎的发展与传变，主要取决于肾气的盛衰和浊瘀的强弱，所以在补益脾肾同时，也要注意对浊瘀的梳理。

其一，健脾疏风。脾主运化水湿，风可胜湿，有外感病邪者，可加重这方面的用药，如荆芥、防风、紫苏叶、羌活、独活、蝉蜕、苍术、白术、薏苡仁、山药，而对无明显外感病邪的患者，也可选用一两味以防之。

其二，苦温燥湿并用。常选法半夏、苍术、砂仁、白豆蔻、荜澄茄、草豆蔻、草果、槟榔等药，以祛其湿浊。

其三，疏利三焦。颜面及双下肢水肿明显者，当行气利水，分利三焦，酌情使用化湿利水药，如葶苈子、紫菀、石韦、泽泻、茯苓、猪苓等。

其四，活血祛瘀。从保护肾功能的角度，活血化瘀法当贯穿始终，常在四物汤或补阳还五汤、水蛭、穿山甲（现用代用品）、鬼箭羽、三七中选用。血尿明显者，当凉血止血。

其五，泻浊解毒。进入后期应加强泻浊解毒，减轻毒素对心、胃、肾、肺等脏器的损害，也是保护残存肾功能的重要措施，如积雪草、六月雪、大黄等。

5. 治未病理论在脑病防治中的应用

（1）从摄生角度预防中风

其一，一些人无论春夏秋冬，皆夜卧晚起，应酬、娱乐、网络游戏，甚至昼夜颠倒，违背自然界的阴阳变化规律，损害身体，使正气亏虚，酿生疾病之源。"邪之所凑，其气必虚"。因此，养生应效法自然界阴阳变化规律，和于术数，则"正气存内，邪不可干"。《素问·四气调神大论》中说："春三月，此谓发陈……夜卧早起，广步于庭，被发缓形。""夏三月，此谓蕃秀……夜卧早起，无厌于日，使志无怒。""秋三月，此谓容平……早卧早起，与鸡俱兴，使志安宁。""冬三月，此谓闭藏……早卧晚起，必待日光。"

其二，现代人多以车代步，很少运动，生命在于运动。因此，应恰当运用养生方法锻炼身体。如《金匮要略·血痹虚劳病脉证并治》所载"夫尊荣人，骨弱肌肤盛"，看上去肌肉丰满，实际却是气血亏虚。

其三，温饱之外，追求美味，高糖、高脂、高盐饮食，过食辛辣，成为脑卒中致病因素。肥人多痰湿，痰湿体质与中风、消渴等疾病密切相关。《素问·通评虚实论》云："凡治消瘅、仆击、偏枯、痿厥、气满发逆，肥贵人则高粱之疾也。"《素问·上古天真论》亦曰："故美其食，任其服，乐其俗，高下不相慕，其民故曰朴。"

其四，生活方式节奏快、压力大，过于忧思而劳心，情绪过度，亦成为脑卒中致病因素。应起居作息有规律，劳作不违背常度。如《素问·生气通天论》曰："大怒则形气绝，而血菀于上，使人薄厥。"

（2）从治疗角度防治中风

其一，未病先防。对尚未发病，但已成为中风发病之高危人群者，积极通过饮食、药物等干预，改变痰湿体质、瘀血质、气虚质等病理体质以减少发病，达到治未病之目的。《医学衷中参西录》云："愚十余年来治愈此证颇多，曾酌定建瓴汤一方，服后能使脑中之血如建瓴之水下行，脑充血之证自愈。"

其二，已病防发。中风先兆证为中风病变之量变阶段，应在早期积极地干预性防治与调养，一方面是药物辨证论治，另一方面加强中风医学常识的普及，嘱患者节饮食、适情志、起居有常、劳逸有度、适其寒温、保持腑气通畅，以消除脑卒中的危险因素，如高血压、心脏病、糖尿病、高脂血症、高半胱氨酸血症、脑动脉硬化等。生活上要避免吸烟和酗酒等。如此多视角和多途径的积极防治，必将能从根本上降低发病率、病死率、致残率与复发率。《证治汇补·中风》："平人手指麻木，不时眩晕，乃中风先兆，须预防之，宜慎起居，节饮食，远房帏，调情志。"明·龚廷贤针对中风先兆，提出了具体的预防方法，认为："凡人初觉大指、次指麻木不仁，或手足少力，肌肉微掣，三年内有中风之疾，宜先服愈风汤、天麻丸各一料，此治未病之先也。"

其三，既病防变。脑卒中后及时有效的救治，是防止中风病传变、降低病死率、减轻致残程度的关键。①严把时间窗；②重视整体观；③并举中西医；④指南个体化。

6. 治未病理论在糖尿病防治中的应用

（1）从摄生角度预防糖尿病

其一，调摄精神，保养正气。情志为病也是消渴病的一个重要致病因素。早在《内经》中就指出："怒则气上逆……血脉不行，转而为热，热则消肌肤，故为消瘅。"

其二，加强锻炼，增强体质。体重超重、肥胖和脂肪蓄积是2型糖尿病发病的重要危险因素。目前已公认运动养生法是综合治疗消渴病的重要疗法之一。运动可促进机体组织对精微物质的吸收和利用，减少精微的流失，对肥胖的消渴病患者尤为重要。

其三，节制饮食，固护脾胃。饮食失宜是消渴病的首要发病因素，《素问·奇病论》载："此人必数食甘美而多肥也，肥者令人内热，甘者令人中满，故其气上溢，转为消渴。"饮食疗法是糖尿病基本治疗方法，主要包括两点。一是控制饮食，二是合理营养。合理的饮食在糖尿病治疗中可减轻胰岛负担，降低餐后血糖。正如孙思邈所云："其所慎有三：一饮酒，二房室，三咸食及面，能慎此者，虽不服药而自可无他，不知此者，纵有金丹亦不可救，深思慎之！"

其四，适应自然，外避邪气。"避其毒气"，"食饮有节，起居有常，不妄作劳"，调节人体的功能，使之符合阴阳变化之道，增加对外界变化的适应能力；同时要注意避免四时不正之气的侵袭。《备急千金要方》指出："治之愈否，属在患者，若能如方节慎，旬日可廖；不自爱惜，死不旋踵……纵有金丹亦不可救。"

（2）从治疗角度防治糖尿病

其一，注意西药使用。糖耐量降低患者，尽量避免服用有降低糖耐量不良作用的药物，如氢氯噻嗪等，可加口服二甲双胍或拜糖平等药。

其二，注意食物食用。糖耐量降低患者，适当加以选择调节血糖作用的食物，如苦瓜、南瓜、葫芦瓜、冬瓜、玉米须、大蒜、洋葱、山药、芹菜、菠菜等。

其三，注意中药使用。糖耐量降低患者，辨证选方，并适当加入以下几种中药调控：地骨皮、葛根、花粉、玄参、生地黄、知母、麦冬、黄连、人参、黄芪、黄精、苍术、山药、绞股蓝、甘草、白芍、女贞子、枸杞子等。这些中药具有调整血糖的作用。

其四，注意活血药使用。糖尿病血管并发症的形成和发展有着漫长的过程，基于对糖尿病是一种糖毒性等多种因素导致的一种慢性络病的认识，对糖尿病的治疗坚持糖络并治，既要治糖，更要治络，在发现糖尿病，甚或糖尿病前期就进行活血通络药物的干预治疗，对糖尿病的预防和治疗有重要意义。在糖尿病络病的治疗中，无论在哪个阶段，都适合用活血通络药物，如在抵当汤基础上化裁，其意为截断病势，重药轻用，但剂量在不同阶段有所不同。运用治糖合用活血通络药，痰瘀并治，调畅气机，排出体内毒瘀，使体内的内环境得以改善，细胞功能得以恢复，延缓了患者病程。

孙思邈是提出糖尿病饮食疗法、运动疗法、精神疗法、教育疗法的先驱。他指出："为医者，当须洞晓病源，知其所犯，以食治之，食疗不愈，然后命药。""不知食宜者，不足以生存也。"其饮食疗法比西方国家借用饮食管理早千余年。在糖尿病教育方面，孙思邈倡议"家家自学，人人知晓"，并说："凡医治病……须使有病者知之为要。"教育患者防病治病知识，做到医患结合，共同防病治病。在古代有这种意识，在世界医疗史上实在难能可贵啊！他还提出精神治疗的重要性，"养生有五难：名利不去，为一难；喜怒不除，为二难……神虑精散，为五难"。现代医学研究证明，在糖尿病的发生和发展中，精神因素起重要作用。在运动方面，孙思邈主张"养性之道，常欲小劳，但莫大疲及强所不能堪耳""流水不腐，户枢不蠹，以其运动故也"等体育运动理念。这是我国最早提出的糖尿病健康教育和运动疗法，也是当今防治糖尿病有效的方法之一。

四十五　师承授受经验谈

"师承"首见于《后汉书·儒林传序》，其言："若师资所承，宜标名为证者，乃著之云。"《现代汉语词典》则将其意释为"效法某人或某个流派并继承其传统；师徒相传的系统"。可见，"师承"的形式自古存在，是继承、发展先贤理法的必然途径，是中医人从古至今特有的培养方式。百家争鸣，百花齐放，流派的纷呈促进了中医药事业完善丰富发展，而师承促进了中医药事业不断持续传承发展。目前，我国实施的是临床医学硕士专业学位研究生教育与住院医师规范化培训并轨培养的教育模式。住院医师规范化培训是医学生成为合格医师必经的桥梁。同时，我们也发现一些不足之处，如住院医师跟师时间短，对导师学术思想理解不深入；带教老师教学意识不足，教学质量参差不齐；住院医师学习缺乏自觉性，个人能力有待提高。中医药是中华民族的瑰宝，一定要保护好、发掘好、发展好、传承好。要"传承精华，守正创新"。因此，如何传承、发展中医药事业，培养出合格的中医人，是吾辈一生之追求。现将师承授受之体会，求正于同道。

（一）师承授受，薪火相传

1. 师者尽责是传承的根本

《师说》云："师者，所以传道、授业、解惑也。"笔者崇韩愈之说，认为老师的职责就是传道、授业、解惑。何为传道？就是把中医理论、诊治疾病的规律传授予住院医师。何为授业？就是把住院医师带入中医的"门"，把中医的诊疗技术、基本技能授予他们。何为解惑？就是随时随地解答住院医师提出的医学问题。教学相长，亘古不变，住院医师所提之问题，甚或触及老师知识的盲点，通过师生的共同思考，使问题得到解答，不但使学生解惑，而且老师的水准也可借此提高。正如《易经》所云："君子学以聚之，问以辩之。"即通过不断的学习来积累知识，不断的提问来明辨事理。借学与问，而解学生之所惑，增师生之所能。学问就是通过不断学习，提出疑问，掌握问题，从而增进知识，成为有学问者。因此，作为老师，应时刻铭记自己的责任，践行传、帮、带的任务。

2. 学生勤奋是受业的保证

我们认为作为一名住院医师，应该具备"四勤"。第一是"眼勤"，要多看，即明察秋毫。要用眼睛去学习，究师者诊治疾病之方法，究病历疾病病情之变化。知识从患者中来，患者就是老师。用眼睛去观察临床诊疗过程中每一个环节，去分辨、收集信息。第二是"嘴勤"，要多问，即不耻下问。带着问题去学习、去临证，把临床中疑惑的问题弄清楚，学明白；把为什么有效，为什么没效，问清楚，弄明白。第三是"手勤"。要多干，即躬行实践。实践是检验真理的唯一标准。与大学的本科教育不同，住院医师已经掌握了基本的中医知识，具备一定的临床实践能力。因此，要多操作，提升诊疗能力；要多实践，验证所学所知。第四是"脑勤"。要多思，即研精致思。要多用脑思考，多问为什么，掌握思辨的能力。把看到的、问到的、学到的东西，在脑中汇总、升华。

总之，在师承过程当中，师生各司其职，各尽其责，授受相合，方可将中医这一中华民族的瑰宝传承好、发展好。因此，师承授受的这种形式在中医教学中占有核心地位。

（二）师承得法，道业有续

师承授受是遵循中医自身发展规律的教学方法，在中医教育中占有核心地位。作为师承的主体，带教老师和住院医师都要将"读经典，做临床"作为师承的载体。理论是指导实践的唯一指南，经典著作常读常新，不同年龄、不同阶段对经典理论的理解度不同。许多的诊疗经验和特色疗法都是经典理论和临床实践结合的硕果。老师要通过读经典、勤临床，将自身所学、所思、所悟授予学生；学生要通过读经典，加深对中医理论的理解，熟记于心，增进学识。在跟师临证之中学习验证，掌握老师的诊疗经验和特色疗法，从而提高自己的诊疗能力。

1. 熟读经典是师承的基础

中医的经典著作都是具有典范性、权威性、永恒性、完美性的不世之作。1800 年前的《伤寒杂病论》，在抗击新型冠状病毒感染（COVID-19）中发挥了巨大作用，就是明证。熟读经典便是师承的基础，是让我们注重运用临床实践与理论相结合的思维方式去深入研习四大经典著作，启发学者对经典理论的重视，强调经典理论临床的指导意义。通过读经典、做临床以提高学者的思维能力和灵活掌握运用经典理论指导临床的诊治能力，从而开拓学者辨证思路，提高辨证思维能力、临证辨析能力及临床应用能力，发挥连接中医理论与临床实践的桥梁作用。

历代师承授受而成为名医者，都是在学习钻研中医经典的基础上，而继承发挥，有所成就的。如唐代名医孙思邈"青衿之岁，高尚兹典，白首之年，未尝释卷"；金代名医刘河间，25 岁开始读《内经》，批阅《素问》，朝勤暮思，手不释卷。他们都将读经典作为基础。因此，中医师承授受之路，要以读经典为基础。首先要将经典内容熟读熟记，娴熟于心，并在研习的过程中，多识善问。将书中的难点、疑点，参考相关注家，思求经旨，弄通本义，博闻强记，然后将书中的重点、特点，归纳类比，由博返约，提纲挈领，悟以致用。最后通过临床的验证提高，达到理论有创新，学术有专长，技术有专攻，临床有疗效，成为一名合格的医师。

例如笔者在研读《内经》时，将《内经》的内容参考诸家注解，归纳类比为"重神""重阳""重视脾胃""重视平和"等，其中将《素问·宝命全形论》"凡刺之真，必先治神"之训，运用于临床，强调针刺以治神为首务，倡导施术治神，必求神应。重刺法治神，创立了"调神益智针法""调神止痛针法"等特色疗法。又比如在研读《金匮要略》茯苓杏仁甘草汤条文时，在清代周岩《本草思辨录》的启发下认为茯苓杏仁甘草汤不只是原文所言用于治疗胸痹轻症之方，而是调理肺脏的基础方，从而用于外感、内伤杂病中，但见肺失宣降所致皮肤病、肌肤痛证、咳嗽、胸痹等证。

2. 用心跟师是师承的关键

中医学的发展饱含着师徒相传的缩影，依靠这种形式，中医学不断地发扬光大。如金元时期张元素开创的易水学派，李东垣、王好古都得其真传；宋元明时期的席氏，家传针灸技法十二代；

又如当今的龙砂医学流派，源于元代陆文圭奠定的理论基础，经明、清两代医家的发展，现为苏南地区有较大学术影响力的流派。因此，在师承的过程中，师其方，更应师其法。授之以鱼，不如授之以渔，将老师的学术思想，诊疗思维，技法特色的内核细心体会，传承发扬。任何一种技术都有"道、法、术"三个层次，要把"道"的规律传授给住院医师。而学生在学习时亦不单纯追求一法一方，知其然亦要知其所以然，掌握内在规律，并且在勤于实践中，教与学，相互促进，相互补充，勤思善思，勤做善做。

例如笔者在师承导师石学敏院士开创"醒脑开窍针刺法"时，体会到此法亦是秉承《内经》"凡刺之法，先必本于神"之杰作，如此法要求针刺极泉时，考虑原穴处腋毛多、血管丰富，易痛易感染，而改取原穴沿经络下 1 寸处，即察观患者之态。针刺施术时，雀啄水沟，以眼球湿润或流泪为度，针刺三阴交、委中、极泉，以受术肢体抽动 3 次为度，此虽为针刺手法量学的指标，但也反映了针刺施术多求"神应"。

又如笔者在师承张伯礼院士侍诊时，发现老师治疗高血压注重辨病与辨证相结合，用药多与肝脏有关。求证于老师，其主张治疗高血压病应注重随证，从肝论治。故总结了张伯礼院士治疗"高血压"的四法，即"肝阳易亢，时时潜藏；亢阳之降，必当重镇；肝为刚脏，非柔不克；肝喜条达，非顺不降"，以及"潜、镇、柔、顺"的治疗规律。

3. 扎实功底是师承的根本

中医的生命在于临床疗效，中医之所以能传承发展，就是一代一代的中医工作者不竭地临证施术于民。做好临床，不仅要熟读经典，用心跟师，勤于实践。还要具备应有的素质和能力。笔者认为，若要成为一名合格的住院医师，应具备五种素质、七种能力及国学功底。

（1）五种素质：思想素质、文化素质、心理素质、道德素质、身体素质。这是每一种职业都应具备的素质。①思想素质具有导向、动力作用，关系到知识和能力的价值导向问题。如果医学知识和技能掌握在没有良好医德修养的人手中，对社会和人类来说是危险的，其知识越多，技术水平越高，危害性会越大。②文化素质是指要博学多才，按照中医学的学科特点，广泛涉猎自然科学、人文社会科学的知识，具有广博的医学及相关领域知识基础、崇高的科学精神、较高的文化素养和高雅的艺术审美情趣。③心理素质是指人在心理形态方面比较稳定的特点。医师在日常工作中能与不同性格的人保持良好的沟通与接触，并能在遇到突发事件时保持冷静的头脑，既要对突发事件有心理准备，又要能正确地判断和妥善处理。既不要手忙脚乱，乱中出错，又不能反应迟钝，而致措手不及。④道德素质是指具有良好的医德修养，能够按照公民道德建设要求，增强自己的职业道德、社会公德修养，具有强烈的社会责任感和献身医学的精神，为人类的健康服务。中国古代就十分重视人的道德素质的作用，提出"德，国家之基也"，德乃做人之首。⑤身体素质就是拥有健康的体魄，能抵抗疾病，承受各种繁重的工作和艰苦环境的考验，有健康的大脑，可以汲取知识和承受繁重的脑力劳动。

（2）七种能力：①业务能力是为医之本！是住院医师在完成诊治活动过程中所具备的综合能力，是患者对医生的主客观认识与认可。良好的业务素养，可以促进医生与患者之间的感情往来。所以，我们要读经典以增强我们的业务能力。②合作共事能力是成事之根！医疗行为往往不是由医生一个人完成的，而是由庞大的团队和机构系统合力完成的。一个人能力再强，也不能独立完成整个医疗的全过程。会合作共事很重要，而合作共事的能力需要在信任、宽容、尊重的前提下逐步提高。由此，才能为患者提供更好的服务、更多的福祉。③医患沟通能力是化解问题之基！彭涛等在2019年对成都市第五人民医院103名全科住院医师进行的一项医患沟通技能评价结果显示，住院医师总体临床沟通技能水平不足。要掌握与患者、家属、同事、上下级之间沟通的方法。良好的沟通能力一方面可以帮助住院医师更为高效、准确地获取病史资料，以便准确地诊治，让患者对住院医师建立良好的信任，更好地理解疾病的现实状态；另一方面也能更好地实现合作共事。④写作科研能力是事业发展之源！住院医师要有对所积累的临床经验进行选择、提取、加工、改造的能力，以便与其他同事进行交流学习，共同提高。尤其是科研能力，科研是创新的第一要素，创新是事业发展的第一驱动力。中医要发展，就要"传承精华，守正创新"。⑤管理能力是医者之巧！管理能力是指一系列组织管理技巧、领导能力等的总称，是住院医师核心胜任力之一。良好情绪有助于提高疗效，正所谓"良好的情绪是治病的良药，不良的情绪是致病的因素"。住院医师要将来自不同生活习惯环境的患者管理好，使他们和谐相处，以愉快的心情，与医生合作共同战胜疾病。⑥自我发展能力是为医之魂！住院医师要根据自身长处，确定自己事业的发展方向，据此制订学习工作计划，以提高自己的临床能力，进而提高临床疗效。⑦廉洁自律能力是医者之葆！清正廉洁，是中华民族的美德，也是每个医务工作者的道德底线。增强反腐倡廉的自觉性，遵守医疗卫生行风建设"九项原则"，才能发挥医者最大的社会价值。

（3）国学功底：中医的发展形成受儒、释、道三家的影响，是以儒家美学为思想主体，儒、释、道三种主要思想相互补充、相互融合的有机整体。中医名著《儒门事亲》之所以命名，正如其所言："唯儒者能明其理，而事亲者当知医。"儒家讲"和也者，天下之达道也"。故中医学讲究广义的"和"法及狭义的"和"法。中医学无不渗透着"疏其血气，令其条达，而至平和""阴平阳秘，精神乃治"的和谐思想。佛家讲"慈悲为怀"，而中医就是仁慈医学，强调医者要具备"先发大慈恻隐之心，誓愿普救含灵之苦"的大医精诚精神。治法上强调"给邪以出路"。如《素问·阴阳应象大论》所言："其高者，因而越之；其下者，引而竭之；中满者，泻之于内；其有邪者，渍形以为汗；其在皮者，汗而发之。"亦如温病学里面"透邪外出"主体思想，无不透露着"给邪以出路"的思想。道家讲"一生二，二生三，三生万物""人法地，地法天，天法道，道法自然"。而中医治疗法则的"提壶揭盖法""滋水涵木法""培土荣木法"等都是源于自然、师法自然的中医治法。面对现代科学的迅猛发展，中医反而日益显示出它的学术优势、理论优势，就是因为它具有临床疗效和人文智慧的双重支撑。

王永炎院士倡言："中医药学的形成离不开国学文化的熏陶，也与美学不可分割。"中医学作为一门完整的学科，其学术水平可以分为技术的、逻辑的、哲学的、美学的。而笔者认为，中医就是一种美学，是和谐的美（和美）、思辨的美（智美）、系统的美（完美）、仁爱的美（善美）、自然的美（像美）。这是中医美学的框架。每一位从事临床的中医工作者，都应通过经典的研读和临床思考实践，不断地思求经旨，探求本义，努力完成从医师向导师、大师的攀登，领悟中医之美，不仅做一名合格的临床医师，还要成为临床医学家。

四十六 调理脾胃升降在治疗 2 型糖尿病及其并发症中的地位与应用

2 型糖尿病属中医学"消渴"范畴。历代医家对消渴论述颇多。《内经》以降，一直以阴虚燥热病机论占据着主导地位。自《素问·阴阳别论》提出"二阳结谓之消"，阐发了胃热津伤、阳明燥热致消的病机观点后，虽然历代对消渴病的论治有了一定发展，但总离不开阴虚致燥论。认为本病的病机以阴虚为本，燥热为标，从上、中、下三消论治，以养阴生津、清热润燥为原则，多从润肺、清胃、滋肾入手。国家中医药管理局颁布的《中医病证诊断疗效标准》中对消渴病的概念、诊断依据、辨证分类亦强调了阴虚燥热，新世纪全国高等中医药院校七年制规划教材《中医内科学》亦倡导阴虚为本，燥热为标，互为因果，因病程长短及病情程度的不同，而各有侧重的基本病机观。但随着对糖尿病的深入认识，特别是由于目前临床许多2型糖尿病患者大多无典型的"三多一少"症状，甚至无任何临床表现，对阴虚致消的传统论提出了挑战。因此，近年来不断有学者对此提出异议，并提出不同主张，或认为糖尿病的病机主要是气阴两虚，而主张益气养阴为主；或认为是湿热病邪作祟，强调治疗应清热化湿；或认为是瘀血阻滞，因而强调治疗以活血化瘀为主；或认为其病机关键是肾虚，而从肾论治；或认为是肝郁，从肝论治；或认为脾气虚弱是其病机关键，从脾论治等。诸多观点，都从不同角度、不同层面揭示了糖尿病病机的本质，有一定的临床指导意义，但仍以阴虚燥热病机、瘀血病机、肾虚病机的观点最为盛行。笔者通过多年的临床观察和对2型糖尿病证候学调查研究发现，2型糖尿病患者多具有以下特点：①高龄发病；②肥胖体虚；③"三多"不明显；④舌暗苔腻。所以，笔者认为脾虚湿盛是2型糖尿病的易患因素，脾胃升降失常是2型糖尿病发病的主要病机，且贯穿2型糖尿病的始终，创立了"调理脾胃针法"，从脾胃论治消渴及其并发症，获得了满意的疗效。

（一）调理脾胃升降在治疗 2 型糖尿病及其并发症中的地位

1. 历代医家对糖尿病从脾论治的认识

（1）糖尿病从脾论治的古代医家认识

历代医家对糖尿病从脾论治均有不同程度的认识，特别是近几年来随着糖尿病的研究深入，糖尿病从脾论治得到了日益重视。早在《灵枢·本脏》中即有"脾脆则善病消瘅"。《灵枢·邪气脏腑病形》亦云："脾脉……微小为消瘅。"说明脾虚是糖尿病的易患因素。《素问·奇病论》云："帝曰：有病口甘者，病名为何？何以得之？岐伯曰：此五气之溢也，名曰脾瘅。夫五味入口，藏于胃，脾为之行其精气，津液在脾，故令人口甘也。此肥美之所发也，此人必数食甘美而多肥也。肥者令人内热，甘者令人中满，故其气上溢，转为消渴，治之以兰，除陈气也。"肥者令人内热，是指胃失腐熟，食滞生热；甘者令人中满，是指脾虚不运，水聚成湿。说明多食肥甘厚味，湿热内盛，脾胃升降运化失职可导致糖尿病的发生。惜后世论糖尿病诸家，多持内热作解，而遗中满不释，殊不知中满者，正脾为肥甘化热所滞，失其健运之明证，为糖尿病发病一大关键。且同文中指出："五味入口，藏于胃，脾为之行其精气，津液在脾。"首次明确了糖尿病形成与脾司运化水谷津液有关，可谓切中病机，说明了脾胃是糖尿病发病的中心脏腑。而引起脾胃功能失常的原因，除了过食肥甘，饮食失节，损伤脾胃，《内经》还认为情志失调、劳倦过度亦可使脾失健运，升降失常，津液失布，谷气壅滞，燥热内生诱发此病。《内经》之后，论糖尿病者，虽多以三消立论，但重脾之说，亦不乏人。如晋·王叔和也在《脉诀》中云："脾胃虚，口干饶饮水，多食亦肌虚。"宋·王怀隐《太平圣惠方·三消论》亦云："夫消肾者，是肾脏虚惫，膀胱冷损，脾胃气衰，客邪热毒转炽，纵热食物，不作肌肤，腿胫消细，骨节酸痛，小便滑数。"宋·杨士瀛《仁斋直指方·三消》也指出："热蓄于中，脾虚受之，伏阳蒸胃，消谷善饥，饮食倍常，不生肌肉，此渴亦不甚烦，但欲饮冷，小便数而甜，病属中焦，谓之消中。"说明脾虚不能为胃行其津液，胃阳亢盛，水谷津液皆被火热消耗，发为糖尿病。元·朱震亨、明·胡源洁皆赞同此观点，胡源洁指出："热蓄于中，脾虚受之，伏阳蒸胃，消谷善饥……消中，又曰脾消，属于中焦，病在水谷之海也。"朱震亨对此在《丹溪心法·消渴》中指出："治法总要，当以白术散养脾，自生津液。"针对脾虚失运所致的糖尿病，金·张洁古早就首倡益气健脾治疗糖尿病，他在《卫生简易方》中说："白术散，治诸烦渴津液内耗，不问阴阳，服之止渴生津液。"金·李东垣继承此师训，认为糖尿病多由元气不升所致。其在《脾胃论》中云："若胃气之本弱，饮食自倍，则脾胃之气既伤，而元气亦不能充，而诸病之所由生也……脾胃俱虚……善食而瘦者，胃伏火邪于气分，则能食，脾虚则肌肉削，即食㑊也。叔和云：多食亦肌虚，此之谓也。"指出脾气不足，百病由生，治疗当以健脾益气为本，反对滥用苦寒清泻。明清两代医家在继承前贤理论基础上，进一步完善了脾胃虚弱导致糖尿病的病机观。如明·周慎斋《慎斋遗书·渴》云："多食不饱，饮多不止渴，脾阴不足也。"又说："专补脾阴之不足，用参苓白术散。"明·赵献可在《医贯·消渴论》中指出："脾胃既虚，不能敷布其津液，故渴，其间纵有能食者，亦是胃虚引谷自救……唯七味白术散……滋其化源，才是治法。"说明脾虚则生化不足，运化失常，导致津液亏乏，化燥生热，故需引水谷自救，而见口渴多饮，消谷善饥。清·李用粹《证治汇补·消渴》亦云："五脏之精华，悉运乎脾，脾旺则心肾相交，脾健则津液自化，故参苓白术散为收功神药也。""若脾胃虚衰，不能交媾水火，变化津液而渴者，参苓白术散。"强调脾虚失运是糖尿病病机的关键，治当以参苓白术散益气健脾，使中焦健旺，津生液化，阳生阴布，消渴自止。清·张璐则明确指出脾气下脱为糖尿病尿甜的病机。《张氏医通·消瘅》云："三消久而小便不臭，反作甜气，此脾气下脱。"清·林珮琴推崇此论，在《类证治裁·三消论》中亦云："三消久，小水不臭反甜者，此脾气下脱，症最重。七味白术散……《张氏医通》消瘅诊论，宜参玩。"他们认为脾气虚则中气不举，脾不能散精于肺，饮谷入于胃，精微不归正化，下渗膀胱，故"小水不臭反甜"，治当以七味白术散，健脾升清。清·喻昌《医门法律·消渴门》进一步指出："消渴之患，常始于微而成于著，始于胃而极于肺肾。""肥而且贵，醇酒厚味，孰为限量哉！久之食饮酿成内热，津液干涸……愈消愈渴，其膏粱愈无已，而中消之病遂成矣。"说明脾胃功能失常，上不能散精于肺，使肺津干涸，化燥生热；下不能输精充养于肾，脾气不升，反而下降，津液渗入膀胱，尿频量多。清·张锡纯亦持此论，其在《医学衷中参西录》中说："消渴一证，古有上、中、下之分，谓其证皆起于中焦而极于上下，究之无论上消、中消、下消，均皆渴而多饮、多尿，其尿有甜味。""消渴之证，多由于元气不升……因中焦膵病而累及于脾也……致脾气不能散精达肺则津液少，不能通调水道则小便无节，是以渴而多饮多溲也。"创玉液饮以益气养阴，清热固肾，"升元气以止渴"；以滋膵饮益气补阴养胰。方中均重用黄芪，并谓黄芪能助脾气上升，还有散精达肺之用，佐以滋阴诸品，更具阳升阴随、云行雨施之妙，实即是通过恢复脾之转输水谷津液的正常功能，纠正饮食水谷精微在输布利用及代谢中的不平衡状态，使糖尿病态得以消除，可谓求本之治。张氏所说的脾实指现代解剖学中的胰，据近年关于脾实质探讨的大量资料表明，中医传统认识中的脾包括了西医学解剖学上的脾和胰，中医脾的运化功能和西医学胰的分泌功能有着密切的关系，其中也包括糖代谢在内。胰腺分泌的胰岛素不足，或脂代谢的胰岛素抵抗，是引起糖尿病的基本病理改变。这也就是说，张氏关于糖尿病起于中焦而极于上下，以脾为主，探讨糖尿病病理变化的论述，是有其现代病理生理学基础的。此外，一些医家还提出了脾胃湿热也能导致糖尿病，如明·龚廷贤《万病回春·消渴》云："消渴者，口常渴也，小便不利而渴者，知内有湿也。"提出了湿邪困阻脾胃，气机壅塞中焦，消耗津液，导致糖尿病。清·费伯雄《医醇賸义·三消》也说："中消者，胃病也。胃为谷海，又属燥土，痰入胃中，与火相乘，为力更猛，食入即腐，易于消烁。"叶天士亦有相同之论，其曰："舌上白苔黏腻，吐出浊厚涎沫，口必甜味也，为脾瘅病。乃湿热气聚，与谷气相搏，土有余也。"说明脾胃湿热，升降失常，亦能导致糖尿病。清·张志聪更强调以燥湿健脾法治疗糖尿病，其在《侣山堂类辨·消渴论》中："有脾不能为胃行其津液，肺不能通调水道而为消渴者，人但知以凉药治消，而不知脾喜燥而肺恶寒……以燥脾之药治之，水液上升，即不渴矣。"

由此可见，前贤对脾胃在糖尿病中的地位和作用早就有了深刻的认识。

（2）糖尿病从脾论治的现代医家认识

现代医家在论治糖尿病时，也非常重视脾胃，强调脾虚是糖尿病的重要病机之一。如施今墨认为糖尿病患者多数伴有气虚的征象，乃因脾失健运，精气不升，生化乏源。若糖尿病患者常用甘寒滋阴降火之品，可致脾功能受损，中焦运化无力，水谷精微之气不足以营养气血，则气虚不足之象日趋严重，因而病情迁延，久治不愈。治疗除滋阴清热外，健脾补气法也不可忽视，补脾气以助运化之功，使水升火降，中焦健旺，气复阴回，糖代谢即可复常，每以育阴清热、益气健脾为大法。从脾入手，创黄芪配山药，苍术配玄参为基本用药，有燥湿以救脾阳，使水谷得化；润燥以养脾阴，使津液得生；补脾以升清，使精不下流，全方有"固脾精"之效。尤其苍术之用，可谓张志聪"以燥脾之药治之"的典范。以苦温之苍术燥湿运脾，则脾运得健，升清而上输于肺，"水津四布，五经并行"，水谷精微濡养周身，归于正化而不流失，则脾精得固；配用玄参，则苍术温燥之弊尽去，而运脾之功独存。此施氏用药精当，过人之处也。祝谌予师遵其说，并结合自己多年临床实践体会，创立了一系列治疗糖尿病的有效经验方，其中最具代表性的是降糖对药方，影响深远。全方用药六味，重视脾气升清在糖尿病治疗中的重要作用，以苍术、葛根辛散入脾胃，助脾气升清；黄芪温中补虚，行脾升清布精之功。关幼波也重视应用升清理论治疗糖尿病，其治疗糖尿病专方，药不过生黄芪、葛根、淫羊藿、白芍、乌梅、甘草六种，皆在于以辛甘发散为阳，酸甘养阴来调理脾胃升降。方中以黄芪补中升清；葛根辛升阳气，鼓舞胃气上行；淫羊藿既能助葛根升散之功，又能助黄芪补益之力；白芍、乌梅、甘草酸甘养脾生津，升中有降，以复脾胃功能。现代药理研究也证明许多治脾药物，如党参、黄芪、山药、白术、葛根、苍术、茯苓等都具有降血糖的作用，从而显示了从脾论治糖尿病是有效的途径。汪履秋亦重视中焦脾虚在糖尿病发病中的重要性，倡健脾益气是本病必不可少的治法之一，常以参苓白术散加减治之。胡翘武认为糖尿病老年患者多为脾虚气弱，中州失运所致，倡健脾运中四法（健脾益气、健脾养阴、温脾运中、滋养胃阴）。熊曼琪认为绝大多数糖尿病患者在整个病程中，不同程度地存在着脾气虚弱证。王玲认为糖尿病的发生与脾的关系极为密切，是由于饮食失节、精神失调、劳逸失度、先天禀赋薄弱等因素，导致脾胃损伤，气滞血瘀，津液失布。崔应珉等也认为饮食不节是形成糖尿病的重要因素，恣啖肥甘、醇酒厚味，致使湿热内蕴，壅遏不化，脾胃受其困顿，中焦之气戕伐，健运失常，水谷不化，精微不生，痰瘀内蕴，脾失统摄，精微漏泄，消渴成矣。张国华认为饮食失节、情志因素、五脏虚弱皆可损及脾阴，脾的运化生津功能失常，则津生无源，不能上承布散，肺津干涸，化燥生热；脾虚不能为胃行其津液，胃失润养；脾不能转输水谷精微，津液趋下，浊阴下流。杨军认为过食肥甘，导致中焦失于健运，湿浊内生，阻于络道，影响津液化生及输布，发为糖尿病。冷玉清等认为脾虚是糖尿病发病的关键，或由于饮食不节，或由于久思伤脾、郁怒伤肝乘脾，或过用滋腻损伤脾胃。潘朝曦认为糖尿病病因除先天禀赋外，主要为饮食所伤，即饮食过饱、味厚肥甘，其病位在脾，病机为脾虚浊阴下流，从而引发糖尿病一系列症状。庞铁良认为脾气不能升清是2型糖尿病的疾病本质，且贯穿2型糖尿病疾病过程的始终，只有用脾升理论指导2型糖尿病治疗的整个过程，才是真正抓住了2型糖尿病治疗的关键。李霞认为糖尿病的糖代谢紊乱与脾之运化功能、升清作用的降低有着密切的关系。老年人机体脏腑功能低下，如饮食不节，嗜食肥甘厚味，则易损脾胃，加之运动减少等自身原因，"久卧伤气"则更伤脾胃之气。因此，老年糖尿病患者临床常表现为气短神疲、虚胖乏力、食后腹胀、大便溏等一系列脾气虚弱、脾失健运的证候，其治疗也必以健运中宫、保护脾胃为先。王黎军认为糖尿病发病多和脾弱胃强导致机体水液代谢与输布、饮食精微转输与吸收的紊乱及气机升降失常有关。其常见并发症也是因脾胃的升降功能失常、脾虚胃强的病理现象而形成的。诸如清气不升，浊气不降而致眩晕（脑动脉硬化、高血压等）；脾失健运，痰浊内生，瘀血内停，痰瘀互阻，则经脉不利而成中风（脑出血、脑梗死等）；脾胃不和，气血生化无源，气血不能上承，目失所养而成目疾（白内障、视网膜病变等）；痰热上蒙耳窍，则致耳鸣、耳聋；脾弱则气血不能上济于心，气虚则血脉运行不利，脾约则水津不布，痰湿内停，心脉不利，故见心悸胸痛（冠心病等）；胃强则热毒上攻，肺金被灼，脾弱则土不生金而见咳嗽、咯血而并发肺痨（肺结核）；脾虚则不能托毒外出，胃强则热盛肉腐，则并发痈疽疮疡；脾虚则水津代谢障碍则形成水肿（肾功能损害、蛋白尿）；脾气下陷，清浊不分，混杂而下则泄泻。张凌志认为对于符合糖尿病诊断标准的患者，有或无中医脾虚湿困证症状，只要有舌淡或胖，苔白滑或白腻，脉濡缓或濡滑，都可以考虑辨为脾虚湿滞证，治疗上宜采用健脾化浊法。其本着《素问·奇病论》所提出的"治之以兰"的原则，自拟了化浊降糖汤治疗糖尿病脾虚湿滞证。同时，他还认为在糖尿病的现代治疗原则中，饮食治疗应始终是糖尿病的基础疗法。在保证人体必需热量的同时，限制碳水化合物的摄入，可以减轻胰岛 β 细胞的负担，保护胰岛素受体的敏感性。而以中医理论言，通过限制饮食，调整饮食结构，可以减轻"脾"的过分负荷，对于"脾"正常功能的恢复十分有利。因此，调节饮食可视为健脾的具体措施之一。雷根平认为 2 型糖尿病实质上属脾胃病，属于饮食所伤之湿温病，湿热是糖尿病发病的基本病机，且贯穿 2 型糖尿病的全过程。其发病规律为饮食所伤加运动减少导致湿热内生。早期病机以湿热内生阻遏气机、脾气虚弱为主；中期病机以湿热、气虚、阴虚、瘀血为主；晚期则出现气虚、阴虚、肾虚、湿浊、湿热、瘀血等多种病机交杂，从而变生诸症。按此病机的认识，对于 2 型糖尿病患者应当在早期予以醒脾益气、化湿清热之法；中期佐以养阴活血之法；晚期则观察气虚、阴虚、肾虚、湿浊、湿热、瘀血诸证之孰轻孰重，从而对证治疗。潘善余认为脾气虚弱是糖尿病的病机关键，湿阻、肝郁、肾虚是其基本病因，而瘀血内阻是其发展的必然结果。治疗重点自然应是益气健脾，尽力恢复脾的运化功能。中医药治疗糖尿病之方甚众，其中配用健脾之药者达半数以上。宋光临认为脾虚失运是糖尿病病源，而升补脾气，救其下脱，固摄下流之津液，使气复、阴回、津生，是治疗糖尿病之根本。然脾为湿土，土湿则滋生万物，脾润则长养脏腑，故治糖尿病不能单纯地升补脾之阳气。而且造成脾虚失运的原因是多方面的，脏腑功能失调，燥热、痰滞、瘀血内滞均能致脾虚失运，故治疗应从整体上来把握健脾助运的法则，既注重健脾胃助运化，也应注重肝肾的调补及诸邪的治疗，使脾胃健运而无碍，则糖尿病自能治愈。李肇翚等认为糖尿病虽以肺、胃、肾而分上中下三消，实皆与脾的转输功能失常有关，综观古今治糖尿病之方，用治脾之药过半数以上，故治糖尿病当以治脾为重。梁幼雅等认为糖尿病的发生、发展及其并发症的发生均与脾胃功能失调有密切关系，应从调理脾胃升降之枢论治糖尿病。张国建认为糖尿病的隐匿期和初期为湿热蕴脾，糖尿病并发症早期为脾气亏虚，糖尿病并发症晚期为脾肾阳虚，从调理脾胃论治糖尿病。李洪皎等认为肥胖 2 型糖尿病的发生与过食肥甘致脾胃辐重太过、郁滞化热密切相关，可责之脾胃气机升降失调。基于四气五味药性理论，治疗时当选苦寒之品，

寒可除热，苦可泻脾壅，苦寒药泻辐重除郁热，兼以辛味酸味调
畅气机。2型糖尿病前期、早期治脾不在补气重在泻壅，泻壅当以
苦味为主，苦辛酸相配，升降并举，以药物升降调和脾胃升降论
治糖尿病。刘振杰等认为脾虚胃强（胃热）贯穿糖尿病的各个时
期，对糖尿病的发生发展起着重要的作用。据此，他提出糖尿病
治疗以扶脾抑胃为主，用白虎人参汤加减，依据脾虚胃强矛盾之
主次，兼顾病程之分期，或健脾或清胃。前期、早期以健脾为主，
清胃为辅；中期以清胃火为主，辅以健脾；后期以脾胃兼顾，滋
阴润燥，辨证施治，取得良好的疗效。马坤等认为痰湿是贯穿肥
胖、代谢综合征主要症候群的主要病理因素，而痰湿形成正是脾
虚不健、升降失常所致的病理产物，故代谢综合征的发病病机与
脾气虚密切相关。刘泽延认为在治疗糖尿病过程中，始终存在着
不同程度的脾气虚弱，因此，要重视运用健脾益气药。逢雯丽等
认为糖尿病病位当归于中焦脾胃，病机是中阳不足，当治以温药，
用药主要有温脾与温肾之分，其重点在于温脾。

综上所述，历代医家从不同角度、不同层面揭示了脾胃与糖
尿病的密切关系，认识到无论是先天禀赋不足，还是后天饮食不
节、思虑劳倦伤脾，都能导致脾虚运化失职，升降失常。不升则
不能输精于肺，反而下陷，精微随之下渗膀胱；不运则不能为胃
行其津液。日久，血少津枯，血脉不充，血行无力；水聚成湿，
湿浊内生，痰瘀互结，从而引发一系列糖尿病并发症。这些论述，
为我们重视脾胃在2型糖尿病发病中的地位，从脾胃论治2型糖
尿病奠定了丰厚的理论基础。

2.2 型糖尿病证候学的研究

（1）2 型糖尿病证候研究的现状

仝小林等认为糖尿病有两个 80% 值得注意：80% 以上患者肥胖；80% 以上患者没有明显的"三多一少"，也就是说，没有明显的消渴。这提示糖尿病的一种类型为肥胖，肥胖既是其体质特征，又是引起肥胖型 2 型糖尿病的根本原因。肥胖分虚胖和实胖，古代人把肥胖分成膏人和肉人，肉人属于现在所说的均一性肥胖（实胖），而膏人比较偏重中心性肥胖（虚胖）。其所做的流行病学调查研究表明：实胖约占 69.5%，虚胖约占 30.5%，实胖患者的特点是肩宽背厚，体力较好，腹部比较坚实；另一类虚胖者特别值得我们注意，这类患者比别人吃得少，却比别人胖，其数量大约占到临床所见糖尿病患者的 1/3。实胖的治疗重点是清胃消导，化痰通腑，而虚胖则要加强运化，益气健脾，化痰利湿。王琦等研究也认为肥人即为痰湿体质之人，由于禀赋遗传，素体肥胖，或饮食不节，嗜食肥甘厚味，损伤脾胃，脾失运化，痰湿凝聚，逐渐形成黏滞重浊的各种表现，如面部皮肤油脂较多、胸闷痰多、喜食肥甘、舌苔白腻、脉滑等。这种痰湿体质是代谢综合征产生与发病的内在基础，其发病倾向是易患糖尿病、中风、胸痹等病证。李江慧通过对糖尿病患者中医证候的统计分析发现，脾肺气虚型最多，其次为阴阳两虚型、阴虚热盛型、胃燥阴伤型。张延群等通过对 2080 例糖尿病患者中医诊断现状的调查与分析，发现采用气血津液辨证分型的 1402 例中，阴虚燥热型 327 例（23.32%），气阴两虚型 819 例（58.42%），气虚血瘀型 195 例（13.91%），阴阳两虚型 61 例（4.35%），以气阴两虚型为最多。进一步的研究发现：75.72% 的患者有乏力倦怠的症状，居第一位；53.22% 的患者有消瘦体重下降的症状，居第三位；28.22% 的患者有便溏、腹泻的症状，居第十位；28.12% 的患者有气短或声低懒言的症状，居第十一位；24.18% 的患者有纳差、腹胀的症状，居第十二位。在对糖尿病常见并发症证候关系的统计中发现：气虚证占 50.43%，居第二位。徐正正在对 157 例不同病程的糖尿病患者的证候特征调查中发现：糖尿病患者中阴虚证仅在临床早期具有普遍性，血瘀证在病程 10 年以上控制欠佳时具有普遍性，湿邪内阻证在各组糖尿病患者中都具有普遍性。陶枫等临床调查发现：90% 的糖尿病患者有疲倦乏力、少气懒言等脾气虚弱的症状。糖尿病病位在脾，脾气虚弱，脾阴不足。治疗当从脾入手，以健运脾土、益气养阴为主，随证施治。且脾胃互为表里，脏病及腑，治脾既兼治胃，也能改善糖尿病患者消谷善饥、口干口苦等症状。待病至末期，瘀血阻滞脉络，可导致多种并发症的出现，则须活用益肾填精、活血化瘀等治法，但健运脾土、益气养阴为其常用治法，尚需加以重视。杨留洪通过对 210 名青壮年 2 型糖尿病患者调查研究表明：当今临床"糖尿病"始动病因，以后天饮食不节、过逸少动为主，并与情志失调密切相关，病初以实证为多，阴虚或阴虚燥热证已不作为普遍性证候，痰湿内滞在 2 型糖尿病中具有普遍性。因过食膏粱厚味，损伤脾胃，加之过逸少动，三焦气机壅滞，水谷及甘肥厚味不能化生气血精微，津液代谢障碍而聚生痰湿，是 2 型糖尿病初起痰湿之象普遍的主要病理机制，进一步痰

（湿）气郁积化热，灼伤阴津而渐成 2 型糖尿病。传统认为，2 型糖尿病的病变脏腑在肺、胃、肾，尤以肾为关键。本组资料统计显示，病变脏腑（病位）涉及肺者 25 例，脾胃者 159 例，肝者 92 例，肾者 32 例，心者 11 例。说明 2 型糖尿病的早期病变脏腑主要在中焦脾胃，与肝密切相关。《素问·奇病论》曰："夫五味入口，藏于胃，脾为之行其精气，津液在脾，故令人口甘也，此肥美之所发也。此人必数食甘美而多肥也。肥者令人内热，甘者令人中满，故其气上溢，转为消渴。"此论述在相当程度上奠定了脾胃在 2 型糖尿病发生、发展中的重要地位，过食甘肥、脾胃失于健运是 2 型糖尿病的发病基础，尤其是丰衣足食的现代社会。

（2）2 型糖尿病证候分布特征的临床研究

笔者曾率领课题组按照多中心、大样本、随机的原则，采用横断面调查研究的方法，对 1100 例 2 型糖尿病及其并发症患者进行流行病学调查研究。首先，通过文献研究结合临床，经有关专家进行论证，设计 2 型糖尿病及其并发症的中医证候分布临床信息调查表。然后，按照统一的标准规程，由主治医师调研操作，调查前统一培训，严格质量控制，认真填写临床调查表。最后，将调查资料采用双机输入 EpiData 数据库，建立 2 型糖尿病及其并发症的证候分布调查数据库，检查核对并进行逻辑检查后锁定数据库。运用 SPSS 11.5 统计软件，对常见症状进行聚类分析、二分类 Logistic 分析及判别式分析，并根据临床实际和中医辨证的特点，确定证候的分布特征。调查显示：本研究通过聚类分析找出 2 型糖尿病的第一类症状，即 2 型糖尿病的主要临床表现为口渴多饮、消渴易饥、尿多而甜、形体肥胖、倦怠懒言。对第二类症状的研究主要采用 Logistic 分析法及判别式分析法，结果显示形体肥胖、喜食肥甘、倦怠懒言、口渴多饮、消渴易饥、尿多而甜、五心烦热、形寒肢冷、舌暗或有瘀斑、舌淡胖、苔白腻为 2 型糖尿病诊断的主要症状要素，以预测概率 0.5 为判别分界点，总正确率为 88.1%。最后采用逐步判别分析方法，以证候的有无作为分组变量，以证候中出现的症状、舌象、脉象作为自变量，以证候有无的构成比作为先验概率，逐个引入和剔除变量，建立 Fisher 判别函数。根据各症状系数，研究者发现对脾虚湿盛证诊断有帮助的症状主要为形体肥胖、肢体困重、倦怠懒言、纳呆腹胀、便溏、舌淡胖、苔白腻。据此建立的判断函数判断符合率为 89.2%，灵敏度为 77.3%，特异度为 92.7%，Kappa 值为 0.695。

调查研究结果表明，2 型糖尿病证型以脾虚湿盛、气阴两虚、血瘀气滞、阴虚内热为主，概括了 95% 以上的 2 型糖尿病临床证型。其中脾虚湿盛证型出现频率最高，说明脾虚湿盛证才是 2 型糖尿病的特征证候。

但本研究结果有一定的局限性，能否成为所有 2 型糖尿病临床辨证分型标准，需进一步跨地区多中心合作研究证实。

3. 脾虚湿盛是 2 型糖尿病易患因素，脾胃升降运化失常是其病机关键

通过文献分析和多年的临床实践观察及流行病学调查研究，笔者认为脾虚湿盛是 2 型糖尿病的易患因素，在激惹因素作用下，导致脾胃升降运化功能失常。脾不散精上输于肺，肺无以输布，

出现口渴多饮、消瘦乏力、四肢倦怠；脾不能为胃行其津，燥热内盛，出现消谷善饥；脾不能转输水谷精微，水谷精微下流膀胱，出现尿多而甘，形成 2 型糖尿病。脾胃升降运化功能失常日久，则湿聚成痰，因痰致瘀，痰瘀互结，壅塞脉络，成为 2 型糖尿病血管并发症的病理关键。痰瘀阻滞于脑脉，发为脑梗死；阻滞于心脉，发为冠心病；阻滞于肾脉，发为肾病；阻滞于眼脉，发为糖尿病视网膜病变；阻滞于足部经脉，发为糖尿病坏疽；瘀阻络脉，发为糖尿病神经病变；瘀阻宗筋，发为糖尿病性功能障碍。多种并发症亦是脾胃升降失常的系列反应。

中医学认为脾胃是人体对饮食水谷进行消化、吸收和输布其精微的主要脏器。《素问·灵兰秘典论》云："脾胃者，仓廪之官，五味出焉。"《素问·经脉别论》亦云："饮入于胃，游溢精气，上输于脾，脾气散精，上归于肺，通调水道，下输膀胱，水精四布，五经并行，合于四时五脏阴阳，揆度以为常也。"这些论点的提出，概括了水谷入于胃后化生精微及其输布的全过程，以及脾和胃在这一过程中的主要作用。因人的一切生理活动赖水谷精微的滋养，而胃又是人吸取水谷精微的第一道关口，人能否从水谷精微中汲取足够的营养，全赖脾胃生理功能的正常与否，脾胃位居中焦，是升降出入的枢纽。胃气主降，饮食及糟粕得以下行；脾气主升，精气才能输布。若胃纳与升降失常，则呕吐、纳呆；脾运与升清障碍，则腹胀、泄泻；脾胃升降失常，纳化失司，则水聚为湿，谷滞为积，精微不归正化，其气上溢，发为糖尿病。正如《素问·阴阳应象大论》所说："清气在下，则生飧泄；浊气在上，则生䐜胀。"《素问·奇病论》曰："夫五味入口，藏于胃，脾为之行其精气，津液在脾，故令人口甘也，此肥美之所发也。此人必数食甘美而多肥也。肥者令人内热，甘者令人中满，故其气上溢，转为消渴。"在水谷消化、吸收和输布的过程中，"脾气散精"起主导地位，是"水精四布，五经并行"的关键环节，若脾气不能升清，水津亦不能四布，人体营养及代谢过程就会出现紊乱。诚如《灵枢·本脏》谓："脾病，善病消瘅。"说明脾气不能升清在 2 型糖尿病发病过程中起着极其重要的作用。

西医学认为人体在正常情况下，当血糖升高时，就会刺激胰岛细胞分泌胰岛素，胰岛素与细胞膜上的胰岛素受体结合，将降糖信号传递给细胞，葡萄糖耐受因子（GTF）在细胞膜内侧接受降糖信号，启动一系列磷酸化反应，打开糖利用通道大门，血液中的葡萄糖通过糖通道进入细胞内，被转化为细胞能量，或转化为糖原储存，从而达到降低血糖、补充细胞能量的双重目的。在这一过程中，胰岛素是降糖信号的"传递员"，胰岛素受体是胰岛素的"接受站"，而 GTF 就是打开细胞糖通道大门的"人"，胰岛素、胰岛素受体和 GTF 三者分工协作，糖通道大门才能被启开，葡萄糖才能通过葡萄糖通道进入细胞，三者缺一不可。无论这一环节的哪一部分出现问题，其最终结果都是葡萄糖没有被细胞充分利用，引起糖代谢失常，导致 2 型糖尿病发生。结合中医学对饮食水谷的代谢理论来看，血中的葡萄糖就是人体所需要的精微物质，胰岛素、胰岛素受体和 GTF 所形成的葡萄糖进入细胞的环节就是脾气升清，输布精微物质的过程。如果这一环节不能实现，终将导致 2 型糖尿病的发生，所以说脾胃升降失常是 2 型糖尿病发病的病机关键。

据临床所见，2 型糖尿病患者大多无明显"三多一少"症，而往往在体检或出现并发症时才被发现患有糖尿病。这些患者多具有高龄发病、肥胖体虚、喜食肥甘、"三多"不明显、倦怠乏力、舌暗苔腻的特点。此类患者的体质属于中医的"形盛气衰体质"。而脾胃为气血生化之源，后天之本，主肌肉四肢。饮食入胃，经过胃与脾的共同消化作用，其中的水谷精微，还须通过脾的运输布散而输送全身，以营养五脏六腑，充养四肢肌肉。若脾胃一病，生化乏源，运化失司，水聚成湿，则气衰于内，而形盛于外，"形盛气衰之体"由生，所以说脾虚湿盛是 2 型糖尿病患者发病的基础。

随着人们生活水平和工作条件的改善，2 型糖尿病患病率逐年升高。而多食肥甘、体力活动减少、脑力劳动增加、社会竞争激烈、心理压力过重等都是其诱发因素。长期过食肥甘油腻或醇酒厚味，酿成湿热，耗伤脾气，脾失运化升清，发为消渴。《素问·奇病论》在解释糖尿病的发病原因时说："此肥美之所发也，此人必数食甘美而多肥也。肥者令人内热，甘者令人中满，故其气上溢，转为消渴。"《素问·通评虚实论》也指出："消瘅……肥贵人则膏粱之疾也。"《景岳全书》更明确指出："消渴……其为病之肇端，则皆膏粱肥甘之变……皆富贵人病之，而贫贱者鲜有也。"这与西医学认为脂代谢异常，引起胰岛素抵抗，导致 2 型糖尿病发生，是不谋而合的。长期情志不畅，气机郁结，影响脾胃的升降运化，脾运失职，水谷精微不布，发为糖尿病。西医学同样认为，精神因素是导致糖尿病患者血糖波动和病情恶化的重要因素。总之，消渴或由于饮食不节损伤脾胃，脾胃升降失常，运化失职；或体力活动减少，久卧伤气，久坐伤肉，过于安逸，脾气呆滞，升运不健；或脑力劳动增加，思虑伤脾，脾失健运；或竞争加剧，心理压力，使肝失条达，木郁土壅。其始虽异，其终则一，最终导致脾胃升降失常，纳化失司，水聚为湿，谷滞为积，精微不归正化，脾虚湿盛，体虚肥胖，血液中膏脂蓄积，脂代谢异常，胰岛素抵抗增强，糖代谢失常，引发 2 型糖尿病。据此可知，脾胃升降失常是 2 型糖尿病发生发展的主要病机，且贯穿 2 型糖尿病的始终，而脾失运化，不能升清起主导作用。

由此可见，脾胃是 2 型糖尿病发生、发展的中心脏腑。所以，笔者提出了脾虚湿盛是 2 型糖尿病的易患因素，脾胃同病是 2 型糖尿病的病理基础，脾胃升降失常是 2 型糖尿病发病的主要病机，脾胃功能失常贯穿 2 型糖尿病的始终。

4. 调理脾胃升降运化是治疗 2 型糖尿病的基本大法

由于脾胃在糖尿病发病过程中起重要作用，脾胃升降运化失常是 2 型糖尿病及其并发症的基本病机，并贯穿 2 型糖尿病之始终。所以，笔者认为调理脾胃，恢复其升降运化功能，是治疗 2 型糖尿病的基本大法，以健脾化湿、和胃降浊、调理升降枢机为主，随证施治，机圆法活。在治疗过程中要时时注意顾护脾阳，顺从脾喜燥而恶湿，胃喜润而恶燥，脾升胃降的特性，顺其性为补，逆其性为泻，抓住脾胃升降失常这一环节，有的放矢，"以平为期"。总结出治疗 2 型糖尿病的基本方法——"调理脾胃针法"。在此基础上，根据不同病症进行加减。

取穴：中脘、曲池、合谷、足三里、阴陵泉、三阴交、丰隆、血海、地机、太冲。除中脘外，余穴皆为双侧取穴。

操作：针刺深度以得气为度，中脘、血海、太冲施以平补平泻之法；足三里、阴陵泉、三阴交施以徐疾提插补法；曲池、合谷、丰隆、地机施以徐疾提插泻法，留针 30 分钟。

兼症的配穴：合并糖尿病肾病者，配刺肾俞、白环俞、膏肓、中极；合并糖尿病视网膜病变者，配刺风池、四白、瞳子髎、睛明；合并冠心病者，配刺大陵、内关、至阳；合并周围神经病变者，配刺外关、委中、阳陵泉、绝骨、丘墟；合并便秘者，配刺支沟、天枢；腹泻者配刺天枢、上巨虚；合并脑梗死者配刺风池、臂臑、外关、环跳、伏兔、阳陵泉、绝骨等。

方义：中脘为胃经之募穴，六腑之所会，胃经之精气所汇聚之处，有健脾胃、助运化、调升降之功。足三里为胃经之合穴，胃气之大会，补之则能益脾胃，补脏腑之虚损，升阳举陷；泻之则能升清阳，降浊阴，引胃气下行，助胃气水谷之运化。阴陵泉为脾经之合穴，能健脾升阳，运中焦，化湿滞，而开通水道。三阴交为足太阴、足厥阴、足少阴三经交会之穴，蕴藏着肝、脾、肾三脏之阴，有健脾益气、调补肝肾、调和气血之功；与中脘、足三里相伍，以振发中焦阳气，健脾滋阴，益气养血，调理气机，使清气升，浊气降；与阴陵泉相配，以健脾利湿，开通水道。曲池为大肠经之合穴，大肠经气血所入之处，有由表达里、走而不守、通达上下、功专善行之特性，能协调胃肠，和胃降逆。合谷为大肠经所过之原穴，性能轻清走表，升而能散，泻而能降，与曲池相伍，通降胃肠，扫荡一切邪秽。太冲为肝经所注之输穴、原穴，其性下降，善于疏峻开导，平肝而调肝，取之意在调肝木以防横克脾土。丰隆为胃经之络穴，能降胃气之上逆而和胃，化湿祛痰，又能润肠通下，通利腑气。血海为脾血归聚之海，能引血归脾，有活血理血之功。地机为脾经之郄穴，为气血汇聚之处，乃活血养血之要穴。二穴相配可化血中之瘀滞，祛瘀生新，以复生化之源。诸穴合用，使升降有序，健运有常，气血得化，精微得布，脏腑百骸得以濡养，是治疗2型糖尿病的基础方。肾俞为肾脏精气输注之处，可养先天、益肾气，补益肾之阴阳。白环俞、膏肓为升清阳、降浊阴之经验穴，是治疗虚劳之效穴。中极为足太阳膀胱经之募穴，能助膀胱之气化，通利小便，洁净府，引浊邪外出。四穴相伍，补益肾气治其本，分利湿毒治其标，补泻兼施，标本兼顾，为治疗糖尿病肾病的基础方。"五脏六腑之精气皆上注于目而为之精，精之窠为眼……裹撷筋、骨、血、气之精而与脉并为系，上属于脑，后出于项中。"眼通五脏，气贯五轮。故眼病常以项中之风池为主穴，配以局部明目要穴睛明、四白、瞳子髎。至阳为督脉之要穴，位居阳位（背部），督脉具有总督一身之阳气的作用，针至阳"可从阳引阴"，温通胸中之阳气，振奋心阳，进而达到温化胸中痰瘀，改善"阳微阴弦"之目的；大陵、内关为心包经之输、络穴，心包为心之使者，可替君行令，又可代心受邪，两穴相配既可宽胸理气，又可宁心安神。臂臑、外关、环跳、伏兔、委中、阳陵泉、绝骨、丘墟诸穴疏通气血，化血中之瘀滞而通络，使气机条达，血液运行通畅，瘀邪得祛，筋脉得养。风池为风证之要穴，泻之可平肝息风。支沟属手少阳三焦经，为三焦经气所行之经穴，功善调理诸气。天枢为手阳明大肠经募穴，具有双向调节作用，刺之可荡涤肠胃之秽浊，与支沟相配调气通腑，降浊通便；与手阳明大肠经下合穴上巨虚相配可调理胃肠而止泻。

现代研究表明针刺中脘对胃肠蠕动有双向调节作用，对胃酸分泌也有一定促进作用。针刺足三里对血糖有双向调节作用，血糖高者，显著下降；血糖低者，略升高，并对血管的舒缩有调节作用，能降低血浆纤维蛋白原和纤维蛋白降解产物，减少血液凝固。针刺阴陵泉能增强肠蠕动，对膀胱张力有双向调节作用。针刺三阴交能降低血糖，增加血浆胰岛素含量，有调节胰岛素分泌的作用。针刺曲池对血糖有双向调节作用，并能调节血管的舒缩活动，能提高血氧饱和度。针刺合谷对血糖有双向调节作用，主要通过迷走神经-胰岛系统实现，并能调节血管舒缩活动，改善血液循。动物实验研究也表明：调理脾胃针法能调节2型糖尿病大鼠的胰岛素水平，增强其胰岛素的敏感性，减轻胰岛素抵抗。其减轻胰岛素抵抗，是通过改善受体和受体后缺陷来实现的，其中主要是改善了受体后缺陷。这可能是由于针刺使葡萄糖运转增强；使细胞内物质代谢所需的一些关键酶活性增高（丙酮酸脱氢酶、糖原合成酶），使葡萄糖氧化和贮存增强；同时，调理脾胃针法还能改善脂代谢，促进血液循环，使血液循环中的游离脂肪酸和胰岛素激素浓度降低。这均有利于减轻胰岛素抵抗。

（二）调理脾胃升降运化在治疗 2 型糖尿病及其并发症中的应用

1. 调理脾胃针法治疗 2 型糖尿病的临床应用举例

以笔者近年来所做科研课题为依据，列举应用调理脾胃针法治疗糖尿病血管并发症的研究结果，说明调理脾胃升降是治疗糖尿病及其并发症的可行途径，调理脾胃针法是治疗本病的有效方法之一，诠释调理脾胃升降在糖尿病治疗中的作用。

（1）调理脾胃针法治疗糖尿病视网膜病变的临床研究

将符合诊断、纳入和排除标准的 120 例糖尿病视网膜病变（DR）患者进行分组，以随机数字表，按住院时间顺序随机分为观察组和对照组，每组各 60 例。在常规糖尿病治疗的基础上，观察组采用调理脾胃针法加风池、瞳子髎、四白治疗；对照组以眼周穴位为主治疗，两组操作方法、疗程相同。以眼底状况、血糖、血脂、一氧化氮（NO）、内皮素（ET）水平进行临床疗效评定。结果显示：调理脾胃针法可明显改善 DR 患者的眼底状况，使处于单纯性 DR 的患者病情逆转，从而提示我们 DR 应早诊断、早治疗。同时调理脾胃针法可改善患者的糖、脂代谢，良性地调节 NO、ET 的分泌水平，与对照组比较差异有显著性或非常显著性的意义（$P < 0.05 \sim P < 0.01$）。说明调理脾胃针法是治疗 DR 的有效方法，其取效机制可能是调节了血管活性物质的 NO、ET 水平，使其处于动态平衡，达到保护糖尿病患者的血管内皮细胞的作用，从而

延缓视网膜病变的发生和发展，其具体作用机制有待进一步研究。

（2）调理脾胃针法治疗2型糖尿病合并脑梗死的临床研究

我们通过对140例患者进行随机对照和自身交叉对照临床观察研究，发现调理脾胃针法治疗2型糖尿病合并脑梗死的疗效优于对照组（优降糖＋无关穴位），观察组总有效率为85.26%，对照组总有效率为46.66%，两组疗效差异有非常显著性意义（$P < 0.01$）。两组患者治疗前后尿糖、血糖、葡萄糖耐量试验、肢体肌力、血液流变学主要指标均有明显变化，差异有非常显著性的意义，说明调理脾胃针法和优降糖加无关穴位针刺法，对本组患者均有一定疗效，都能改善患者的血糖水平，提高肢体肌力，降低血液黏稠度。但两组患者疗后尿糖、血糖、葡萄糖耐量试验、肢体肌力、血液流变学主要指标比较，亦均有显著性差异或非常显著性意义（$P < 0.05 \sim P < 0.01$），从而说明调理脾胃针法对本组患者的疗效优于优降糖加无关穴位针刺法，是治疗2型糖尿病合并脑梗死的有效方法。为了进一步提高本课题研究的科学性，最大限度地减少误差，我们还在两组患者治疗1个月后进行交替换法治疗1个月。结果表明，两组患者换法前尿糖、血糖、葡萄糖耐量试验变化比较，观察组改善程度优于对照组（$P < 0.01$），而换法后，对照组经用调理脾胃针法后尿糖、血糖、葡萄糖耐量试验有显著性改善（$P < 0.01$），两组患者换法后尿糖、血糖、葡萄糖耐量试验、肢体肌力、血液流变学指标比较，差异无显著性意义（$P > 0.05$），说明观察组改用优降糖加无关穴位针刺后，其临床客观指标或有所改善，或保持不变；而对照组改用调理脾胃针法后，临床客观指标有了明显改善。从而进一步说明调理脾胃针法，能有效地降低血糖，改善糖耐量能力，提高肌力，改善血液黏稠度。此外，对治疗结束 1 年以上病例追访所得到的 51 例资料进行分析，结果表明观察组脑卒中复发率为 3.125%，而对照组复发率为 25.000%，两组差异有显著性意义（$P < 0.05$），说明调理脾胃针法确能降低 2 型糖尿病合并脑梗死患者的脑梗死复发率，提高脑梗死的治愈率。

（3）调理脾胃针法对糖尿病肾病早期干预及对肾脏保护机制的研究

本研究按照循证医学的原则，采用多中心、大样本、随机对照的方法，将符合诊断、纳入和排除标准的糖尿病肾病（DN）130 例，以随机数字表，按住院时间顺序随机分为观察组和对照组。在常规糖尿病治疗的基础上，观察组采用调理脾胃针法加膏肓、肾俞、白环俞及中极治疗；对照组参照新世纪全国高等中医药院校规划教材《针灸学》治疗消渴的方法，两组操作方法、疗程相同。以尿白蛋白排泄率（UAER）、尿 β_2 微球蛋白（$\beta_2\text{-MG}$）、尿单核细胞趋化蛋白 -1（MCP-1）、肾小球滤过率（GFR）、血尿素氮（BUN）、肌酐（Cr）、血糖、血脂、肾血流进行临床疗效评定。临床观察结果显示，观察组显效率为 60.94%，总有效率为 92.19%；对照组显效率为 9.68%，总有效率为 38.71%，差异有非常显著的意义（$P < 0.01$），观察组的临床疗效明显优于对照组，说明调理脾胃针法可明显改善 DN 患者的临床症状，是治疗 DN 的一种有效方法。同时调理脾胃针法能降低和控制患者的

血糖、血脂水平，降低微量蛋白尿水平，改善糖尿病肾病患者的肾功能、肾血流，与对照组比较差异有显著性或非常显著性意义（$P < 0.05 \sim P < 0.01$）；调理脾胃针法可有效地调节患者的糖、脂代谢，从而缓解 DN 的高滤过，减轻蛋白非酶糖化，改善糖、脂异常造成的进行性肾损害，进而起到治疗 DN、延缓 DN 进展的作用；调理脾胃针法能改善 DN 肾小球的滤过功能，降低尿蛋白排泄率，从而起到改善肾功能的作用；调理脾胃针法能抑制 MCP-1 过度表达，从而增加了葡萄糖的摄取，保护了肾小球、肾小管，防止和延缓了肾损害；调理脾胃针法能改善肾血流，从而改善了肾组织缺血、缺氧状态，延缓了肾功能减退的自然进程。

（4）调理脾胃针法对 2 型糖尿病合并冠心病影响的临床研究

本研究采用随机对照、盲法原则的方法，将符合诊断、纳入和排除标准的糖尿病冠心病（CDM）120 例，以随机数字表，按住院时间顺序随机分为观察组和对照组。在常规降糖、降脂、降压治疗的基础上，观察组采用调理脾胃针法加大陵、内关、至阳治疗；对照组采用与针刺组相同的针刺手法，具体取穴不同。于治疗前、治疗后第 7、第 14、第 21、第 28、第 35 天记录病情变化情况及不良反应的发生情况。观测中医症状病情积分值，心绞痛发作时间、次数、程度、持续时间、诱发原因，硝酸甘油服用量，心肌酶、血糖、血脂，心电图、心脏彩色多普勒等一系列指标，采用 SPSS 11.5 统计软件进行数据分析。结果显示，观察组显效率为 44.67%，总有效率为 85.42%；对照组显效率为 20.36%，总有效率为 48.56%，差异有非常显著的意义（$P < 0.01$），观察组的

临床症状改善程度明显优于对照组，硝酸甘油的服用量明显低于对照组，说明调理脾胃针法是治疗 CDM 的一种有效方法，能降低和控制患者的血糖、血脂水平，从而有益于减缓糖尿病血管并发症的发生。调理脾胃针法不仅能使血糖得到理想控制，而且还能改善 ST-T 段下移水平的程度，减少心绞痛的发作频率，缩短心绞痛的持续时间；改善左室舒张功能，减轻心肌负荷，从而提高了心功能。这可能是其通过调整糖脂代谢紊乱、抗脂质过氧化、抑制蛋白质非酶糖化、保护血管内皮细胞等途径，降低了外周阻力，促进了血液循环，增加了冠状动脉流量，进而改善了心肌能量代谢和心肌缺血状况。

2. 调理脾胃针法治疗 2 型糖尿病的作用机制

（1）调理脾胃针法对 2 型糖尿病胰岛素抵抗影响的临床研究

中医药治疗 2 型糖尿病已被证实具有一定的效果，其作用机制是多途径、多环节、多因素的，许多药物降血糖的主要机制是加强了胰岛素的外周作用。研究表明单一胰岛素缺乏，不能完全解释 2 型糖尿病的发病，胰岛素抵抗才是 2 型糖尿病的显著特征。因此，治疗 2 型糖尿病的最终目的，就是使胰岛素抵抗逆转或减轻。那么调理脾胃针法治疗 2 型糖尿病的作用，是否是通过逆转胰岛素抵抗而实现的呢？我们采用随机对照、盲法原则的方法，将符合诊断、纳入和排除标准的 120 例 2 型糖尿病患者，根据就诊序号，按 1 ：1 配对原则随机分为观察组和对照组各 60 例。观察组采用调理脾胃针法治疗，对照组口服优降糖加无关穴位针刺法治疗，两组病例操作治疗方法相同。以空腹胰岛素（FINS）、胰岛素敏感指数（IAI）、葡萄糖利用率（M）、血糖、血脂为观察指标，于治疗 4 周后评定疗效。临床观察表明：两组患者尿糖、空腹血糖（FBG）、口服葡萄糖耐量试验（OGTT）治疗前后比较，差异均有显著性意义（$P < 0.01$ 或 $P < 0.05$），两组治疗后比较差异亦有显著性意义（$P < 0.01$ 或 $P < 0.05$）。观察组 FINS、IAI、M 治疗前后比较差异有显著性意义，而对照组变化不明显，两组患者治疗后比较差异有显著性意义（$P < 0.01$ 或 $P < 0.05$）。观察组血脂及血流变主要指标治疗前后差异均有显著性意义，对照组甘油三酯（TG）、高密度脂蛋白（HDL-C）、红细胞比容、全血低切黏度治疗前后差异有显著性意义，观察组和对照组治疗后比较，除总胆固醇（TC）外，差异均有显著性意义（$P < 0.01$）。研究发现：观察组经调理脾胃针法治疗后，血、尿糖水平明显下降（$P < 0.01$），但其胰岛素水平并未伴随着相应升高，反而下降，而其胰岛素敏感指数却明显升高。说明调理脾胃针法降血糖的作用机制是通过加强胰岛素的外周作用，使外周组织摄取葡萄糖的能力增强来实现的，提示调理脾胃针法具有拮抗胰岛素抵抗的作用。

（2）调理脾胃针法对 2 型糖尿病胰岛素抵抗影响的实验研究

本研究通过对 2 型糖尿病大鼠血浆中血糖、血清胰岛素、胰岛素敏感指数、红细胞胰岛素受体最大结合力的变化，探讨针刺对 2 型糖尿病胰岛素抵抗的影响，为针刺治疗糖尿病提供实验依据。

选用纯系 Wistar 雄性大鼠 50 只，体重约 250g，以标准高热量大鼠块饲料喂养 1 周，按经典 2 型糖尿病大鼠造模方法造模，然后取成模大鼠 20 只，随机分为针刺观察组和模型对照组各 10 只。观察组针刺穴位及方法按华兴邦等制定的《常用动物腧穴图谱》，取中脘、曲池、合谷、足三里、阴陵泉、三阴交、太冲，提插捻转运针 15 分钟，2 次 / 天，6 天为 1 个疗程，治疗 4 个疗程。正常组和对照组不做任何治疗，治疗结束后采血及组织检测 FBG、FINS、IAI、红细胞胰岛素受体最大结合力测定等观测指标。实验结果显示：①造模前各组大鼠 FBG 均在正常值范围，各组比较差异无显著性意义（$P < 0.05$）；造模后，观察组和对照组大鼠 FBG 均显著高于正常组（$P < 0.01$），而观察组和对照组 FBG 比较差异无显著性意义（$P < 0.05$），说明造模成功，造模组大鼠有持续高血糖的特点。观察组经针刺治疗后，FBG 显著降低，与治疗前血糖比较差异有非常显著性意义（$P < 0.01$），与正常组比较虽仍有差异（$P < 0.05$），但已接近正常；而与对照组比较差异有非常显著性意义（$P < 0.01$），说明针刺使 2 型糖尿病大鼠的血糖降低，趋于正常。②正常组血清胰岛素水平略呈增高趋势，考虑与大鼠增龄和进食有关。观察组和对照组在注射链脲佐菌素（STZ）后，喂高热量饮食前血清胰岛素水平显著降低，而造模后，血清胰岛素水平显著高于正常组，说明观察组和对照组存在着胰岛素抵抗（IR）。观察组经针刺治疗后，血清胰岛素水平显著降低，与正常组胰岛素水平相似，而较对照组明显减少，有差异非常显著性意义（$P < 0.01$）。说明针刺能增强该模型大鼠胰岛素反应性，调节其血清胰岛素水平。③造模前各组大鼠胰岛素敏感指数差异无显著性意义（$P > 0.05$）；而造模后，观察组和对照组胰岛素敏感指数减低，与正常组比较差异有非常显著性意义，说明观察组和对照组大鼠胰岛素敏感性降低，存在着 IR。观察组经针刺治疗后，胰岛素敏感指数上升，接近正常组水平（$P > 0.05$）；而与对照组比较差异有显著性意义，说明针刺可增加 2 型糖尿病大鼠对胰岛素的敏感性，减轻 IR。④治疗前观察组大鼠红细胞胰岛素受体最大结合力明显降低，与正常组大鼠比较有非常显著性差异（$P < 0.01$），说明观察组大鼠具有胰岛素抵抗。观察组经针刺后，红细胞胰岛素受体显著升高，与正常组比较差异无显著性意义（$P > 0.05$）。说明针刺能增加 2 型糖尿病大鼠的红细胞胰岛素受体最大结合力。

胰岛素抵抗是 2 型糖尿病发生发展的重要因素，胰岛素抵抗导致机体对胰岛素不敏感，使胰岛 β 细胞代偿地分泌过多的胰岛素，久之 β 细胞失代偿，其分泌胰岛素能力下降，糖代谢受阻，使血糖升高，血糖的升高可加速 β 细胞的衰竭，胰岛素抵抗可导致肝脏对胰岛素的不敏感，激素敏感脂肪酶活性受阻，脂肪合成减少，分解代谢增强，使血中游离脂肪酸增加，胰岛素抵抗，高胰岛素血症，β 细胞受损，高血糖及脂代谢紊乱，如此恶性循环，终致糖尿病的形成和发展。所以，在 2 型糖尿病患者的治疗中，不仅要控制血糖，促进胰岛素分泌，还要改善胰岛素抵抗，降低高胰岛素血症，从而有利于 2 型糖尿病及其慢性并发症的治疗和控制。本实验研究结果表明：①观察组 2 型糖尿病大鼠经针刺后，血糖值和胰岛素水平明显下降，而胰岛素敏感性增强，未经治疗的对照组大鼠则无变化，两者差异有显著性意义（$P < 0.01$），从而提示针刺能调节 2 型糖尿病大鼠的胰岛素水平，增强其胰岛素的敏

感性。②观察组 2 型糖尿病大鼠在针刺前红细胞结合胰岛素显著减少，仅占正常大鼠的 70%，说明存在严重的胰岛素抵抗。经针刺治疗后，其红细胞结合胰岛素力显著升高，接近正常组，说明针刺能减轻胰岛素抵抗，是通过改善受体和受体后缺陷来实现的，其中主要是改善了受体后缺陷。这可能是由于针刺使靶细胞的葡萄糖运载体数目增多和功能增强，有效地从细胞内移至细胞表面，从而使葡萄糖运转增强；使细胞内物质代谢所需的一些关键酶活性增高（丙酮酸脱氢酶、糖原合成酶），从而使葡萄糖氧化和贮存增强；调理脾胃针法还能改善脂代谢，促进血液循环，使血液循环中的游离脂肪酸和胰岛素激素浓度降低，均有利于减轻胰岛素抵抗。

人体疾病不外乎外感或内伤，但疾病发生应具备一定内在因素，即正气虚弱，所谓"正气存内，邪不可干；邪之所凑，其气必虚"。从《内经》可知，变化百病其源皆由喜怒过度，饮食不节，寒温不适，劳役所伤，然而饮食不节则胃病，形体劳役则脾病。脾胃一病，生化乏源，内伤诸病由生。李东垣也认为脾胃不足、元气虚弱是内伤疾病的主要原因。由此不难看出无论外感、内伤诸病的发生，皆与脾胃功能强弱有着不可分割的关系。正所谓："五脏者，皆禀气于胃。胃者，五脏之本也。"（《素问·玉机真脏论》）脾胃功能正常与否关乎全身功能的正常，因此，在疾病治疗过程中，调理脾胃，使气血生化有源，气机得以正常运行是非常重要的。所以，中医诊治疾病都十分重视胃气，常把"保胃气"作为重要的治疗原则。胃气对于维持机体正常的生命活动，促进疾病的痊愈与正气的恢复，均至关重要，故有"治病当以脾胃为先"的观点，临床上许多疾病常可通过调理脾胃而奏效。正如清·王三尊《医权初编》所云："若脾胃有病，或虚或实，一切饮食药饵，皆不运化，安望精微输肺而布各脏耶？是知治病当以脾胃为先。若脾胃他脏兼而有病，舍脾胃而治他脏，无益也。又一切虚正，不问在气在血，在何脏腑，而只专补脾胃，脾胃一强，则饮食自倍，精血日旺，阳生而阴亦长矣。"此外，诸病日久不愈也可通过调治脾胃来治疗。明·周子干《慎斋医书》指出："诸病不愈，必寻到脾胃之中，方无一失，何以言之？脾胃一伤，四脏皆无生气，故疾病日多矣。万物从土而生，亦从土而归。'补肾不若补脾'，此之谓也。治病不愈，寻到脾胃而愈者甚多。"因而笔者临证非常重视脾胃，治病多从脾胃入手，或用他法亦注意顾护脾胃。在研习古今有关脾胃论述的文献中，发现消渴病多与脾胃有关，脾胃在消渴病发生发展和治疗中的作用不可忽视。而当今临床所见 2 型糖尿病患者，亦大多无明显"三多一少"症，往往在体检或出现并发症时才被发现患有糖尿病。这些患者多具有高龄发病、肥胖体虚、喜食肥甘、"三多"不明显、倦怠乏力、舌暗苔腻的特点。通过临床实践和流行病学调查研究的结果，我们认识到其体质属于脾虚湿盛，所以提出了"脾虚湿盛是 2 型糖尿病的易患因素"。而其引发糖尿病的机制，无论是"虚"还是"实"，都终将影响脾胃之升降失常，可见脾胃是 2 型糖尿病发生、发展的中心脏腑，脾胃同病是 2 型糖尿病的病理基础。所以，我们提出了脾胃升降失常是 2 型糖尿病发病

的主要病机，脾胃升降失常贯穿 2 型糖尿病的始终，进而建立了
"调理脾胃针法"，从调理脾胃升降入手治疗糖尿病及其慢性并
发症，形成了从调理脾胃升降论治消渴病的学术主张。经临床和
动物实验证明，调理脾胃针法能改善 2 型糖尿病及其血管并发症
患者的临床症状和体征，降低患者的血糖水平，调节患者的脂代
谢和 ET、NO 分泌水平，改善患者的血液黏稠度，并能提高其糖
耐量能力和增强胰岛素的敏感性，增加外周组织对葡萄糖的摄取
率，具有拮抗 IR 的作用，其减轻 IR 是通过改善受体和受体后缺
陷来实现的，而主要是改善了受体后缺陷，是治疗 2 型糖尿病及
其血管并发症的有效方法之一。总之，调理脾胃升降是治疗 2 型
糖尿病及其慢性并发症的可行途径，在 2 型糖尿病治疗中有着不
可替代的地位和作用。

四十七 中医科研设计关键问题知要

中医临床科研的目的就是借鉴西医学临床科研设计原理和方
法，揭示中医药的作用原理，突出中医药防病治病的优势和特点。
临床疗效是中医学的生命，WHO 指出：传统医学被人们接受，关
键是对临床疗效的肯定，而其中主要环节在于研究方法的科学性
和合理性。因此，中医临床研究是中医科研的重点。

（一）良好的假说是中医科研设计的前提

良好的科研设计是科学研究的基础，而科研设计的前提是有一个完美的假说。完美的科学假说是中医科学理论形成和发展的中间环节，既是中医科研的重要内容，又是中医科学创新的源泉。正如哥伦布所说："没有假说，实验无从谈起。"任何科学实验必须建立假说，实验只是验证假说的途径而已。而完美的中医科研假说来源于临床实践，要有充分的临床背景资料，要有可靠的理论及实验的科学依据，既不是推论，更不是设想。这就要求我们勤于临证，善于观察，发现问题，善于总结规律，提炼科学假说。

1. 假说的特性

（1）来源的科学性：假说具有事实和科学理论的基础，与已知的科学理论和基本事实相符合，科学的假说是建立在真实的事实材料之上的。

（2）说明的预测性：尽管假说是以事实为依据，通过科学思维提出的观点，但这种观点只是一个推测性的说明，尚未达到确切可靠的认识，因而有待于进一步通过科学实验来检验或证实。有时假说形式是多元的，其意义是相对的，如中医治则中既有"以寒治热"的理论，又有"甘温除大热"的假说。

（3）解释的系统性：提出的假说不仅应该有事实依据，而且能够说明和解释已有的现象，不仅能够解释说明以往理论、事实和现象，也能解释以往理论不能说明的事实和现象。假说能够解释的范围越大，表明假说反映客观规律的程度越好。

（4）结论的可验证性：假说的科学价值在于可被重复和验证，一个好的假说应当是可以重复和验证的，重复和验证越多，科学价值越大，越接近理论范畴。

2. 假说形成的方法

临床现象和已知的医学理论是形成假说的条件，但还要经过较严密的逻辑思维过程才形成假说，包括类比推理、归纳推理、演绎推理、回溯法、移植法、经验公式法等。科研假说并无统一的模式，各种方法既可单独使用，也可结合使用。

3. 假说建立的步骤

（1）初始意念

在临证中发现问题，然后进行细致严谨的临床观察和总结，全面认真查阅和分析相关的文献资料，找出问题的症结和解决的思路方法及切入点，在此基础上产生的灵感、直觉，称为初始意念。这种演绎推理，一般是根据已知的知识去设想未知图像，往往要尝试提出多种假设，进行比较、取舍、修改、提炼。

（2）建立假说

在初步假设的基础上，经过对所掌握的事实和资料及已知的科学理论进行广泛的论证，运用类比、回归和演绎的推理方法形成初步假说。一旦建立了假说就要以广泛的事实资料为基础，对他们进行解释。

（3）完善假说

初步建立了假说之后，应用这个假说一般能够说明和解释已知的事实和现象，在完善假说的过程中，主要根据这个假说是否能够预言未知的事实或新的现象。虽然只是一种猜测，但它必须能够解释已有的现象和事实，并且能够预言或结论。

（二）科学研究是检验和发展假说的基本方法

科学研究是检验和发展假说的基本方法，其研究过程包括实验检验、检验结果的分析及逻辑分析，任何一步出现问题，都会影响检验结果的正确性，所以良好的科研实验设计是科学研究的保证。实验设计的目的就是控制实验误差，改善实验有效性，正确分析实验结果，以保证专业设计布局的合理性与实验结论成立的可靠性。

1.实验设计

（1）三要素

1）受试对象：动物、人，应遵循无害、自愿原则。

①要求：受试者对被试因素敏感；反应性稳定。病轻者敏感度高，但反应不稳定，病重者反应稳定，但敏感度低，宜选病情中度者。

②方法：受试者标准以现行、公认、权威为原则，选择疾病诊断标准从WHO、国际专业学术组织会议、国家标准、产业标准依次递减，就高不就低，但有的国际标准不一定适用于中国的研究，比如，骨质疏松诊断标准。因此，对诊断标准的选择要准确、适宜；证候辨证标准按专业学术组织、会议，教科书依次选择；纳入标准（必须签定知情同意书）、排除标准、自拟标准，需提供

其科学性和先进性的相关材料依据，有可靠的依从性。

2）被试因素（处理因素）：越单一越好，包括治则、中药、方剂、针灸、推拿、手术及其他干预手段。

①要求：其一，标准化。被试因素组成、制备、技术标准、实施条件应标准和规范，如饮片的种源、产地、炮制、质控、剂型、剂量、疗程、合并用药等。其二，固定化（稳定性）。被试因素在研究过程中应保持恒定，如同一批药材、同一条生产线、同一台仪器检测、同一组人操作、证候（四诊）诊断一致性检验等。

例如：被试因素为药物，应标明其剂量、剂型（胶囊、含生药××g）、批号（必须是院制剂以上的药，注明厂家）、给药途径、时间、次数等，注意选择效果佳的途径与适合的剂量。

②方法：首先要明确因素和水平，目前临床研究多属于多因素单水平。例如，治疗脑梗死，单纯运用舒血宁注射液，则属于单因素单水平；运用不同剂量舒血宁注射液，则属于单因素多水平；运用舒血宁注射液合针灸，则属于多因素单水平；运用舒血宁注射液合针灸不同疗程，则属于多因素多水平。

不同途径给药剂量参考：以口服量为100%为标准，灌胃量是100%，灌肠量是100%～200%，皮下注射是30%～50%，肌内注射是25%～30%，腹腔注射是25%～30%，静脉滴注是20%～50%。

3）试验效应：临床试验效果评价原则，以现行公认并具有权威性的标准评价；临床意义和数据统计分析的协调；必须是真实的、全部试验结果的总结；临床试验结论不能扩展、引申和推导。

①评价指标要求：疗效评价指标要与研究目的密切相关，应根据医学专业知识与研究目的及指标的本质进行选择。指标首先要有效，其次是先进，对新指标不过热，对老指标不过冷，对指标不堆垒，不求高、新，但求针对性、合理性、实用性。选择必要的指标，指标精确、灵敏和具有较高特异性；指标要反映作用的不同层次、途径、靶点和水平。总以少而精、合理、实用、切合实际为原则。

如环磷酸腺苷（CAMP）是细胞内的活性物质，它本身不能扩散通过细胞膜，因此治疗后血浆中环磷酸鸟苷（CGMP）增加不能作为细胞功能改善的依据，而应以细胞内 CAMP 含量作为指标。

②选择指标方法：其一，关联性明确的指标。指标能反映被试因素引起的效应即可，需要知道指标的本质、相关医学知识。其二，客观化指标。不客观的指标要量化，如症状量化（疼痛积分）。其三，灵敏度、精确性强的指标。其四，标准、统一公认的指标，如金指标。其五，互补配合的指标，多个指标相互印证。其六，先进指标。一项科研不宜单纯重复同一指标，应根据科学发展，相应地更新指标，但不盲目追求，要合乎实践工作需要。

③全面系统的综合效果评价原则：要避免单纯照搬西医评价标准和重视理化指标倾向，要建立能够反映中医药优势的评价方法和标准。可从以下几方面评价：其一，症状疗效、体征疗效、实验室检测指标改善情况、仪器检查结果；其二，证候疗效、多靶点整合调节作用；其三，生存质量、保护作用、远期效应、整体效果；其四，安全性指标结果、不良反应、毒副作用、脱落病例分析；其五，价格－效益比、缩短住院时间、减少药物开支。

注重总结本项治疗方法特点和优势。

4）中医临床疗效评价的思考：自觉应用系统论的整体、动态、联系、协调的原则和方法，注重建立能够反映中医优势和特点的评价方法和标准，克服只重视实验、局部、静止、孤立的思维惯性和评价指标。做到重视实验检查，更要重视临床观察；重视局部病理，更要重视整体反应；重视近期作用，更要重视远期效应；重视疗效分析，更要重视疗效整合；重视研究数据，更要重视逻辑演绎。

坚持采用辩证统一的思维观和方法论，注重观察和总结中医药治疗的优势和特点，克服只重视实验室指标、主效应、直接效应、疾病效应评价的倾向。做到次效应和主效应的辩证统一、弱效应和强效应的辩证统一、间接效应和直接效应的辩证统一、短期效应和长期效应的辩证统一、证候效应和疾病效应的辩证统一、不良反应和正面效应的辩证统一。

5）临床评价新趋向：治疗效果（患者主观感觉和体征、仪器或实验室检查结果）和终点结局。

（2）五原则：对照、随机、盲法、重复、均衡原则

1）对照原则：对照是为了鉴别被试因素，了解其差异，以评价被试因素的真实效应。合理、均衡的对照可使组间具有可比性，是实验设计中首要的基本原则。

①要求：实验组和对照组的非处理因素，一切条件必须遵循"齐同可比"的原则。体内实验应有平行对照，体外实验既要有阳性对照，又要有阴性对照。因此，对照原则的要求是既要有可操作性，又要有可比性，最好1：1，不超过1：3。

②方法：包括历史对照研究、同期对照研究。历史对照研究干扰因素太多，可比性差，一般不采用；同期对照研究适用于同一时期内平行地进行观察，同期对照可按对照物和按对照方式来进行分类归纳。

A. 按对照物分类：a. 空白对照。排除自发倾向影响，确定不良反应。要遵守《赫尔辛基宣言》，急危重患者不宜用，功能性疾病患者可用空白对照。b. 标准对照。阳性或阴性对照，对照组用现行国际或国内公认的安全有效的药物治疗。c. 实验对照。控制干扰因素影响。

B. 按对照方式分类：a. 配对对照。配对对照又分为自身配对（同一对象做两种处理）和异体配对（条件相同的两个对象配对，分别接受两种处理，样本数要求是 3 的倍数）。b. 交叉对照。同一对象先后交叉使用两种处理方法，要求两组经过洗脱期后，再交叉用处理因素。此种对照既节省成本，可比性又强（图 3）。c. 平行对照。将两种或多种处理因素同时分别施加于条件相同的两组以上的受试对象。d. 安慰剂对照。按照 2000 年 10 月爱丁堡世界医学大会的医师公约规定，只有在没有有效治疗方法条件下，方可采用安慰剂作为对照。应用范围：目前缺乏有效治疗措施的临床治疗性研究；新药的 I 期临床试验；常规治疗基础上的某一方法、药物的观察。安慰剂特点：无活性成分，仅能起暗示作用的惰性物质；外形、颜色、包装、质地、大小、味道、给药途径与局部作用等方面，都应有与有活性药物相同；安慰剂环境、措施、感觉等均能给患者产生类安慰剂作用；专人制备、保存、监督。

甲组：A 药—洗脱期—B 药

乙组：B 药—洗脱期—A 药

图 3　交叉对照

举例：针灸临床试验对照组的设定（表 1）。

表 1　针灸临床试验对照组的设定

对照方法	描述	解决的问题	评价
空白	无处理因素	观察指标是否仅随时间的延长而改变	疗效可能与时间无关，无安慰对照及其治疗方法的信息
替代治疗	标准公认的治疗方法	谁优谁劣	能有效评价不同方法的优劣
假针灸	与真正针灸的部位不同（离穴位半寸以上的距离）	腧穴作用是否比非腧穴好	经常错误的应用，对结果的解释困难，非穴点也有治疗作用
最小量针灸	穴位旁开针灸很浅，刺激很弱	针灸是否比安慰针灸更好	优点：几乎可以模仿真正的针灸，不足：可能无效
假性经皮电刺激	表面电极不通电	同上	同上
安慰针灸	特殊设计的针灸针（针尖钝，针柄不固定，当接触皮肤会自动缩回）	针灸是否比安慰针灸有效	优点：可以完全模仿针灸而不用刺穿皮肤，不足：临床使用资料很少

注：安慰针灸对中国人不可行，中国人懂针灸后的效应。

2）随机原则：在实验研究中，不仅要求有对照，还要求各组间除处理因素外，其他可能产生混杂效应的非处理因素应尽可能保持一致，即均衡性要好。而贯彻随机化原则既是提高组间均衡性一个重要手段，也是资料统计分析时，进行统计推断的前提。随机就是使每一个受试对象都有完全均等的机会被分配到试验组或对照组，而不受研究者或受试者意愿的影响。以保证对实验结果有影响的未知因素与无法控制的因素有同等机会被分配到实验组和对照组中去，保证组间的均衡性与齐同性，保证实验资料可进行统计学处理。

①要求：全部实验中凡可影响结果的一切顺序因素均应随机化，避免有偏差或渗入主观因素。

A. 存在的问题：随机不等于随便，随机不等于随意，没有挑患者不等于随机；没有随机方案，随机方案过于简单，随机方案不能重复，操作方法不正确，没有相关的标准操作规程（信封，操作流程由一个人总控），没有质量监查和控制措施，随机方法描述不清。

B. 优缺点：优点是可比性好；防止选择性偏倚好；对象诊断确切；盲法衡量和分析结果可靠；高质量的单个 RCT 可靠。缺点是费时，费力，费钱（人力、财力支出较大）；导致其研究结果的外延不能推论结果；安慰剂不适当应用。

②随机化方法

A. 简便方法：如抽签法、抓阄法，掷币法。

B. 较理想的方法：a. 用计算机生成，如 SAS 的 PLAN 过程。b. 随机数字表法，可从随机数字表任何一个数字开始，按任何一个顺序采用。

举例：将符合纳入标准的 120 例患者采用完全随机方法分为 4 组。先将 120 例患者从 1 到 120 编号，从随机数字表中的任一行任一列开始（如从第 5 行第 7 列开始），依次读取三位数作为一个随机数录于编号下；然后将全部随机数从小到大编序号（数据相同的按先后顺序编号），将每个随机数对应的序号记在表上，规定序号 1～30 为 A 组，31～60 为 B 组，61～90 为 C 组，91～120 为 D 组。（表 2）

表 2　随机数字表法分组

编号	1	2	3	4	5	6	7	8	9	10	…	119	120
随机数	260	873	373	204	056	930	160	905	886	958		220	634
序号	24	106	39	15	3	114	13	109	108	117		16	75
分组结果	A	D	B	A	A	D	A	D	D	D		A	C

3）盲法原则：为克服研究者和受试者心理因素影响所导致的偏倚，临床研究中，以不同方法使受试者和（或）观察者，事先不知道受试者接受何种处理，得出不受干扰的自然效果，即被试因素的施加、过程观察、数据收集和结果分析，均在不知道分组情况下进行。

①要求：三分离，即实施者、记录者、评价者互不沟通。

②存在的问题：概念不清，如采用针灸处理说成单盲法试验。

③方法：设盲，包括单盲、双盲、双盲双模拟、改良双盲、非盲；揭盲，如紧急揭盲（条件和处置）；破盲，包括一次破盲和二次破盲。

A.单盲法试验。受试者不知，研究者知道处理内容。

B.双盲法试验。受试者和观察者均不知道处理内容。内容保密，代号制度（为防止意外，应有专人知道其药物，专人保存，可随时终止）。

C.非盲试验。公开试验，受试者和试验者都清楚所接受的是什么处理。应注意对客观指标的考核，适于易造成偏见的做法与疗法，如手术、气功和针灸。

D.设盲信函内容。序号：（6）；组别：（甲）；随机数字：（30）；治疗方法：调理脾胃针法。

4）重复原则：随机抽取样本，可抵消非处理因素所造成的偏倚。这是以足够重复数（样本数）为前提的。

①存在的问题：病例数随意而定，如 30 例、60 例、100 例；公式应用错误；率与 $\bar{x} \pm s$ 的应用不正确；计算错误；参考错误；片面追求增大样本例数，认为样本数越大越好，甚至提出"大量观察"是确定样本含量的一个重要原则，其结果导致人力、财力、时间上的浪费。且易引入更多混杂因素，对研究结果造成不良影响；忽视应当保证足够量的样本数的重要性，使样本数偏少，检验效能（power = 1−β）偏低，导致总体中本来存在的差异未能检验出来，出现非真实的阴性结果。

②决定样本数的因素：与设计有关。完全随机实验设计＞配对设计＞随机区组设计＞拉丁方设计＞序贯设计，所需样本数依次减少；样本间个体差异小，所需样本数亦小；实验方法越精确，误差越小，所需样本数亦越小；处理效果越明显，组间均值差别越大，

所需样本数亦越小；计量资料较计数资料，所需样本数亦小；显著性检验水准越低，所需样本数亦小，（$P < 0.01$）>（$P > 0.05$）。

③确定样本含量应具备的条件：a.检验水准（第一类错误的概率 α），所谓检验水准，是指比较的两组（多组）做假设检验时，得出"假阳性"错误的概率。统计学上称为第一类错误（弃真），其概率以 α 表示，α 越小，所需样本含量愈大。b.检验效能（$1-\beta$），也称把握度，即在特定的 α 水准下，若总体间确定存在差异，该次试验能发现此差异的概率。β 为第二类错误（取假），即得出"假阴性"错误的概率。（$1-\beta$）越大，所需的样本越大，通常 $\beta = 0.1$ 或 $\beta = 0.2$，此时检验效能为 0.9 或 0.8，一般检验效能不应低于 0.75，以免出现假阴性结果。

④样本数估算：统计估算的样本含量是最少需要量，正式试验时，考虑到脱落病例等因素，尚需要增加 10% ～ 15%，要根据研究的目的、设计类型、专业要求和统计要求，严格选择估算样本含量的方法。

A. 样本含量估计法

实验动物：大动物（狗、猪）5 ～ 15 只；中动物（兔、豚鼠）10 ～ 20 只；小动物（大、小鼠）15 ～ 30 只。

临床试验：利用计算法或查表法进行估计。

B. 样本含量估算法

a. 两样本率比较的样本含量估算法

【计算法】

需知条件：了解对照药的显效率（P_1）；拟定试验药（方法）

的期望显效率（P_2）；确定假阳性率（a）；假阴性率（β）；检验效能（power）。

计算公式：$n = (P_1Q_1 + P_2Q_2)(Z_\alpha + Z_\beta)^2 / (P_1 - P_2)^2$。

其中，$Q_1 = (1 - P_1)$，$Q_2 = (1 - P_2)$。

n：每组所需样本含量；P_1 与 P_2 为两总体率的估计值；P_1 为查找 3 篇以上参考文献的有效率，求其平均值作为对照；P_2 为预实验的有效率；Z_α 与 Z_β 为正态分布曲线下面积的相应正 Z 值与负 Z 值；Q1 与 Q2 分别为两总体的补比率。

举例：已知甲药使肝炎表面抗原转阴率为 30%，自己预实验的转阴率为 50%，正式试验拟取 α =0.05，power（1-β）=0.9，则各组病例数？

样本估计的 Z_α 与 Z_β 值（表 3）。

表 3　样本估计的 Z_α 与 Z_β 值

α、β	Z_α		Z_β
	单侧	双侧	
1%	2.32	2.58	2.32
5%	1.65	1.96	1.65
10%	1.28	1.65	1.28
20%	0.84	1.28	0.84

$P_1 = 0.3$，$P_2 = 0.5$，α =0.05，β =0.10，$Z_\alpha = 1.96$，$Z_\beta = 1.28$

代入公式，$n = (P_1Q_1 + P_2Q_2)(Z_\alpha + Z_\beta)^2 / (P_1 - P_2)^2 \approx 121$。

【查表法（两样本率比较时所需样本含量：单侧；两样本率比

较时所需样本含量双侧）】

双侧 α =0.05，1–β =0.9，较小率为 30％，两组率差（δ ）= 50%–30% =20%。

查表 n=125。

b.计量资料配对比较的样本含量估算法

【计算法】

需知条件：两组的均数 μ_1、μ_2，研究主效应指标的本底标准差 s，治疗药主效应的期望值，α、β 双侧或单侧检验。

计算公式：n=（s/D）^{2}×（Z_α+Z_β）^{2}CV=s/D。

n 为每组所需样本含量，s 为标准差的估计值，D 为差值的估计值（D=μ_1–μ_2），

sV 变异系数。

【查表法（配对比较时所需样本含量）】

需知条件：α、1–β、δ =D/s。

c.计量资料两组成组比较所需样本含量估算法

【计算法】

需知条件：α、1–β、δ =D/s。

计算公式：n=2×（s/D）^{2}×（Z_α+Z_β）^{2}+0.25Z_α^2。

【查表法（两样本均样比较时所需样本含量）】

举例：脂肪肝患者血清胆固醇含量标准差为 35mg%，用肝脂清颗粒剂治疗，期望血清胆固醇平均降低 40mg%。问需要多少病例才能得出显著效果？

本底标准差 S=35mg%，治疗期望值 δ =40mg%，δ/S=40/35=1.14，

a=0.05，β = 0.10，power=0.9。查《两样本均数比较所需样本含量表》，n =15，n × 2=30。

5）均衡原则：在分层基础上，再在层内随机抽样进行样本分配，分层使均衡性、可比性增强。

①分层的依据：以易于控制的主要影响因素为依据，如年龄、性别、病位、病情、病程、并发症等。均衡性检查——不平衡指数（影响因素差数绝对值总和 Σdi ），不平衡指数越小越好。

②基线状况比较：为保证组间主要临床特点的一致性，要对各组可能影响疗效或预后的重要因素进行组间基线状况比较。

基线比较内容：一般状况，包括年龄、职业、地区、季节气候、文化、婚姻、经济收入；病情轻重，包括疾病诊断、分型、分期、轻重程度、有无并发症；影响因素，包括医院级别、治疗条件、付费方式、医学模式。

举例：糖尿病肾病两组患者一般情况比较（表4）。

（3）常用设计方法

1）完全随机设计：单因素设计，效率低，故需样本量大。

①应用范围：凡两组实验无法配对或多组实验无法配伍的临床研究；大动物或珍贵动物的比较实验的实验研究。

②模式：略。

③统计方法：a.计量资料，2组用 t 检验、秩和检验，多组用方差分析；b.计数资料，用 X^2、μ 检验。

④注意事项：a.各组样本间的均衡性，缩小抽样误差；b.在样本总量不变的条件下，$n_1=n_2$，设计效率较高；c.根据科研目的，合理

表 4 糖尿病肾病两组患者一般情况比较 (n, $\overline{X} \pm S$)

组别	例数	性别		年龄（岁）	病程（年）	体重指数（kg/m²）	糖化血红蛋白（%）	收缩压（mmHg）	舒张压（mmHg）	血肌酐（μmol/L）	尿白蛋白排泄率（mg/24h）
		男	女								
观察组	64	34	30	63.78 ± 1.26	6.25 ± 1.83	25.37 ± 2.87	9.69 ± 0.40	151.4 ± 18.62	95.73 ± 8.51	102.72 ± 2.84	314.3 ± 50.6
对照组	62	31	31	64.04 ± 1.23	6.20 ± 1.75	25.63 ± 2.16	9.56 ± 0.44	150.6 ± 17.91	96.16 ± 9.47	101.9 ± 2.75	303.3 ± 51.7

由表可见，两组患者在性别、年龄、病程、体重指数及病情方面比较，经统计学处理均无显著性差异，$X^2 = 0.123$，$t_{龄} = 1.171$，$t_{性} = 0.157$，$t_{程} = 0.574$，$t_{血} = 1.733$，$t_{收} = 0.246$，$t_{舒} = 0.268$，$t_{酐} = 1.546$，$t_{尿} = 1.207$，$P > 0.05$，说明两组之间具有齐同可比性（$P > 0.05$）。

确定实验组数。

2）配伍组设计（随机区组设计）：两因素设计，组间均衡好，抽样误差较小，实验效率较高，（各组样本含量均相等）。

①应用范围：凡实验目的是回答 2 种因素（被试因素、配伍组因素）以上，各自的差异又无统计意义的。如临床的专科研究，实验的小动物研究。

②模式：略。

③统计方法：方差分析。

④注意事项：第一因素是主要因素，第二因素是次要因素；正确规定划分区组的条件。

3）层次分组设计：依不同因素将受试对象进行分层，每层再分组。

①应用范围：生理参数设定，病因探索，疗效影响因素。

②模式：略。

③统计方法：方差分析。

4）拉丁方设计：一种节约样本量的高效率实验设计。但由于它在因素和水平上有严格的限制，且不能显示因素间的交互作用，故应用有局限性，多用于动物实验。

①应用范围：凡三因素试验，若每个因素的水平数相等时，均可采用。

②模式：略。

③统计方法：方差分析。

④注意事项：a.除样本分配需在区组内随机外，处理因素诸水平与拉丁字母关系的确定也要随机；b.必须明确 3 个因素彼此之间

无交互作用；c. 为提高结论的可靠性，应用另外 1 个或 2 个拉丁方进行重复工作。

5）析因设计：将 2 个或多个因素的各水平排行组合，交叉分组进行实验。

①应用范围：科研目的是既要知道各因素的作用，又要了解各因素之间的交互作用；各因素不同水平的效应大小；比较各种组合，找出最佳组合。

交叉组设计：全面性与均衡性都好，是一种全面的高效率设计，但工作量大，现已被正交试验取代。

②模式：略。

常用 2×2 析因设计：选择 2 个重要因素（甲乙），各安排 2 个水平进行实验。

③统计方法：方差分析。

④注意事项：a. 应注意设空白对照组，没有空白对照组，很难说明前 3 组的作用是正性还是负性的；b. 样本分配方法是随机的，但尽量保持组间样本均衡；c. 统计分析不宜采用成组 t 检验或配伍组 F 检验。

6）正交设计：按照正交表和相应的交互表进行实验设计，它是进行多因素多水平实验的效率很高的设计方法。

①特点：空间中均匀分散，分析时整齐可比。

②统计方法：直观分析，方差分析。

7）均匀设计：条件要求很高，目前尚难推广。尽量使实验点充分均匀分散，同时舍弃整齐可比的要求，以减少实验次数，然后通过多元统计方法来弥补这一缺陷。

①优点：使多因素多水平实验次数大为减少。

②缺点：统计过程较为复杂（多元回归）。

③应用：被试因素与非处理因素易于严格控制的多因素水平 ≥ 5 的实验（临床、大动物均不宜用）。

8）汇后分析：循证医学的重要组成部分。荟萃分析是对以往不同研究实验的同质随机对照试验研究结果，进行统计学的合并和严谨的综述方法。步骤如下。

①试验设计：目的、研究的入选标准、检查方法、统计方法。

②查找文献：按统一标准、盲法收集（两者分离）。

③统计分析：将收集的结果以数据形式进行统计学处理，将 t、μ、F、γ、X^2 等值进行综合加权，计算出合并后的平均统计量。

④结果的综合：解释与讨论——结果列表，各研究的合并性，质、量的评估，汇总后分析结果的可靠性。

2. 统计描述

统计描述指用统计指标、统计表、统计图等方法，对资料的数量特征及其分布规律进行描述。

（1）统计表、图的要求

1）统计表的要求：见表5。

表5 统计表的要求

横标目	纵标目
	数据

①重点突出，简单明了，主次分明。

②横标目是表的主语，即被观察对象，纵标目是表的谓语，说明主语的各项指标，一般要求主谓语连起来能成为一句完整通顺的句子。

③有单位的标目应注明单位。

④三线条，表的左上角不应有斜线。

⑤表内不能留有空格，暂缺用"…"表示，无数字用"—"表示。

2）统计图的要求：标题放图下，标出图的顺序号；可用不同颜色区分对比；条图要求各条图等宽；线图：纵轴：横轴＝5：7。（图4）

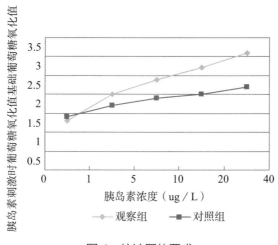

图4　统计图的要求

（2）数据录入的要求

用 EpiData、ACCESS、VFP 等软件编制数据录入程序，两个数

据录入员独立录入，得两份独立的数据文件；对两份数据文件校对，然后锁定。（图5）

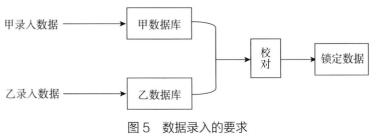

图5　数据录入的要求

注意使用软件中的功能对录入有可能出现的错误进行控制。

（3）注意考虑中心效应

不能将三个中心同一组资料（如实验组）归在一起统计处理，计量资料可将中心视为一个区组或因素，用多因素方差分析；计数资料可将中心视为层，用多层 2×2 表或多层 $R \times C$ 表 χ^2 检验。

（4）注意统计软件包的合法性：SAS、SPSS是否正版，SAS软件较贵，每年须交1万美元，使用时需注明版本，发表文章易引起纠纷。

3. 资料整理

对原始数据进行归纳整理

（1）病例整理

①不要把特殊病例纳入（18岁以下，65岁以上属特殊人群）。

②特殊病，特殊对待。

③脱失率不能超过15%，以8%最好。

④要逐个分析、剔除、脱落病例资料；可用患者日记、治疗

单、随访单控制剔除、脱落率；剔除、脱落的病例资料要保留。

⑤意外情况的处理与分析（发生时间与治疗时间有关否）。

（2）数据整理

①数据前整理：包括哪些能入库和哪些不能入库。

局内值应当保留，局外值应当舍弃。发现极端值后，首先应从专业、技术与操作方面进行检查，寻找可能发生失误的原因，若属操作不当、仪器不准、试剂不纯等则应舍弃极端值，若无可能解释的原因，则应以统计方法去判断取舍。

注：极端值，个别过大或过小的数据，属于同一总体，为局内值；不属于同一总体，为局外值。

②数据后整理：监查、监查员。

③二次检查：数据管理员检查。

4. 统计推断

（1）注意统计方法的使用条件

1）t 检验：①用于计量资料；②对称分布的计量资料（$\bar{x} \geq 2s$ 为对称分布；$\bar{x} < 2s$ 为偏态分布）；③只能用于两组资料，且只限于设计时就为两组资料；④方差齐（$2s_小 \geq s_大$ 为方差齐；$2s_小 < s_大$ 为方差不齐）。

对于非正态分布或方差不齐的资料，采用 Wilcoxon 秩和检验。

2）方差分析（F 检验，由 Fisher 首先提出，简称 ANOVA）：①用于计量资料；②对称分布的计量资料；③用于三组或三组以上资料；④方差齐。

完全随机化设计的多个样本均数比较，用单因素方差分析。

随机区组设计的多个样本均数比较，用双因素方差分析。

多个样本均数间的两两比较，用 q 检验，即 SNK 法。

多个实验组分别与一个对照组均数比较，用 Dunnett-t 检验。

3）χ^2 检验（chi-square test）：①用于计数资料；②率（二项无序资料）或构成比（多项无序资料）的无序分类资料比。

无序资料：随意调换资料位置，不影响资料性质，如证型。

有序资料：随意调换资料位置，将影响资料性质，如疗效、等级资料。

χ^2 检验分为四格表、行 × 列表、列联表、2×2 表、R×C 表。

a.四格表：用于二组率的比较。当两组资料中有一组资料有效率是 100% 时，则不能进行四格表检验。

b.行 × 列表：用于多个率的比较和构成比的比较。

c.列联表：包括多格表（双向有序资料）和配对四格表，列联表不是比较疗效的（率），而是看资料之间的关系。如观察硅肺级别与肺门密度有无关系。

d.2×2 表：当 n（总样本数）> 40 和 T（所有理论值）> 5 时，用普通 χ^2 检验（Pearson χ^2 检验）；当 n > 40 和 1 < T < 5 时，用校正的 χ^2 检验；当 n < 40 或 T ≤ 1 时，用 Fisher 确切概率法。

e.R×C 表：各格数不能有 < 1，且 1 ≤ T < 5 的格子数不能超过总格子数的 1/5，如出现上述情况，可用以下方法解决：增加样本量；根据专业知识，合并相邻的行或列；改用双向无序 R×C 表的 Fisher 确切概率法。

注意行或列方向是否有序（等级）。双向无序：用 χ^2 检验。单向无序：有两种情况：一种是分组变量有序而指标变量无序，用 χ^2 检验；另一种是分组变量无序而指标变量有序，用秩和检验。双向有序：二个变量属性不同，用多格表；两个变量属性相同，用 Kappa 检验（一致性检验）。

4）秩和检验（非参数检验，Wilcoxon）：①用于计量资料属偏态分布的；②计数资料属等级资料的；③偏态分布或分布类型未知的等级资料；④方差不齐。

配对资料，用符号秩和检验（Wilcoxon Signed rank test）。

成组设计两样本比较，用 Mann–Whitney，又称 Wilcoxon rank sum test。

单因素多组资料比较，用 H 检验（Kruskal — Wallis）。

多组秩和的两两比较，用 q 检验。

配伍设计多个样本比较，用 M 检验（Friedman）。

5）Ridit 分析：国际上不承认该方法，最好不用。

（2）统计方法的应用

1）计量资料：包括对称分布和非对称分布。对称分布中两 $\bar{x}$ 比较用 t 检验；多 $\bar{x}$ 比较用方差分析；非对称分布用秩和检验。

2）计数资料：包括有序资料和无序资料。有序计数资料用秩和检验；无序计数资料中，二项无序用 χ^2 四格表；多项无序用 $R \times C$ 表 χ^2。

【附：中医临床研究资料整理目录】

1.诊断标准（中、西医，国际—国内—地方—自拟，注明出处）。

2. 纳入标准，必须签知情同意书。

3. 排除标准。

4. 样本数估算（脱失率≤15%），不要提大样本、小样本。

5. 随机方法（附随机表）（SAS、种子数）。

6. 对照方法（A 公认、最好；B 可比性）。

7. 盲法（三分离——实施者、记录者、评价者）。

8. 多中心（3 家以上）可在本市，病例来源（门诊或病房）。

9. 诊疗措施详细描述（给药方法、操作方法、步骤及疗程；采用器具特性，如具体什么针，规格，品牌，材质；留针时间，行针次数，间隔，捻转频率。

10. 观察指标。

11. 观察周期、随访（附观察表、CRF 病例报告表），研究者及时填写 CRF，传真至数据管理中心；入组及第 1、第 3、第 6、第 9、第 12 月为疗效评价点；停药后，随访第 3、第 6 个月，进行疗效评价。

12. 效应判定标准（中、西医，国际—国内—地方—自拟，注明出处）。

13. 安全性评价：不良事件的记录和报告。

14. 意外情况处理方案。

15. 受试者权益保护，说明采用什么措施。

16. 质量控制、保证（监督员）。

17. 中止、撤出标准。

18. 卫生经济学评价。

19. 数据管理与统计。

20. 依从性的保证。

21. 组织与管理。

22. 附表：随机表、观察表等。

四十八　心理干预对针刺效应的影响

在疾病的针灸治疗过程中，心理因素是不容忽视的，不论是在科学技术落后的古代，还是在科学技术发达的今天，心理因素在针灸临床治疗过程中与医患双方有着密切的关系。它对于针刺手法是否成功、针刺疗效能否提高都有着重要意义。

心理因素在针灸治疗中的作用早已被古人重视，并将其归于"神"的范畴。如《素问·宝命全形论》中说："凡刺之真，必先治神。"《灵枢·本神》中说："凡刺之法，先必本于神。"《灵枢·九针十二原》中说："粗守形，上守神。"以上所说的神是指人体意识思维活动，即心理活动的外在表现。"粗守形"就是说技术低劣的医生只是拘泥于患者的形体和针法，在患者身体部位上进行针刺。"上守神"就是说技术高明的医生则是在治疗时明察患者的心理活动，辨别虚实，随其所宜而掌握针刺手法，并提出了"用针之要，无忘其神"的针刺总则。心理因素也是针刺疗效产生与提高的关键。影响针刺效应的因素是多方面的，现仅就针刺效应与心理因素的关系做初步探讨。

（一）针刺效应与暗示

暗示是一种心理治疗方法。在针刺过程中给患者以适当的心理暗示，其治疗效果优于单纯针刺治疗，其作用主要通过言语的暗示、意念的守神，以及针刺的无痛手法，而使患者受到良性刺激。

（二）在行针过程中重视心理因素

行针使将针刺入腧穴皮肤后，为了促使得气，调节针感，进行补泻而行使各种手法，在行针过程中心理因素也是重要的一个方面，医生在行针时要精力集中，全神贯注，专心致志地体会针下感觉和患者的反应，以判断针刺所到部位，防止损伤脏器；以判断针下所得之气，是正气还是邪气，以施补泻手法。正如《灵枢·终始》中说"必一其神，令志在针"，又如《标幽赋》中说"目无外视，手如卧虎，心无内慕，如待贵人"，《灵枢·九针十二原》中说"神在秋毫"。医生认真工作的态度、镇定的举止可减轻患者的焦虑与恐惧，鼓励和安慰则可增强患者的信心，调整心理预防能力，振奋精神，克服针刺治疗中的不适感。医生还要了解得气与否及强弱快慢的情况，因为针刺取效有赖于得气，而得气的针下感觉变化是极为隐微难辨的，似有似无，非细心体察并长期体会者不能明了。与此同时，也要仔细观察患者气色和眼神的变化情况，认识并掌握患者神志气血散乱与恢复的契机，细心观察患者的身体强弱和举止的情况，根据患者的不同临床特征和心理状态，采取必要的针刺手法，就能取得满意效果。例如，中风偏瘫的患者，多数患者失去了治疗的信心，故针刺时除用语言开导外，还要用心理暗示的方法。

（三）心理因素与针刺补泻

补虚泻实是针灸治疗疾病的原则。针刺补泻手法是采用与机体状态和疾病性质相适应的手法，能产生补泻作用，促使机体内在因素的转换，从而达到治疗疾病的目的。在针刺补泻手法的操作过程中，补泻效果的产生与心理因素也有直接关系，医生心神安静，注意力集中，操作无误只是其中的一个方面，心理暗示和自我暗示也是主要因素之一。临床上施用补泻手法时，患者因有了前一次针刺刺激的感受，再行相应的针刺手法就容易成功。如果患者精神安逸，体态正常，行补泻手法就容易成功。相反，患者精神紧张，呼吸、皮肤电位、血压、脉搏波动较大、行手法时针刺感应强烈，痛阈、耐痛阈较低，则易产生疼痛、晕针或滞针。临床上不论是单式补泻手法还是复式补泻手法，针刺效果的产生都与语言开导、心理暗示等心理因素有关。正如明代吴师机在《理瀹骈文》中说的那样："七情之病也，看花解闷，听曲消愁，有胜于服药者矣。人无日不在外治调摄之中，特习焉不察耳。"这里所说的看花、听曲等外界环境产生的良好暗示可以治病，说明暗示普遍存在，只是人们常常不能觉察罢了。

（四）针刺效应与情绪

《灵枢·官能》说："用针之要，无忘其神。"即说进行针刺治疗时，要注意患者的精神情绪状态，这是针刺能否取得最佳疗效的关键。患者处于良性心理状态去接受针灸治疗，就有利于疗效的产生；患者有不良心理状态，则拒绝或勉强接受针灸治疗，不利于疗效的产生。《素问·宝命全形论》中"凡刺之真，必先治神……后乃存针"，《素问·汤液醪醴》中"针石，道也，精神不进，志意不治，故病不可愈"，《素问·五脏别论》中"恶于针石者，不可与言至巧，病不许治者，病必不治"。以上论述均强调针灸治疗必须先"治神"，其包括治理医者之神和治理病者之神，后者即指对患者的心理治疗。强调必须使患者对针灸治疗树立信心，保持轻松愉快的心情和镇定的情绪，将注意力集中于针灸治疗的全过程，心神安定地接受针灸治疗。

（五）针刺效应与认知

杨上善注《内经》时云："用针之道，下以疗病，上以养神，其养神者，长生久视。""用针之要，在于知调。"此即通过了解和调摄患者的心理，改变患者的认识起到治疗的作用。临床中有意识直接来寻求针刺治疗疼痛的患者比那些经各种药物疗法治疗的患者疗效要好些。另外，针刺效应与认知是相互促进的。因此，在临床中要对患者进行耐心细致的心理调整，密切观察患者的神态、情绪的细微变化，及时询问，及时处理，使患者与医者建立起良好的医患关系，使患者心态与医者协调一致，运用巧妙的心理疗法使郁、怒、过喜等病因及加重诱因消除。治疗过程中还应详细讲明所采用针灸方法的目的、步骤及注意事项，包括针灸过程每一操作所产生的不同反应及其作用；针灸操作完毕后对针刺后遗感、针后出血及针孔护理等做必要解释，以免患者产生疑虑或误会。必要时，还应照顾老年患者记忆力和理解上的困难，给予必要的重复，调整患者心理和情绪，从而积极配合针灸治疗。在此基础上，结合医者的高度责任感、良好的技术手段，选穴配伍合理，取穴准确，进针迅速，行针平稳，针达病所以得气。从而最大限度、最快速度地消除患者的症状。

一方面，心理是脑的功能，是大脑对内外客观刺激的反映，所以当大脑的功能发生障碍时，反应活动就会出现异常，表现为太过或不足，歪曲或倒错。另一方面，心理活动也会影响到生理功能，成为致病的原因或治病的方法。心理治疗的理论基础是生理与心理的辩证统一，它们之间既是相互联系又是相互影响的。生理是心理的物质基础，心理又对生理功能产生重大的影响。在一定的条件下，心理能改变生理的活动。心理治疗就是应用心理因素对病理活动的影响来改善患者的精神和躯体状态。心理因素在针刺手法操作中不论成功与否都有一定的作用。所以，在针灸治疗过程中，要重视心理因素的作用。虽然针刺手法是治疗疾病、促使人体内在因素转化的主要手段，但心理因素也是针刺疗效产生与提高的关键。如果片面强调针刺手法的作用，而忽视了心理因素在针刺中的作用，就可能影响针刺的疗效。

四十九 用"差异化战略"理念建设有中医特色的健康管理中心

　　"差异化战略"是由美国哈佛管理学家迈克尔·波特提出的企业战略理论，又称特异优势战略，是指一个企业要想使自己的产品或服务在行业内独树一帜，就要具有一种或多种特质，从而赢得用户、赢得市场，取得高于竞争对手的收益。将"差异化战略"这一理念引入到健康管理中心建设当中，就是要求我们在健康管理中心的建设中，重视服务对象的个体差异，重视服务对象的需求差异，提供个体化的养生保健方案，提供区别于其他健康中心的差异化治疗方法。以中医辨证论治的思想为指导，针对不同人群、不同需求、不同体质，采用不同技术、不同方药，不同的饮食起居方法，形成符合个体特质的健康保养方案，使每位体验者从中受益，最终达到远离疾病、怡情养神之目的。由此可见，"差异化战略"理念，适于中医院打造有别于西医院的"健康管理中心"，从健康体检到管理，从未病先防到已病防变的干预治疗，环环突出中医特色，突出个体差异，突出个体差异需求。所以说"差异化战略"理念在健康管理中心的建设中有着重要的指导意义和实用价值。

（一）以"差异化战略"理念确定健康管理中心的建设目标

人皆恶死而乐生。随着人们生活水平的提高，养生长寿逐渐成为人们追求的目标，健康管理中心如雨后春笋般应运而生。那么如何在林立繁多的健康管理中心中独树一帜，既满足现代人对于健康保障的多层次、多元化的需求，又有别于其他健康管理中心，就需要用"差异化战略"理念尝试改变医院的服务理念，从服务群体转变为服务个人，做到以人为本，因人而设，因需而设，突出中医治未病的思想，打造全新的健康管理中心。

1. 因人设置个体差异的健康养生指导方案

人的健康状态分为健康未病态、欲病未病态、已病未转态3种，而每种状态的人群，又根据自身的教育程度、经济基础、社会地位、文化理念等，而对健康的标准有着千差万别的需求。因此，"健康管理中心"的建设，就是要运用差异化理念，结合每位体验者的实际情况，制订符合自身健康状态的健康保养方案，以达到未病先养，防病于先；欲病先治，防微杜渐；已病早治，防止转变的目的。

这就需要在"健康管理中心"建设中实行差异化服务，必须打破传统的服务模式，将原有的以医疗为中心的服务观念向以人为中心转变。首先要制定以不同服务人群为导向的服务标准，每一项服务都要从个体的角度出发，使"健康管理中心"的服务符合所服务人群的期望和要求。

2. 因需设置不同的干预措施和养生方法

中医学拥有中药、针灸、推拿、气功导引、养生、食疗等多种预防疾病的调理方法，这些丰富多彩的"自然疗法"，为治未病提供了多种有效的途径和手段。中医学重视"整体观"，辨证论治，强调"因人制宜，因时制宜，因地制宜"。现实生活中，人体体质类型的不同，使机体对某种致病因子或疾病有着不同的易感性，从而形成特定的体质类型易患特定的病；而不同体质的人对病邪的反应不同，又易产生不同的证候。这些都是人体差异化的表现。因此，应在体质辨识的基础上，根据其特征去分析这个特定主体所易患疾病倾向及其需求，运用差异化理念进行中医干预，为其提供针灸、罐疗、药浴、熏蒸等不同的干预方法，以及养生茶、养生膏、养生膳食方等，让人们在此健康管理中心，体验到因体施治，因人而异，因需干预，所获各异，体验到传统中医养生保健的优势，中医学诊病的长处。

（二）以"差异化战略"理念规划健康管理中心的建设内容

按照差异化战略，要求一个企业至少在一个方面保持优势，当然理想状态是多方面保持优势。一个企业如果成功地实施差异化战略，它就建立了强有力的防御阵地，从而在一个产业中赢得高水平收益。在"健康管理中心"建设中，通过个体差异规划专门服务内容，能增加认同感和获得价值，最终达到双赢的目的。

1. 建立个体化体检项目，探索有中医特色的体检新模式

在健康管理中心体检区域建设中，既要有西医学的体检方法，又要有中医的四诊辨证、经络测评、体质辨识等体检方法，为人们提供一个中、西医全方位的体检分析报告。同时又要根据性别、年龄设计不同的体检内容，如女性 45 岁以上要查雌激素水平，老年人要查骨密度等。最后在中医理论指导下，运用中医辨证、体质辨识、亚临床状态评估等方法，对体检者健康状态进行个性化评估，确定其健康状态和体质类型，有针对性地分析易患疾病倾向，为进一步调整体质、预防易患疾病及辨体养生提供依据，充分体现体检因人而查，因需而做，个体化中医绿色体检。

2. 发挥非药物疗法作用，建立有中医特色的不同干预区域

依据各类人群的不同特征，和不同层次的需求，在"健康管理中心"建设中，要全面挖掘整理中医药中行之有效的特色疗法，制定各种中医技术操作规范，建成有特色的中医干预区域，充分发挥中医药疗法优势，如集针刺、灸疗、罐疗、耳针、推拿、穴位贴敷等中医干预手段为一体的传统干预区；集足浴、药浴、熏蒸、药蜡等药物外治法为一体的干预区；集调养咨询、养生茶、养生膏、养生膳等于一体的健康宣教区，以及美容美体区域等。以此形成具有浓厚中医氛围的"健康管理中心"。

3. 突出层次性需求，打造全方位高标准的服务措施

生活在社会中的人会形成不同的层次，不同层次的人群必然会产生不同的需求。如高收入、高层次人群需要高标准的服务，包括环境、设施等各种条件，他们在接受医疗服务时可能更注重个性化的满足。因此，健康管理中心要通过向社会提供不同层次多样化的差异化服务，吸引各阶层的治未病人群，开拓和占领中医药特色服务市场。有一句话说得好："不怕做不到，只怕想不到。"在"健康管理中心"建设中，只要每位成员心中都能想着患者，把"以人为中心"的理念真正落到实处，并与医院的实际相结合，就不难设计出现实可行而又颇有成效的差异化服务措施。如根据不同的体质，设置体质干预室，以移情易性方法调节其不良体质。例如，肝阳上亢体质易发怒者，根据中医五行相生相克理论，以悲胜怒，将其置于"独钓寒江雪"的场景中，听着《二泉映月》悲凉的音乐，足下泡着平肝潜阳的药浴，从视觉、听觉、触觉全方位营造"悲"情以克胜其"怒"，改善其肝阳上亢的体质。

总之，以"差异化理念"建设中医健康管理中心，就要求我们突出中医氛围，突出中医元素，突出中医特色，体现因人制宜、因地制宜、因时制宜，体现个体化差异，体现差异化干预，最终形成符合个体化的健康养生方法。

五十 中医学（专）科建设浅识

中医学（专）科建设是提升团队能力的必经之路，是培养中医人才的必备平台，是推动中医药事业传承创新发展的根本基础。欲做好学（专）科建设工作，首先要弄清楚学（专）科的内涵和外延。中医学（专）科的内涵是指他们的知识体系，这不外乎中医药学的基础理论和临床实践诊疗技术两大部分。一个学（专）科的确立要在传承中医药学理论精华，遵循中医药学自身发展规律的基础上，推陈出新，树立自己学（专）科的学术观点和学术思想；一个学（专）科想要发展，需要有自己的诊疗特色和技术，提高中医诊疗水平，树立自己的品牌。例如，石学敏院士基于扎实的中医理论功底和广泛的临床实践，提出"四神论"，认为脑卒中的基本病机是"窍闭神匿，神不导气"，创立"醒脑开窍针刺法"，成为品牌技术，从而推动了针灸学科的发展。中医学（专）科的外延是指学科的分类体系。中医药学随着社会进步的发展，逐渐由最初的普通中医内科，演化分为中医脑病科、中医心病科、中医脾胃病科、中医肾病科等；针灸学科作为一级学科，也将细化为针灸妇科、针灸脑病科、针灸痛证科、针灸糖尿病科等，从而才能适应社会的发展，使中医针灸学科不断发扬光大。

（一）学（专）科建设的总体目标

重点学（专）科是中医药特色优势突出，综合实力雄厚，辐射带动能力强，中医临床诊疗服务能力、疑难危重病症救治能力处于本专业领先地位，能很好地完成各项医疗卫生任务，群众满意度高的医院龙头科室。因此，一个学（专）科欲达到国内一流学（专）科水平，就要强化管理，广泛开展各种能力建设，发展学（专）科中医学术，注重理论和临床实践的转化，通过经典理论对临床实践的指导应用，结合临床实际开展科学研究，揭示疾病证治规律和特色疗法的疗效作用机制，不断提出新观点、新理论，完善学（专）科的理论体系和辨证论治体系，理法方药术，一脉相承，形成自身学（专）科独到的诊疗特色。同时更要重视培养学（专）科领军人物和学科骨干，以助学（专）科的可持续发展。

（二）学（专）科建设的具体内容

1. 条件建设

一个实力雄厚的学（专）科首先要具备一定的硬件规模。国家对各级别重点学（专）科有不同要求。还要求有一定规模的门诊，以及能满足诊疗工作开展的现代诊疗设备和中医专科设备，以及专科研究室、示教室。

（1）科室规模建设

随着社会的发展，为了满足人民群众日益不断增长的需求，改善就医环境，作为国家医院的重点学（专）科，首先要重视临床规模建设，不断拓展病房床位数，国家级重点专科床位须要达到120张以上；国家中医药管理局级须要达到90张以上，增设门诊诊疗室，甚或成立专科专病中心；省市级40张以上。科室命名要规范，标识要清楚、明显，以方便患者就医为目的。

（2）诊疗设备建设

要围绕学（专）科研究方向和开展诊疗工作的需求，基于经费管理，制订设备购置计划，尤其要重视中医诊疗设备的购置和更新。并设立设备兼职管理员，建立设备管理文件夹，具体内容包括仪器名称、规格、批号、价值、工作原理、操作方法、本专科适应证、禁忌证、使用注意事项、仪器运行记录、设备图片等内容，保证设备的使用率和完好率，以满足诊疗工作的正常开展。

（3）研究室建设

确立研究室 3 个以上研究方向，制订研究室建设计划及发展规划，设立研究室梯队结构，研究室总负责人由专科带头人兼任。根据研究方向，每个研究方向人员由主任医师、二级医师、一级医师、研究生组成，围绕学（专）科研究方向和实际诊疗工作的需求，开展学术研究，发展学（专）科学术思想，注重理论和临床实践的转化。同时开展临床科学研究，揭示疾病证治规律和特色疗法的疗效作用机制，提出自己专科的新观点、新理论，总结特色疗法，形成自身学（专）科独到的诊疗特色，以促进学（专）科的可持续发展。

（4）信息平台建设

随着社会信息化的发展，大数据时代，学（专）科信息化建设刻不容缓。重点学（专）科要建立中医临床科研信息一体化平台，构建临床试验术语标准化数据库、基于电子 CRF 的标准化数据库、临床安全性评价术语编码数据库等，将结构化电子病历嵌入中医诊疗方案、随机化方案。基于临床数据，开展证候演变规律、中医诊疗规律的研究，总结中医诊疗规范，形成专家共识。

2. 队伍建设

人才是事业发展的第一要素。在解决了硬件建设的基础上，科室的队伍建设至关重要，事业是通过"人"干出来的。首先，构建合理优秀的团队，是重点学（专）科建设的重中之重。首先设计制定科室合理可持续发展的人员年龄梯队结构，把年龄控制在 50 岁以上占 25%，41～50 岁占 25%，31～40 岁占 30%，30 岁以下占 20% 的可持续发展范畴。职称结构控制在正高职称占 25%，副高职称占 25%，中级职称占 30%，初级职称占 20% 的合理范畴。筑牢学历结构，"唯儒者能知医"，知识是通过学习、受教育得来的，优秀的团队人才当然是学历越高越好，一般来说，博士占 40%，硕士占 50%，本科占 10%，也是比较理想的构成。其次，制订人才培养及引进计划，以培养对象的属性，分内外两种计划。对科室内的临床医师、师带徒、博士生、研究生以培养精湛的业务能力、良好合作共事能力、科研写作能力、管理能力、沟通能力、管理能力、自我发展能力、廉洁自律能力为目的；通过进修、跟师、讲与学、各种培训等培养方式，制定学习经典读书笔记、跟师门诊病案分析、跟师查房记录、月小结等培养内容，最后总结相关学术思想，发表论文，申请中标相关各级别课题，成为一名合格的中医师。对进修生、轮转生，通过临床带教培养方式，让他们掌握临床基本技能和科室的特色疗法，从而提高临床诊疗能力和水平。最后，还要重视人员信息管理，建立人员信息文件夹，内容包括个人简历，身份证、学历证书、学位证书、执业证书、职称证书、课题证书、学会证书、荣誉证书、发表论文等复印件，及时补充更新。

3. 学术建设

学术是一个学（专）科的灵魂。一个学（专）科必须不断地总结经验，提出新观点、新思想，要有自己的特色疗法。要制订本科室的优势病种和优势病种诊疗方案及临床路径。优势病种诊疗方案的治疗方法，一定得是本科室每位医师都掌握、疗效明显、特色突出的，并按年度梳理、修订及优化诊疗方案。要按照立论基础、具体操作方法、该疗法的适应证、禁忌证、注意事项梳理特色诊疗方法，形成科室特色操作技术、特色中药院内制剂、特色护理训练方法，使科室"理、法、方、药、术"俱全。在有了科室特色的基础上，要善于总结，通过对经典文献整理、学习，不断总结经验，发表论文专著、科研成果，提出科室的学术观点、思想。同时通过举办继续教育培训班、参加学术会议等方式开展学术讲座、学术交流，扩大科室影响力。要重视团队人员在学术团体的任职，以扩大话语权，提高知名度。强化国家中医医院协作网络、学会的作用，加强与国内外知名院校和科研机构的协作关系，跨地域、跨学科交叉发展。

此外，还要加强学术带头人、学科带头人的培养，配备学科骨干。学术带头人要立足临床实践，创新研究方法，把握研究方向，拓展研究领域，培养团队精神，倡导学科交叉；学科带头人要制订学科发展规划，组织完善学科建设，制定专科管理制度，培养创新型学科骨干；学科骨干要贯彻完成学科建设规划任务，继承学术思想，提高创新能力，注重团队协作，提升自身素质。如此，各司其职，生生不息。

（三）学（专）科建设的具体思路

根据学（专）科建设的目标与内容，我们提出"一二三四五"的建设思路，即一流队伍、两个体系、三个着力、四个建设、五个平台。

1. 创一流业绩，打造一流队伍

坚持以目标和问题为导向，从制度入手，打造一流队伍。要择天下英才而用之，结合本科实际情况引进或培养领军人才，凝聚老专家、中坚骨干人才力量，挖掘年轻医护人才，开展学科共建。把科室打造成一把锋利的剑，初级职称是剑锋，中级、副高级职称是剑身，正高级职称是剑柄，所向披靡。把科室打造成一棵常青树，年龄30岁以下是树峰，30～50岁是树身，50岁以上是树根，长盛不衰，合理梯队支持学科发展。同时，重视学历结构和知识结构的塑造，如果科室的知识是一艘船，那么中医理论就是船舱，临床研究是船身，中医研究是船头，现代研究方法是船尾，缺一不可。

2. 建立管理体系，保障激励机制

科学的管理出成绩、出效益，管理就是硬道理。要硬化绩效管理、细化流程管理、深化层级管理、强化质量管理、优化目标管理，用尽人才。激励就是动力的源泉。要建立科技保障激励机制，设立立项奖励资金、获奖奖励资金、育苗资金等科研专项资金；要制定绩效考核机制、优先机制，科研期间给予一定待遇，对获奖者，晋升优先，对外交流优先。

3. 科研管理三个着力

科研是事业发展的第一驱动力，学（专）科要发展，科研要跟上。要着力细致谋划、着力组织实施、着力任务督查。稳定科研方向，制订科研计划，提前布置、提前设计、提前辅导、提前

培训，养成系统科研方法。科学研究方法既是学（专）科知识的生产方式，也是学（专）科学术思想的重要来源，好的研究方法能推动学（专）科理论的构建。要本着"四位一体"的科学研究思路，围绕科室优势病种，以循证医学科研方法提出治疗难点和"瓶颈"；采用多元统计分析方法揭示优势病种证治规律；然后开展临床研究客观论证特色诊疗技术的有效性、安全性；在肯定疗效的基础上，开展实验研究探究特色疗法的作用机制，为学（专）科的发展提供源源不竭的动力。

4. 加强团队四个建设

要加强科研意识建设，构建创新型团队。人才是创新的第一要素，靠人才带学科，靠学科带临床，专科要有专长、专人、专药、专术。要加强科研能力建设，构建过硬型团队。要派人定期到科研单位进修学习，科室要定期开展科研方法讲座、培训。要加强文化建设，构建学习型团队。中医是文化，中医药学是中华优秀传统文化的代表，"唯儒者能知医"。一年一本专业书，定期学习，定期阶段考核、年终考核。要加强硬件建设，构建研究型团队。"工欲善其事，必先利其器"，要加强研究室建设，配置必需的研究设备。

5. 搭建五个平台

搭建国家级、市级、院级师承传授、临床优秀人才平台，定期监督、考核；搭建名中医工作室平台，开展中医特色传承；搭建学会任职交流沟通平台，其中主任委员、副主任委员、委员层次要清；搭建图书信息化平台，便于学习；搭建各种交流学习平台，如四部经典、处方点评、疑难病例讨论、学术沙龙、继续教育讲座、知识竞赛、技能操作大赛、病历点评比赛、三基能力比赛等，多途径、多方位地学一做一学，培养具有5种（业务、心理、身体、思想、文化）素质、6个（大局、创新、把握、责任、看齐、忧患）意识、7种（业务、合作共事、科研写作、沟通、管理、自我发展、廉洁自律）能力的合格医师团队。

总之，不忘初心：我们为什么而来？我们的目标是什么？中医学科的发展，中医学事业的进步，中医医院的建设。方得始终：我们离目标的方向是否偏离，在快速发展的同时要不断地调整方向。

五十一　关于中医药学发展与现代化的思考

2022 年《国务院办公厅关于印发"十四五"中医药发展规划的通知》吹响了中医药事业发展的号角，中医药学的现代化已成为不可逆转的大趋势，这既是时代的要求，也是历史发展的必然。

（一）中医药学的自身发展是中医药现代化的首要问题

1. 中医药学的发展应与时代同步

中医药学同其他自然科学一样，从一开始，便是由生产力所决定的，并随着社会生产力和科学文化的进步而不断丰富、完善，向前发展的。中医药学之所以至今仍屹立于世界医药科学之林，其重要原因就是它善于吸取自然科学和社会科学的成果来充实发展自己。中医药学从夏商至春秋的经验积累，到战国至秦汉的理论奠基，直至唐宋及明清时期的鼎盛繁荣，无不与当时的社会生产的发展和科学文化的进步相适应。可以说，中医药学理论和实践正是在古代科技大背景下，以解决医学新问题为突破口，通过新旧学术思想的冲击、争鸣而不断地创新发展。华佗的剖腹手术、金元四大家鼎新革故的巨大成就，以及人痘接种术的创造发明等，都是当时中医"现代化"的体现。因此，中医现代化一词，只是不同的时代有着不同的内涵而已。今天的中医药事业，在党的中医药政策的指导下，在"为中医创造良好的发展与提高的物质条件"的宽松环境中，正处于蓬勃发展的良好时期。中医药发展的又一个春天到来了！2005 年，中国中医研究院更名为中国中医科学院，二字之别，就在于赋予了中医药以现代科学之内涵，是一种历史性的突破和历史性的进步。

2. 中医药学的发展应遵循自身规律

"中医研究要遵循自身发展规律"，这是在中医现代研究中经常被强调的问题。唯物辩证法认为，认识事物的联系和发展，最重要的是提高认识和遵循事物的规律。中医自身的规律如证候反应规律、阴阳变化规律、脏腑相生相克规律、正邪消长规律、辨证论治规律等，都是我们在中医现代研究中必须遵循的。然而，在现今的一些中医现代研究中，确实存在着违背中医自身规律的现象，如中医的实验研究中，不少课题从模型制作就远离了中医的自身规律。就中医血虚证而言，应从人体整体功能虚弱的证候表现来认识，并非必有血红蛋白下降的表现，但血虚证可以包括西医学的贫血病。而现在研究血虚证，无一例外地都把血红蛋白的升降视为中医血虚证是否改善的必有指标，甚至是唯一指标，而不从证候变化上去观察判断。所以，血虚证模型要求一定有血红蛋白下降的表现，显然与中医血虚证不相符合。即使是要求有血红蛋白下降，动物模型的制作也与中医血虚证形成的病机要求相去甚远。现在血虚证动物模型制作的注意点基本放在抑制骨髓造血功能上，这与中医学认为血虚证主要是由于心肺脾气虚不能生血、肾精亏少不能化血的机制大有不同。动物模型注重的是局部改变，而中医看重的是整体功能改善。在整体功能正常的情况下，动物模型中下降的血红蛋白就是不用药也会恢复正常的。所以，用这样的动物模型进行的实验研究很难说明药效的真实情况。

笔者认为，遵循中医的自身规律，就是要求我们在研究过程中不改变中医学自身的固有联系。还是就血虚动物模型的制作来说明，在模型制作前，需要首先弄清三个问题：一是血虚证与中医哪些机制有关？因为中医的血虚与心、脾、肺、肾关系密切，有时是因为某一脏腑功能衰退所致，有时又可能是多脏腑功能低下所致，模型也应当因此而有区别，既应"辨证造模"，不是仅制作一个"贫血"模型而已。二是血虚证机制与西医学的结合点在哪里？要从西医学的角度去准确客观地说明血虚证的病理机制，血虚证内在的、必然的客观联系，提出可供研究观察的、全面的客观指标。三是筛选能用于动物观察的证候指标。因为改善机体内在的病理改变，目的在于改善外在的证候表现，改善患者的主观感受。按照中医的辨证论治规律，如果外在证候没有改善，机体内在的病理指标无论怎样改善也不能说是得到治愈。仅以机体内在客观指标的变化为依据判断治疗效果，而不顾患者的主观感受，是违背中医规律的。我们现在之所以将中医的血虚证模型制作成西医的贫血模型，根本原因就在于研究思路"西医化"了，即用西医的贫血来套中医的血虚证，按贫血的病理来解释中医的血虚。我们平素要求中医现代研究要在中医理论的指导下进行，实际就是要求遵循中医自身的客观规律。之所以反复强调"遵循"这个问题，有一个重要原因就是在中医现代研究过程中，我们运用的一些思路和方法与中医自身规律不尽吻合。这里有一个如何运用现代科学技术与方法的问题。要想把现代这些先进的技术和手段运用到中医的规律进行客观化、微观化研究，把规律形成的微观机制弄清楚。只有从细节上弄清中医的规律，我们才能真正从本质上把握它。所以，对中医的现代研究实际就是对它的客观化研究，是对中医规律认识的深化。

（二）医学模式的转变是中医药现代化的核心内容

随着社会疾病谱和人口谱的变化，世界医学模式正由单纯的生物医学模式向生物 – 社会 – 心理整体医学模式转变。这恰恰与中医药学强调整体观念、辨证论治的本质特征相一致。世界医学模式的转变，指导着西医学在不断地从局部走向系统，从系统走向整体，从疾病走向患者，进入整体医学时代，逐步与中医药学形成共识，而达到辩证统一。与此同时，护理模式也在此指导下，从单纯功能护理模式向整体护理模式转变，也与中医学的整体观念相统一。近些年来，由于环境污染和生态平衡失调的困扰，化学药品毒副作用的不断出现，医源性、药源性疾病日益增加，社会性疑难杂症和一些现代"文明病"接踵而来，加上社会老龄化问题等，人们已把希望寄托于传统医药。一个人类回归自然、崇尚利用天然药物的"中医热"在悄然兴起。这是时代为中医药学的发展提供了历史性机遇。从这一大趋势中，可以看出中医药学发展的重要性和必然性，看到中医药学发展所能带来的巨大社会效益和潜在优势。因此，我们必须把握机遇，大力发展中医药学，努力实现现代化。随着卫生改革与发展的不断深入，今天的中医药事业也必然渗透现代科学技术的特征，朝着现代化发展方向努力奋斗。因此，发展中医现代化医药事业，必须坚持科学技术是第一生产力，实施"科教兴业"战略。中医药现代化可概括为具有现代科学技术装备和现代化设施，实行现代科学管理，适应现代社会、经济、文化发展需求，运用中医药学理论知识和技术方法，并综合利用现代科学技术手段，丰富和完善中医药学的理论和实践，融中医药医疗、预防、科研、教育、康复、保健及心理卫生与咨询为一体的现代化医学活动。为此，实现中医药现代化，必须体现以下四方面内容。

1. 管理现代化是实现中医药现代化的可靠保证

中医药管理现代化就是运用现代科学管理方法，结合中医药自身特点，实行科学的信息管理、规范管理、人才管理和目标管理，使其管理整体有序化、管理体制系统化、管理方法科学化、管理行为法制化、管理功能高效化。因此，必须有一支既能通晓国情，博古通今，掌握中医药特色优势和自身发展规律，又能了解世界，放眼未来，把握世界医药科学发展动向的、具有现代管理思想和方法的高素质管理队伍。现代化管理就是以人为中心，以现代先进通信设备为基础，以高科技信息为手段的科学管理模式。人是生产力中最活跃的因素，建立高素质的管理队伍，关键是管理人才的培养。合格的中医药管理人才和高素质的中医药管理队伍应具备"四能""四严""四过硬"。"四能"，即能掌握中医药特色优势和发展规律，能把握医药科学发展方向，能掌握现代科技信息，能运用现代科技手段；"四严"，即严密的组织，严明的纪律，严谨的态度，严格的要求；"四过硬"，即思想过硬，作风过硬，业务能力过硬，管理水平过硬。只有这样，才能真正为实现中医药现代化保驾护航。

2. 标准体系科学化是中医药现代化的必需

中医药学这一有着悠久历史的学科之所以在现代经济社会尚未完全释放其应有的功能，关键在于自身的标准体系不够完善或挖掘不深。试想，这门与西方医药学完全不同的理论体系，其标准能由西医、西药标准来衡量吗？当然不能！只能赖于自身自主。例如，现在在研究中药活性成分时，多是体现西医对症治疗观点，离开了整体，针对了局部，结果所得到的"活性成分"或"有效成分"不能真正体现中医用药的精髓。利用最新的技术得出一堆谁也解释不了的"新"指标，对中药现代化又有多少意义呢？而疗效平平的中药产品，即使对其作用机制做到基因水平，也无助于提高其疗效。这种"采用西医理化方法，从中药中提取有效成分，按照西医生理、病理原则和临床药理指标运用于临床"的思路，严重脱离了中医药理法与临床的正确轨道，所研究并开发的现代化了的中药已经是西药而非中药了。它不仅不能为中医临床提供产品支持，更不能为中医药学术发展作出贡献。其结果是"废医存药"，甚至"医药双亡"。所以，加强中医药的标准化建设，使之科学化是中医药现代化的必需。

3. 中医诊疗技术现代化是中医药现代化的特征

中医诊疗技术现代化就是运用现代科学技术（包括现代诊疗设备）为中医药临床和科研服务，促进和加强中医药的诊疗技术和方法，丰富中医药的理论和实践。因此，要解放思想，提高认识，坚持从实际出发，坚持"古为今用，洋为中用"的原则，实施科教兴业战略和可持续发展战略，依靠科技进步，利用现代科学技术，积极引进现代诊疗设备，特别注重研究中医诊疗仪器设备。在中医药理论指导下，要紧紧围绕提高中医药诊疗水平和临床疗效，始终把提高中医药学术水平和防病治病能力作为中心任务，积极促进中医药临床和科研工作，把中医药科技成果转化为生产力，为人民健康服务。当前，中医诊疗标准的出台，标志着中医诊疗技术步入规范化、标准化轨道。我们现在开展的运用 X 线、B 超、胃镜、心、脑电图、CT 等现代诊断设备为中医服务，并运用现代科学技术，研究探索能反映中医临床辨证规律及客观化、微观化指标的中医诊疗仪器，都是目前中医诊疗技术现代化的体现。

4. 中药生产现代化是实现中医药现代化的关键

中医的生命在于临床疗效，而确保临床疗效的根本在于中药。中药在国际传统医药领域中占有重要的地位。随着国际上"中医热"的出现及"回归自然"的活跃，中医药正走出国门，走向世界。由于我国中药工业存在着产品品种老化、理化标准不健全、技术和装备落后、低水平重复等问题，还不能很好地严格实行国际通用的 GIP、GCP、GMP 等标准。因此，我们应在思路、剂改方法上下功夫，按照即将推出的《中药现代化发展纲要》要求，努力实现中药现代化。中药现代化就是在中医药理论指导下，以现代药学技术为手段，运用现代科技知识和先进装备，对中药进行化学、药理学、临床疗效和机制的研究，生产出疗效好，且无明显毒副作用，能提供有关疗效、机制、毒理科学数据的中药药品，打入并占领国际市场。这就要有一套能反映中药质量的规范标准，制定出可控指标，符合上述国际标准的要求。只有这样，中药才能和世界医药接轨，发挥出传统医药的优势，促进中医药的现代化。

（三）中医药现代化与对高新技术的合理运用

医药事业的发展离不开社会的文明与进步，社会的文明和进步反过来又促进医药学的发展。1676 年光学显微镜的发明，推动了人类对人体细胞组织和病原微生物的研究，细胞学和微生物学的建立，使西医学奠定了稳固的科学基础。1895 年伦琴射线的发现和随之出现的 X 射线透视设备，开创了医学影像诊断的历史。尤其是近 20 年来，高新技术及其现代仪器设备迅猛发展，核磁共振、CT、电子显微镜、液体闪烁计数仪、气相色谱仪、液相色谱仪、光学内窥镜、电子内窥镜、电子探针及人工器官、彩色多普勒诊断仪等的问世和被广泛接受，极大地推动了医药学的现代化进程。西医学发展的历史证明，每一种新的技术和新的仪器设备只要运用于医学领域，都会给医药事业带来新的活力。中医药学是一门古老而又富有生命力的科学，和西医学相比，尽管在理论体系上不尽相同，诊治方法各有长短，但就其本质而言，同属人类医学科学，适合于生命科学的各种高新技术和先进的仪器设备，西医可用，中医药也同样可以用。

例如脉诊，是通过医生的指端感觉来获取"脉象"信息。然而，脉象是人体生理病理信息在体表的一种复杂的反映，鉴于人之间的个体差异较大，人的体表信息又大都十分微弱，且各种信号传至体表无不受到时间、空间、情志、"六淫"和医生临证经验的影响。因此，"脉诊"准确率的随机性也就较强。20 世纪 70 年代有了"脉象仪"，用图像的形式描绘出各种脉象的波形，但不十分准确。目前有将这种功能用传感器，加上放大器和可控记录部件而构成的仪器与计算机结合，研究将所采集的信息转换成一定格式的数字信息，并送入计算机处理，而出现了崭新的中医电脑诊断，使之既保留了中医特色，又向中医脉象诊断现代化迈出了可喜的一步。

又如近些年来，在针灸学领域中，由于神经生化的测试、神经电生理研究等高新技术的运用，已充分证实和揭示了针刺镇痛和针灸作用于穴位调整人体气、血、阴、阳所产生效应的生理基础和作用机制。穴位电阻测定和电针镇痛的研究还导致了穴位探测仪和电针仪等具有中医特色的仪器设备问世，使针灸诊断和治疗向客观化、定量化方面迈进了一个新的阶段。

另外近几年来，一种集光学技术、影像技术、计算机技术为一体的高新技术产品——微循环分析仪的问世和发展，使中医传统的血证研究迸发出新的活力。微循环分析仪可对人体各部位进行微循环观测分析，从中可获得其他诊断测试方法不能得到的人体微循环的动态信息，且具有瞬间冻结动态图像的功能，从而可提供高质量的静态图像，有效地改善观察环境。静态图像可以根据需要进行存取，对动、静态图像显示可自由摄录像，并可通过人机对话精确测定出甲襞、球结膜等组织中血管内径宽度、血流速度等各项微循环测试指标，系统记录和打印出测试结果。这是传统的中医药研究方法所望尘莫及的。目前这种高新技术也已被中医药教学、科研所接受和应用。据报道：有人通过微循环仪对血管性头痛患者甲襞微循环观察，证明血管性头痛患者具有明显的微循环障碍，用活血化瘀药物治疗后甲襞微循环的各项指标明显改善，与治疗前自身相比差异显著。

从上述事例可以看出，由于大量的高新技术和现代仪器设备在中医药中的应用，极大地拓宽了中医药研究的领域和有力地推动了中医药事业发展的进程。高等中医药院校、中医药研究机构及中医药教学实习基地，欲培养和造就高水平的跨世纪中医药人才，就要尽快形成和实现与科技进步和社会发展相适应的，既能与国际接轨，又具有中国特色的现代中医药事业，必须高度重视高新技术成果的引进和应用。这是中医药发展、现代化的必由之路。

总之，中医药现代化时不我待，值此天时地利人和的大好时机，加快中医药现代化建设是时代赋予我们的历史使命。作为中医药工作者，我们责无旁贷，为中医药现代化的建设鼓与呼吧！为中医药现代化的建设贡献我们的力量吧！为中医药现代化的建设努力奋斗吧！